Tatort Gehirn

Hans J. Markowitsch ist Professor für Physiologische Psychologie an der Universität Bielefeld, Autor zahlreicher Bücher und einer der profiliertesten Hirnforscher Deutschlands.

Werner Siefer, Diplom-Biologe, ist Redakteur im Ressort Forschung und Technik des *Focus*. Eines seiner Spezialgebiete ist die Hirnforschung. Bei Campus veröffentlichte er zusammen mit Christian Weber *Ich. Wie wir uns selbst erfinden.*

Hans J. Markowitsch, Werner Siefer

Tatort Gehirn

Auf der Suche nach dem Ursprung des Verbrechens

Campus Verlag
Frankfurt/New York

Hans J. Markowitsch hatte ein Fellowship am Hanse-Wissenschaftskolleg in Delmenhorst, während er an diesem Buch schrieb.
Die Autoren danken Frau Eva Böcker für die Anfertigung von Abbildungen und Frau cand. jur. Karla Schneider für Kommentare zu einzelnen Kapiteln.

Bibliografische Information der Deutschen Nationalbibliothek:
Die Deutsche Nationalbibliothek verzeichnet diese Publikation in der Deutschen Nationalbibliografie. Detaillierte bibliografische Daten sind im Internet unter http://dnb.d-nb.de abrufbar.
ISBN 978-3-593-38294-4

Umschlaggestaltung: Hißmann, Heilmann, Hamburg
Satz: Fotosatz L. Huhn, Linsengericht
Druck und Bindung: Freiburger Graphische Betriebe
Gedruckt auf säurefreiem und chlorfrei gebleichtem Papier.
Printed in Germany

Besuchen Sie uns im Internet: www.campus.de

Inhalt

Kapitel 1

Er kann nicht denken, was er will

Am 26. April 2002 um 10:46 Uhr betrat Robert Steinhäuser das Gutenberg-Gymnasium in Erfurt, als wäre er ein normaler Schüler. Er ging auf die Herrentoilette im Erdgeschoss und zog sich eine schwarze Gesichtsmaske über. Aus seiner mitgebrachten Tasche nahm er eine Pistole, Modell Glock 17, mit mehreren Magazinen, dazu eine Pumpgun Mossberg 590, die er sich an einem Trageriemen über den Rücken hängte. Seine Jacke, seinen Geldbeutel und die Tasche ließ er liegen. Dann verließ er die Toilette und erschoss 17 Menschen. Zwei Schüler, 12 Lehrer, eine Sekretärin, einen Polizisten und am Ende sich selbst.

Am 26. Mai 2006, während des Feuerwerks zur Eröffnung des neuen Berliner Hauptbahnhofs, griff der damals 16-jährige Mike P. 37 Passanten mit einem Taschenmesser an und verletzte sie teils schwer. Warum? Der Junge selbst gab nach der Tat an, sich an nichts erinnern zu können, ein Polizist beschrieb ihn als »durchaus liebenswert«.

Wie konnte SS-Obersturmbannführer Adolf Eichmann die Ermordung von über sechs Millionen Juden verantworten und danach so tun, als habe es sich bei seiner Tätigkeit um einen Verwaltungsakt aus Pflicht und Gehorsamkeit gehandelt?

Der Mensch ist zu Taten fähig, die seine Mitmenschen ratlos zurücklassen. Man kann das Phänomen beschreiben, wie es Hannah Arendt tat, als sie angesichts der gut geschmierten Tötungsmaschine der Nazis von der »Banalität des Bösen« sprach und den Begriff des »Schreibtischtäters« prägte. Das sind aber nur andere

Worte für unsere Ratlosigkeit. Der Vielfalt und der Unfassbarkeit des Üblen steht der Mensch weitgehend verständnislos gegenüber. Diese Erfahrung macht nicht nur, wer täglich die bunten Spalten der Tageszeitungen aufschlägt – mehr als 210 000 Gewaltvergehen werden in Deutschland jährlich verübt, bei steigender Tendenz –, sie ist eine historische. Und so ist die Geschichte des Verbrechens eine Geschichte des Verstehenwollens.

In prähistorischen Gesellschaften waren es die Geister oder die Dämonen, die ein Unheil herbeiführten. Die personifizierten mythischen Mächte standen für die mannigfaltigen Gefährdungen, denen eine menschliche Gemeinschaft und ihre Individuen ausgesetzt waren: Verlogenheit, Habgier, Neid, Hass, Missgunst, Totschlag, Seuchen, Hungersnöte, Krieg oder Naturkatastrophen. Das Schlechte war überall und es trat in vielen Formen auf, wie ein babylonischer Text bereits erkennen lässt. Dort ist zu lesen, dass die Geister und Dämonen »die Erde wie Gras bedecken«. Dass ein Unterschied existiert zwischen der Verwerflichkeit verschiedener Ereignisse, verschiedener Taten und der Übeltäter selbst – zwischen einem naiven Irren, einem Perversen, einem egoistisch Verschlagenen oder einem aggressiven Anführer, dessen Brutalität nützlich war, wenn sie andere Sippen traf, aber schädlich, wenn er die eigenen Leute tyrannisierte – das dürften die Menschen der Vorzeit intuitiv erfasst haben.

Im Christentum – ebenso wie im Judentum – tritt erstmals »das Böse« in Erscheinung, und es ist eine Folge der Ungehorsamkeit gegenüber Gott. Adam und Eva, die nackten und arglosen Ahnen aller Menschen, begehen die Ur-Sünde, indem sie von einem Apfel vom Baum der Erkenntnis essen, der vollständig »Baum der Erkenntnis des Bösen und des Guten« heißt. Eine listige Schlange hatte Eva verführt und das Böse hat fortan eine körperliche Gestalt. Gleichwohl tritt es in verschiedenen Formen und Rollen auf und trägt entsprechend viele Namen: die alte Schlange, Satan, Vater der Lüge, Beliar, Beelzebub, der Feind, der Versucher, der Verkläger, der große Drude, der Fürst dieser Welt oder schlicht und einfach: der Böse. Wieder ist Vielgestaltigkeit eines seiner Hauptmerkmale. Mit der Vertreibung aus dem Paradies verbindet sich nach der christlichen Auffassung nicht nur die Vorstellung von der Erbsünde, mit der alle kommenden Geschlechter zur Welt kommen sollten. Das Ur-Paar vermenschlichte mit dem Sündenfall in drei entscheidenden Wesenzügen: Adam und Eva gewahrten die Zeit, das heißt, sie wurden sterblich. Sie bedeckten ihre Scham, sie entwickelten folglich ein Bewusstsein ihrer selbst. Schließlich waren sie in der Lage, das Gute und das Schlechte zu erkennen, also moralische Urteile zu fällen. An dieser christlichen Gründungsmythologie wird eines sehr deutlich: Das Böse zu erklären, bedeutet, sich selbst zu erklären. Es ist nichts, was von der Menschenwelt getrennt wäre oder sich von ihr trennen ließe, nichts, vor dem irgendwer die Augen verschließen könnte. Mit anderen Worten: Niemand kann über das Verbrechen nachdenken, ohne sein Menschenbild zu definieren.

Vom Fall des Bösen und dem Aufstieg des Psychischen

Während der Hexenverfolgung im Mittelalter erreichte die Macht des Satans ihren Höhepunkt – natürlich nur in der Vorstellung der Menschen. Die kirchliche Inquisition klagte massenhaft Frauen an, mit dem Teufel im Bund zu stehen sowie Unzucht mit ihm zu treiben, und verbrannte sie zur Strafe auf dem Scheiterhaufen. Wissenschaftler erkennen heute darin alle Anzeichen einer Massenpsychose.

Mit der Aufklärung trat die Vernunft ihren Vormarsch an und die Schlange verlor an Einfluss – sichtbar daran, dass »der Böse« seine Körperlichkeit verlor und zu »dem Bösen« wurde, einem Neutrum. In der zunehmenden Versachlichung der Welt lieferte der Philosoph Immanuel Kant (1724–1804), berühmt für den kategorischen Imperativ, eine auf Verantwortung basierende Erklärung für die Herkunft allen Übels. Er äußerte, der Ursprung des

Bösen liege in der menschlichen Natur begründet. Der Mensch missbrauche seine Freiheit und erhebe aus Eigennutz die Selbstliebe zur Grundlage der Sittengesetze.

Auch wenn Teufelsaustreibungen im katholischen Umfeld weiterhin vorkommen, auch wenn Despoten und Diktatoren wie Idi Amin, Pol Pot, Pinochet oder Hitler als Inbegriff des Bösen gelten – in der Wissenschaft spielt der Begriff des Bösen keine Rolle mehr, auch nicht im Strafrecht. Kein Mensch ist mehr böse, höchstens eine Tat ist es. Und die Ursachen für ein Leiden oder ein Fehlverhalten suchen Wissenschaft und Gesellschaft zusehends im Gehirn. Das lässt sich auf Franz Gall (1758–1828) zurückführen. Er vertrat die Auffassung, dass die Talente eines Menschen an seinem Schädel erkennbar wären – eine Fehllehre, die unter dem Namen Phrenologie bekannt wurde und für die er belächelt wurde und wird. Gall war aber der Erste, der die Wesenszüge des Menschen im Gehirn ansiedelte.

Der Aufstieg des Psychischen verknüpft sich mit dem bizarren Unfall eines amerikanischen Gleisarbeiters im Jahr 1848. Eine rund ein Meter lange Eisenstange schoss Phineas Gage infolge einer Explosion durch den Kopf. Der Unglückliche überlebte, doch aus einem verantwortungsbewussten, verlässlichen und respektierten Vorarbeiter war ein aufbrausender, von seinen Instinkten gesteuerter Mensch geworden. Die Wesensänderung des Phineas Gage vom Guten zum Schlechten erregte das Interesse von Ärzten, Psychologen und Hirnforschern. Rund 60 Prozent aller einführenden Bücher zur Psychologie berichten noch heute von dem seltsamen Unglück. Erstmals existierten hier deutliche Belege dafür, dass bestimmte Regionen im Gehirn das soziale Verhalten steuern. Werden sie zerstört, wie bei Gage, so ist es mit der Verträglichkeit des Betroffenen dahin – wenn er auch nicht gleich zum Verbrecher werden muss.

Gages Fall einer erworbenen Soziopathie, so der Fachausdruck, ist historisch – doch es verbinden sich damit eine Reihe von hochaktuellen und brisanten Fragen: Liegen die eigentlichen Ursachen von Gewaltverbrechen im Gehirn? Ist unser Vermögen, das Gute und das Schlechte zu erkennen und entsprechend zu handeln, in den Schaltkreisen von Nervenzellen kodiert? Kann eine mehr oder minder ausgeprägte Fehlfunktion in den Neuronen-Netzwerken das fein austarierte Gleichgewicht sozialen Verhaltens zerstören und den Menschen im besten Fall zu einem Außenseiter, im schlimmsten zu einer Bestie, die kein Mitgefühl kennt, machen?

Die Antwort lautet: ja! Neurowissenschaftler haben faszinierende und sehr eindeutige Zusammenhänge darüber zusammengetragen, wie die Schädigung mancher Regionen des Gehirns, Fehlfunktionen des Stoffwechsels oder aus der Balance geratene Botenstoffe zu psychischen Symptomen führen können, die Persönlichkeitsveränderungen bis hin zum Serienmörder begünstigen. Die Spurensuche wird erleichtert durch neue Techniken, die es erlauben, einem Menschen ins Gehirn zu schauen. In den Jahrhunderten zuvor war dies Sache der Pathologen, die nach dem Ableben einer Person das Gehirn sezierten, um Hinweise auf Genialität oder Schädigungen zu entdecken. Heute gewinnen Neurowissenschaftler mithilfe von Durchleuchtungsverfahren einzigartige Einblicke in Denkprozesse und ihre Störungen, und zwar am lebenden Menschen und bei einzelnen Individuen.

Es geht hier also nicht um den Sexualtäter oder den Gewaltmörder, wie er als abstrakter Fall in theoretischen Diskussionen meist herhalten muss. Es geht um einzelne Schicksale von Mördern, Totschlägern, Sexualverbrechern, Vergewaltigern, Simulanten, Räubern, Betrügern und deren Opfern. Um Menschen aus sozialen Brennpunkten, die mit Gewalt und Misshandlung aufwuchsen und nie die Chance hatten, ein selbstbestimmtes Leben zu führen. Zusammen mit den zahlreichen, zum Teil selbst erlebten Fallbeispielen, die wir hier schildern werden, verdichten sich diese Schicksale zu einer statistisch abgesicherten Gewissheit: Für Kapitalverbrecher oder solche, die eine regelrechte Verbrecherlaufbahn eingeschlagen haben, findet sich fast immer ein hirnbiologischer Hintergrund. Verbrecher sind, mit anderen Worten, nicht normal.

Das mag mancher vermutet haben, aber wie andersartig sie sind, das lässt sich in der Gesamtheit und im Einzelfall immer besser belegen.

Ursachen für Verbrechen klar zu benennen, wird von manchen missverstanden – als Versuch, Entschuldigungen für Gräueltaten zu suchen. Das wollen wir auf gar keinen Fall. Es geht uns vielmehr um die Folgen für unsere Gesellschaft. Denn die Neuro-Kriminologie bringt weitreichende Veränderungen mit sich. Nicht nur werden in den Gerichtsverhandlungen der Zukunft Hirnscanner voraussichtlich einen festen Platz einnehmen, um brüchige Zeugenaussagen auf ihren Wahrheitsgehalt abzuklopfen oder – zusammen mit ausgefeilten psychologischen Tests – Lügner zu überführen. Die Neurowissenschaften gelten in den USA für die Terrorabwehr schon heute als Schlüsseltechnologie der Zukunft. Das Gehirn ist zu einem Objekt der Rüstungsforschung geworden. Mithilfe entsprechender Medikamente sollen US-Soldaten zum Beispiel mehrere Tage lang ununterbrochen, höchst konzentriert, bei besten Kräften, ohne Schlaf und ohne Essen im Einsatz bleiben können. Mit Hochdruck arbeiten staatliche Behörden an Maschinen, die mögliche Terroristen in einer Menschenmenge identifizieren können. Auf Flughäfen könnten Reisende bald in Linsen von Wärmebild-Kameras starren, die während einer Befragung den Blutfluss im Gesicht erfassen. Am Kopf angebrachte Infrarot-Sensoren, so eine andere Vision der US-Ingenieure, würden Alarm schlagen, wenn hinter der Stirn verdächtige Aktivität ausbricht.

Doch die vielleicht wichtigste Frage ist die nach der Verantwortung. Sind Kriminelle so frei, dass sie ihre Tat hätten unterlassen können – oder ist das uns vertraute Gefühl, sich auch anders entscheiden zu können, bei diesem Personenkreis massiv eingeschränkt? Nach allem, was die Neurowissenschaften dazu wissen, ist Letzteres der Fall. Noch ist es den Künstlern vorbehalten, sich in das Gehirn anderer Menschen hineinzuversetzen. Getrieben zu sein, muss sich etwa so anfühlen, wie Hermann Hesse es in seiner

Novelle »Klein und Wagner« beschrieben hat. Dieser Text bezieht sich auf den schwäbischen Serienmörder Ernst Wagner, der im Jahr 1913 seine Familie tötete. Hesse nimmt die Perspektive seines Helden ein, der sich am Ende das Leben nimmt. »Es war seltsam«, lässt er den Erzähler über Friedrich Klein mitteilen, »es war ihm dieser Tage schon mehrmals aufgefallen: Er konnte durchaus nicht denken, an was er wollte, er hatte keine Verfügung über seine Gedanken, sie liefen wie sie wollten, und sie verweilten trotz seinem Sträuben mit Vorliebe bei Vorstellungen, die ihn quälten. Es war, als sei sein Gehirn ein Kaleidoskop, in dem der Wechsel der Bilder von einer fremden Hand geleistet wurde.« Müssen wir uns so die innere Welt eines Gewalttäters vorstellen? Aus der Literatur spannt sich ein Bogen in die Wissenschaft: Wagner hatte, wie eine Veröffentlichung aus dem Jahr 2006 zeigte, einen massiven Schaden im Emotionszentrum des Gehirns – übrigens ebenso wie die RAF-Terroristin Ulrike Meinhof, die sich am Muttertag des Jahres 1976 im Gefängnis in Stuttgart-Stammheim erhängt hatte.

Es ist also nicht so, dass es für Straftaten immer einen Schuldigen gäbe, es sei denn, man nennt den Zufall einen solchen. Ein Schlag auf den Kopf, ein Unfall, ein Äderchen im Gehirn, das platzt und Blut verströmen lässt. Oder eine Zelle, die entartet aus Gründen, die keiner kennt. Die Lotterie namens Leben kann auch eine Familie bedeuten, in die ein Baby hineingeboren wird, das dort von Anfang an Gewalt und Misshandlungen ausgesetzt ist, statt Liebe zu empfangen. Es ist dieses Würfelspiel der Natur, das Kriminelle entstehen lässt.

Das mag erschreckend sein. Doch damit ist auch eine positive Botschaft verbunden. Denn das Gehirn ist sehr lernfähig und erlaubt korrigierende Eingriffe. Das betrifft vor allem die Erziehung, die für die Vebrechensprävention eine alles entscheidende Bedeutung hat: Wenn es der Gesellschaft gelingt, Kinder aus sozialen Brennpunkten so aufwachsen zu lassen, dass sie die Regeln des Miteinanders in einer behüteten Umgebung erlernen können, dann lassen sich Verbrechen wirksam verhindern. Menschen brauchen Zuneigung und soziale Wärme für ihre emotionale und geistige Gesundheit.

Der Tatort Gehirn hat deshalb eine doppelte Bedeutung: Es ist der Ort, an dem Gedanken an ein Verbrechen entstehen, von dem die Tat also unmittelbar ihren Ausgang nimmt. Es ist aber auch der Ort, an dem ein begangenes Unheil seine schlimmsten Auswirkungen hat.

Kapitel 2

Die Vermessung des Kopfes

Franz Joseph Gall (1758–1828) war ein fleißiger Schüler und ein guter Beobachter. Er war es gewohnt, unter den Besten zu sitzen, und das bedeutete im 18. Jahrhundert: vorne am Pult des Lehrers. Die hervorgehobene Stellung dort vermochte ihm kaum ein Klassenkamerad streitig zu machen. Gall fürchtete, wie er selbst eingestand, nur die Mitschüler, die »mit großer Leichtigkeit auswendig lernten«. Ein Umstand, den der spätere Arzt mit spürbarem Missmut vermerkte. Als seine Familie umzog, wiederholte sich die Situation. Erneut hatte er »das Unglück, Mitschüler zu bekommen, welche sich durch die Gabe, leicht auswendig zu lernen, auszeichneten«. So war es wohl der Wille, sich zu behaupten, der Gall auf die Idee der Phrenologie verfallen ließ. Denn wenn die Konkurrenten um die vorderen Plätze auch lästig fielen, so gaben sie sich doch wenigstens äußerlich zu erkennen. Dem jungen Forscherauge wollte aufgefallen sein, »dass sie meinen ehemaligen Nebenbuhlern durch große, hervorstehende Augen glichen«.

Die Physiognomie der Charaktereigenschaften ließ Gall nun nicht mehr los. Zwei Jahre später, an der Universität, richtete sich seine Aufmerksamkeit umgehend auf die Kommilitonen mit den hervorstehenden Augen – und siehe, »man rühmte allgemein ihr gutes Wortgedächtnis«. Nun war sich der eifrig nach Zusammenhängen spähende Student sicher, »das konnte kein zufälliger Umstand sein«. Durch »Beobachtung und Nachdenken« kam er bald dahin, dass wohl auch andere Talente sich durch äußere Merkmale verraten könnten. Gall suchte Personen auf, die besondere Gaben hatten, um ihre Kopfgestalt zu studieren. Große Maler, große Musiker, große Mechaniker. Das war um das Jahr 1780 herum und im Medizinstudium lernte er viel von Muskeln oder Eingeweiden, aber bedauerlicherweise nichts »von den Verrichtungen des Gehirns und seiner einzelnen Teile« – was ihn am meisten interessiert hätte. Deshalb bastelte er sich seine Geisteslehre einfach selbst; denn nichts anderes bedeutet das griechische Wörtchen *phrenos*: Geist oder Charakter.

Gustav Scheve, einer seiner wichtigsten späteren Fürsprecher in Deutschland, lässt Gall in seinem Buch *Phrenologische Bilder – Zur Naturlehre des menschlichen Geistes und deren Anwendung auf das Leben* von 1874 ausführlich selbst zu Wort kommen. Scheve schildert auch, mit welcher Besessenheit der Begründer dieser Schule zu Werke ging, als er in Wien als Arzt praktizierte:

»Tausend und wieder tausend Beobachtungen zur Bestätigung einer jeden Wahrheit zu sammeln, war sein Wahlspruch. Er besuchte Irrenhäuser, Gefängnisse und Schulen, er bewegte sich in den höchsten und den niedrigsten Kreisen der Gesellschaft; wo er von jemandem hörte, der sich auf irgendeine Weise auszeichnete, entweder durch auffallende Begabtheit oder durch Mangel an derselben, da beobachtete und studierte er in Vergleichung mit dem Charakter die Gestalt des Kopfes und bei Leichnamen zugleich des Gehirns.«

Selbst bei Tieren suchte Gall – der ein großer Vogelliebhaber war –, den Zusammenhang von Kopfform und Charakter zu verfolgen. Bald kam er jedoch zu dem skurrilen Schluss, dass dazu die äußere Gestalt nicht genügte, sondern ein Blick auf die Innenseite der Schädeldecke erforderlich sei.

Gall nahm an, dass alle geistigen Fähigkeiten in kleinen Bereichen der Hirnrinde festzumachen seien. Stärke, Güte oder Intensität einzelner Fähigkeiten reflektierten sich in Wölbungen und Eindellungen auf der Schädeloberfläche. Sie differenzierten in die tierischen, die Gemüts- und die Verstandessinne. Zu Anfang waren es 27 solcher Organe oder Fakultäten, dann fügten sein Schüler Johann Spurzheim (1776–1832) und andere immer mehr hinzu. Neben Kampf- und Zerstörungssinn bei den tierischen, postulierten sie unter den Gemütssinnen diejenigen für Verehrung, Wohlwollen und Wunderbares, unter den Verstandessinnen die für Ordnung, Zahlen und Farben. Die Phrenologen gingen davon aus, dass sich die Charaktermerkmale vererbten.

Man muss Gall zugute halten, dass er kein Schreibtischtäter war, sondern es für unerlässlich hielt, Daten als Grundlage seiner Folgerungen zu erheben. Auch wenn seine Erkenntnisse pseudowissenschaftlich waren, so gehörte Gall doch zu den Pionieren jener Zeit, als der Mensch das Innere des Schädels gerade zu erkunden begann. Er war der Erste, der die Charakterzüge des Menschen im Gehirn ansiedelte, wo zuvor nur Platz für die Seele gewesen war. Eine Zuweisung, die übrigens erstmals Alkmäon aus Kroton, ein vermutlicher Schüler des Pythagoras um 500 vor Christus traf.

Natürlich begann Gall seine Erkundungen mit den alten Griechen, Hippokrates und Galen, welche Charaktertypen wie Sanguiniker, Melancholiker, Choleriker und Phlegmatiker beschrieben hatten, sowie Aristoteles, für den das Herz und nicht das Hirn der Sitz unseres Geistes war. Die in der Geschichte wechselhaften Vorstellungen über den Ort des Denkens reflektiert bis heute unser Wortschatz. Dies wird aus Begriffen wie Engstirnigkeit, Weit- oder Großherzigkeit, Waghalsigkeit, Kopflastigkeit und der Feststellung deutlich, dass einem etwas an die Nieren geht.

Die Bilder der Phrenologie haben immerhin bis heute überdauert. Hirnforscher stellen die Kopfbüsten gerne als eine Art Bildungsnachweis auf ihren Schreibtischen auf. Als Ansichtskarten und küchenpsychologisch verfremdet haben Galls Arbeiten sogar den Weg in die Jugendkultur gefunden. Bei den Männern ist darauf das »Sexmodul« gleich doppelt vorhanden, bei den Frauen dagegen das »Kopfweh-« oder »Tratschzentrum« besonders groß (Abbildung 1).

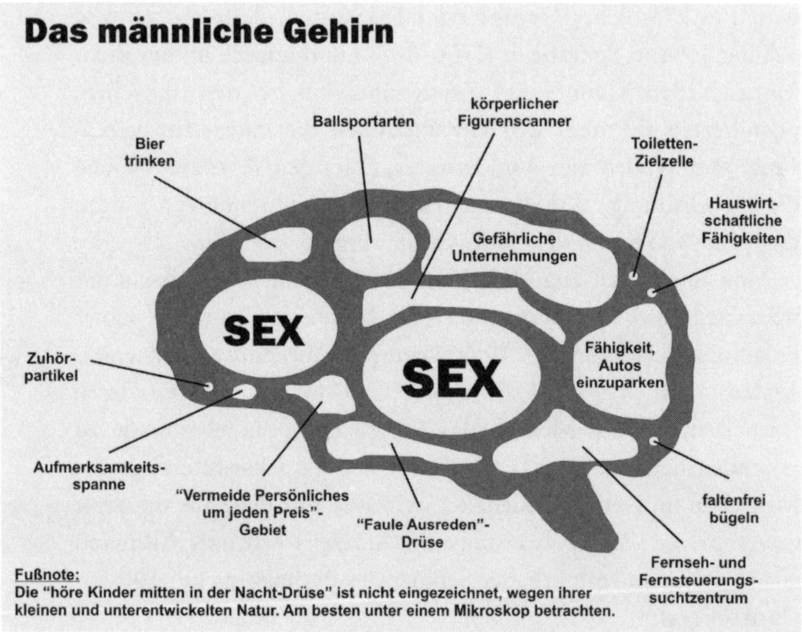

Abbildung 1: Die Bilder der Phrenologie sind zum Bestandteil der populären Kultur geworden.

Charaktereigenschaften und Abnormitäten

Ein erster Durchbruch bei der Erforschung des rätselhaften, gefalteten Fettklumpens in unserem Kopf gelang dank des Einsatzes von Lichtmikroskopen ab der Mitte des 19. Jahrhunderts. Die Forschungen der späteren Nobelpreisträger Santiago Ramón y Cajal (1852–1934) und Camillo Golgi (1844–1926) führten zur sogenannten Neuronendoktrin, die erstmals Nervenzellen als kleinste Einheiten des Gehirns beschrieb. Das kam der Wirklichkeit schon um einiges näher und schickte die phrenologischen Kopfbüsten endgültig in die Museen.

Unterstützung erfuhr die neue Hirnlehre durch die Entdeckung der Sprachzentren. Paul Broca (1824–1880) diagnostizierte 1861

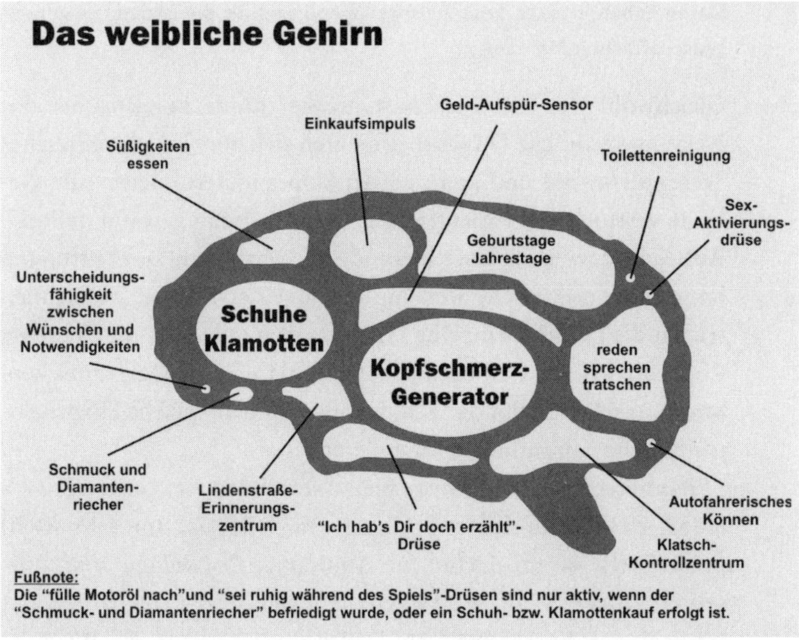

anhand eines Patienten, der nur die Silbe »tan« hervorbrachte und dessen Gehirn er nach dem Tode analysierte, dass das Zentrum für das Artikulieren, die *faculté articulé*, im linken vorderen Stirnhirn liegt. Carl Wernicke (1848–1905) entdeckte wenige Jahre später im hinteren Bereich der linken Hirnrinde das Zentrum für die Wahrnehmung der Sprache.

Dass sich im Gehirn bestimmte Talente und Eigenschaften wiederfinden lassen würden, schien sich zu einer Gewissheit zu verdichten. Doch wo lag was, und wie erzeugte die graue Masse das, was den Menschen ausmacht?

In England schrieb 1874 der damals bedeutendste Nervenarzt, David Ferrier:

»Es ist das Gehirn, mit dem wir fühlen, denken und wollen; aber ob bestimmte Teile des Gehirns bestimmten Manifestationen zuzuordnen sind, ist ein Bereich, zu dem wir nur unzureichende Spekulationen oder

Daten haben, sodass diese zu ungenügend sind für die Bildung einer wissenschaftlichen Meinung.«

Gleichwohl war dies die Phase größter Entdeckungen über das Nervensystem. Die Forscher bedienten sich zum einen zahlreicher Tierexperimente und analysierten zum anderen intensiv die Gehirne verstorbener Patienten. Die Tierforschung gewann dadurch Auftrieb, dass man zwei methodische Varianten zur Verfügung hatte – die elektrische Reizung und die Zerstörung. Tatsächlich trugen die Pioniere einzelne Hirnregionen teilweise mit einer Art Löffel ab. Mit dem Anlegen von, wie es damals hieß, galvanischem Strom, trachtete man danach, herauszufinden, welche Hirnregionen welche Körperareale innervieren.

Bahnbrechende Ergebnisse hierzu stammten von Gustav Fritsch (1838–1937) und Eduard Hitzig (1838–1907). Im Jahr 1870 publizierten sie im *Archiv für Anatomie, Physiologie und Wissenschaftliche Medizin* »Ueber die elektrische Erregbarkeit des Grosshirns«. Fritsch wetterte in der *Berliner klinische Wochenschrift* in preußischer Terminologie gegen »Herrn Prof. Goltz' Feldzug gegen die Grosshirnlocalisation«, während Friedrich Goltz (1834–1902) mit spitzer Feder schrieb: »Gleich Hitzig übergehe ich die Reizungsversuche Munk's. Ich theile Schiff's Ansicht, dass ›man Mühe hat, ein Lächeln zu bekämpfen denen gegenüber, die Nervencentren mit Hilfe des galvanischen Stroms entdecken wollen‹.« Der Kritisierte schlug zurück, indem er die beiden als »moderne Phrenologen« verunglimpfte.

Es existierte damals ein nur wenige Mitglieder umfassendes, jedoch europaweites Netzwerk von Wissenschaftlern, die vor allem in Deutschland, aber auch in England, Frankreich und Italien in engem Kontakt standen, um Zentren im Gehirn auszumachen, die für bestimmte Funktionen zuständig waren. Die einen forschten an Vögeln, die anderen an Hunden und Katzen, und in England opferte man Affen – der Nachschub aus den Kolonien war garantiert.

Die Wissenschaftler gingen miteinander nicht zimperlich um. Jeder konkurrierte mit jedem und da noch nicht viel über das Denkorgan bekannt war, reklamierte jeder seine Entdeckung als Durchbruch und griff gleichzeitig die stümperhaften Methoden der anderen an. Wernicke verurteilte scharf die »doppelte Buchführung« seiner Kollegen beim Belegen ihnen passender Ergebnisse. In dem Aufsatz »Ueber die Function der motorischen Region des Hundehirns und über die Polemik des Herrn H. Munk« machte Hitzig seinem Namen alle Ehre, indem er das verbale Wettrüsten auf die Spitze trieb:

»Dagegen habe ich nicht vermuthet, das er seine Vertheidigung mit den Mitteln der Beschimpfung und gehässiger und hämischer Verdächtigungen, sowie grundlosester Behauptungen und Beschuldigungen führen würde, (...) ich hätte ihn mindestens für klüger gehalten. (...) Sollte er [Munk] weiter discutiren, so möchte ich ihm den Vorschlag machen, sich einer anderen Kampfesweise und eines anderen Tones zu befleissigen. Ich werde meinen Ton weder nach dem seinigen abstimmen, im Uebrigen aber mich keineswegs nach ihm richten und vornehmlich das einmal gezogene Schwert so lange nicht in die Scheide stecken, als ich es zur Abwehr gebrauche und als ich es zu führen vermag.«

Constantin von Monakow echauffierte sich über die Operationsmethoden eines Kollegen, der Hirnsubstanz »heraus rinnen« ließe, wie das nur von jemandem toleriert werden könne, der das Denkorgan als homogene Masse ansähe.

Grundsätzlich gewann die Richtung einer möglichst exakten Lokalisation selbst höchster kognitiver Funktionen stark an Boden. Ludwig Büchner (1824–1899), der Bruder des berühmten Dichters Georg, verfasste 1872 das Werk *Kraft und Stoff*, in dem er von einer stetig ansteigenden Stufenleiter von Tier zu Mensch ausging, begleitet von einem Rückgang des Körperlichen und einer Zunahme des Geistigen. Im Jahr 1916 hieß es in einer Arbeit »Über den Seelensitz«: »Die Seele ist ein Geschehen; ihr Sitz ist weder im Gehirn noch in irgendeinem anderen Organ. Die

Seele ist die Summe der Reflexe. Daher ist die Seele, wo das Leben ist.«

Überhaupt war weiterhin die Suche nach dem Sitz der Seele Gegenstand anhaltender Spekulationen – die ja, modifiziert als Suche nach dem »Sitz« des Bewusstseins im Gehirn, bis heute fortdauern. René Descartes (1596–1650) hatte die Seele der Hirnanhangdrüse, der Epiphyse, zugeschrieben, da diese als einzige Struktur unpaarig im Gehirn existiere. Berühmtheiten wie Wilhelm Wundt (1832–1920), der Begründer der Psychologie, befassten sich mit der Tierseele, andere mit der Seele des Kindes und des Weibes. Und noch vor weniger als 100 Jahren wies ein südamerikanischer Forscher dem Regenwurm Bewusstsein zu – allerdings, wie der Wissenschaftler wähnte, wohl nur während des Paarungsprozesses.

Hottentotten, Buschfrauen und Carl Friedrich Gauß

Am Anfang des 20. Jahrhunderts nahmen sich die Anatomen die Gehirne berühmter Personen vor – von Hermann von Helmholtz, Carl Friedrich Gauß, der Mathematikerin Sonja Kowalewski, des Historikers Mommsen, des Chemikers Bunsen und des Malers Adolph von Menzel. Sie schrieben dem einen oder anderen ein »luxuriöses Äußeres« seines Stirnhirns oder ungewöhnliche Hirnwindungen zu. Wie auf wundersame Weise fügte sich, dass prominentere, gesellschaftlich höher gestellte Personen auch ein höheres Hirngewicht besaßen als andere, was natürlich, so die Auffassung der Forscher, mit einem parallel dazu vergrößerten Denkvermögen einherging. Auf der anderen Seite verglichen die Forscher die Nervenzentren ungewöhnlicher Menschen mit denen von »Hottentotten«, »Buschfrauen«, »Papuas aus Britisch Neuguinea«, Eskimos und australischen Ureinwohnern, und diese wiederum mit denen von Gorillas und Orang-Utans, wobei sich hier angeblich deutliche Abstufungen zeigen ließen.

In den USA tat sich Edward Anthony Spitzka hervor, der beispielsweise 1907 eine Abhandlung über die Hirne von sechs »eminent scientists and scholars belonging to the American Anthropometric Society« schrieb. Hieraus stammt der in Abbildung 2 dargestellte Vergleich, in dem der Verfasser den Hirnen von Berühmtheiten den Wert 1,0 zuwies, denen von Zulus, australischen Aborigines und Buschleuten 0,5 und denen von Gorillas, Orang-Utans oder Schimpansen 0,25.

Der Anatom Magnus Gustaf Retzius (1842–1919) vom berühmten Karolinska-Institut der Universität Stockholm führte nicht nur vergleichende Hirn- und Schädelstudien an Lappen Nordfinnlands und Indianern sowie Studien am Nervensystem wirbelloser Tiere durch, sondern veröffentlichte auch eine Reihe von Abhandlungen zu den Besonderheiten von Menschen mit verkümmertem Gehirn (Mikrocephalen) und von berühmten Zeitgenossen. Retzius untersuchte das Gehirn eines Astronomen, eines Physikers und Pädagogen, eines Histologen und Physiologen, eines Staatsmanns und das der Mathematikerin Sonja Kowalewski (1850–1891), wobei er sie im Titel seines Buches in der männlichen Form anredete – in der damaligen Zeit wollte man sich offensichtlich nicht damit abfinden, dass eine Frau Universitätsprofessorin in der Männerdomäne Mathematik sein konnte.

Seine Abhandlung begann Retzius mit der Feststellung: »Vor einigen Jahren starb in unserem Lande die als Mathematiker berühmte russische Dame, Frau *Sonja Kovalevski,* welche als Professor der höheren mathematischen Analyse an der neuen Universität in unserer Hauptstadt, an Stockholms Högskola, angestellt war.« Was er nur noch als ein gefurchtes Bündel von Nervenzellen vor sich hatte, hatte einst einer hochbegabten Analytikerin gehört, die schon in ihrer Kindheit und Jugend durch außergewöhnliche Kenntnisse aufgefallen war.

Kowalewski hatte sich durch Bücherstudium selbst viel beigebracht, bevor ein benachbarter Physikprofessor ihr Talent erkannt und sie bei einem Petersburger Lehrer Unterricht erhalten

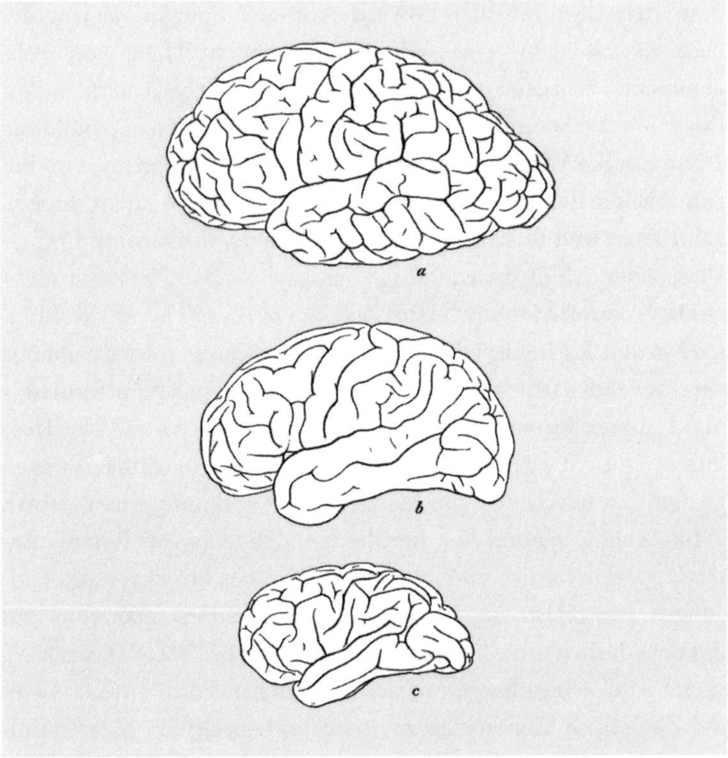

Abbildung 2: Das Gehirn des Physikers, Mathematikers und Pädagogen Siljeström (nach Retzius); b: das Gehirn von »Sartjee« oder der »Hottentottenvenus«, c: das Gehirn des Orangutans »Rajah«. Nach einer Abbildung von Edward Anthony Spitzka aus der Zeitschrift *American Anthropologist* von 1903. Mit derartigen Vergleichen sollte die intellektuelle Überlegenheit der weißen Rasse und das »Untermenschentum« und die Tierähnllichkeit anderer Rassen demonstriert werden.

hatte – studieren durften Frauen damals in Russland nicht. Um in den Westen und an eine Universität zu gelangen, ging sie eine Scheinehe ein und erhielt nach Anlaufschwierigkeiten die Erlaubnis, in Deutschland zu studieren. Als 33-jährige Witwe – und Mitglied der Pariser Mathematischen Gesellschaft – erhielt sie unter viel Aufruhr eine Professur an der Stockholmer Universität. Kurz darauf verstarb sie an einer Lungenentzündung, die sie sich bei einer Zugreise zugezogen hatte.

Das in Weingeist aufbewahrte Gehirn dieses Genies wog 1108 Gramm, was frisch wohl 1385 Gramm entsprochen haben mochte, wie Retzius mutmaßte. Obwohl er Kowalewskis Gehirn als »von ziemlich geringer Grösse und ziemlich geringer Complicirtheit« charakterisierte, erfasst er eine Vergrößerung des hinteren Scheitel- oder Parietallappens, wie er sie auch einem bekannten Astronomen und Mathematiker gefunden habe. Man merkt an dieser Stelle, dass ihm schwerfällt, der deutschen Größe Paul Möbius (1853–1907), Verfasser der 1906 erschienenen Streitschrift *Ueber den physiologischen Schwachsinn des Weibes*, zu widersprechen, der das mathematische Zentrum im seitlichen Stirnhirn auszumachen meinte. Retzius ringt sich dann aber doch zu der Formulierung durch: »Mir scheinen die Verhältnisse eher für den Sitz des fraglichen Centrums in der Parietalregion zu sprechen«. Interessanterweise wies er damit auf die Hirnregion an der Seite des Hinterkopfes hin, die, wie wir noch sehen werden, im Zentrum der Diskussion zu Einsteins Gehirn und seines physikalisch-mathematischen Talents steht.

Vom Schwachsinn der Frau

»Aller Fortschritt geht vom Manne aus«, hatte der Leipziger Neurologe Möbius vor gut 100 Jahren in seinem Pamphlet jubiliert. Der Verweis auf den Titel fehlt noch heute in kaum einem populären Artikel, der die Gehirnleistungen von Männern und Frauen miteinander vergleicht. Darin stehen Sätze wie Sturmgeschütze des Patriarchats. Zum Beispiel: »Die einzigen Zahlen, die sich die Weiber sicher merken, sind die, die sie bei ihrem Anzuge brauchen (Rocklänge, Taillenweite u. s. w.)«. Möbius, sonst ein angesehener Wissenschaftler seiner Zeit, erhebt in diesem Machwerk skrupellos Erkenntnisse seiner Küchenpsychologie in den Rang allgemeingültiger Wahrheiten, wenn er unter anderem schreibt: »Zanksucht und Schwatzhaftigkeit sind jederzeit mit Recht zu den weiblichen Charakterzügen gezählt worden.« Auch kommt ihm nicht in den Sinn, dass die geistigen Leistungen der zwei Geschlechter auf die völlig unterschiedliche soziale Rollenverteilung zurückzuführen sein könnte. Voller Eifer beharrt er: »Das eigentliche ›Machen‹, das Erfinden, Schaffen neuer Methoden ist dem Weibe versagt. Sie kann sozusagen nicht Meister werden, denn Meister ist, wer was erdacht.«

All die entwürdigenden Aussagen beruhten auf persönlichen Ansichten des Professors, gestützt von dem vermeintlichen Faktum, dass Männer ein größeres Gehirn besitzen und damit kognitiv im Vorteil seien. Nun lässt sich erahnen, dass die Fixierung des Mannes auf das schiere Maß seinen Ursprung in dessen Körpermitte hat. Ausgesprochen dumm ist nur, dass das Faktum nicht korrekt ist. Denn auf das Körpergewicht bezogen, haben die Frauen eine Gehirnmasse von 22 Gramm pro Kilogramm, die Männer jedoch nur von 20 Gramm, wie heute bekannt ist. Unterschiede in der kognitiven Leistungsfähigkeit sind damit indes nicht verbunden.

In der Frühzeit der Hirnforschung gestand man den Damen höchstens ein voluminöseres Scheitelhirn zu, weil dort das »Gemüth« säße, während bei Männern das Stirnhirn als Sitz der Intelligenz stärker entwickelt sei. Ein Gelehrter fand angeblich eine geringere Stirnhirnentwicklung bei Frauen, die eher einem Fötalhirn entspräche. Georg Simmel hatte schon 1858, und damit 42 Jahre vor dem Erscheinen des berühmt-berüchtigten Möbius-Buches, behauptet, dass Frauen zu selbstständiger höherer Abstraktion nicht fähig seien.

Die Frage, welche Unterschiede zwischen Mann und Frau bestünden, war damals vielfach Gegenstand von Büchern und Zeitschriftenartikeln (zum Beispiel »Die Seele des Weibes«, »Zur Psychologie der Frauen«), da Männer offensichtlich fürchteten, ihr egozentrisches Weltbild könne ins Wanken geraten. Der Feminismus erreichte Anfang des 19. Jahrhunderts einen ersten Höhepunkt. Der Österreicher Ferdinand Maria Wendt verfasste *Die Seele des Weibes – Versuch einer Frauen-Psychologie* und widmete sein Buch »Ihrer Durchlaucht Frau Fürstin Pauline Metternich, der geistvollen Frau voll großer Ideen und schöpferischer Willenskraft huldigend zugeeignet«. Frauenhirne hätten kürzere Nervenbahnen als ihre männlichen Pendants, ist in dieser Schrift vermerkt, was, wie Wendt voller Lob formuliert, zu einer größeren geistigen Beweglichkeit der Frauen führe. Gleich aber schränkt er ein, dass unter der erhöhten Beweglichkeit »nicht etwa gelehrte oder künstlerische Leistungen zu verstehen« seien, sondern eher eine blühende Fantasie. Ob diese für den Mann eher beglückend sei oder doch zu fürchten, ließ Wendt lieber offen.

In Fragen der Intelligenz spielte nicht nur das Geschlecht, sondern auch die ethnische Herkunft eine große Rolle. Die Kolonialzeit brachte die Europäer auf Tuchfühlung mit Menschen exotischer Herkunft, was dazu führte, dass die Gelehrten die Hirne dieser Völker mit denen der eigenen, weißen Ethnie verglichen und damit versuchten, sich als »Herrenrasse« zu bestätigen. Ein Wissenschaftler verstieg sich zu der Behauptung, das Gehirn einer Buschfrau gleiche denen »der zwei kleinsten menschlichen Idioten-Gehirne, die je gefunden wurden«. Anthropologische Gesellschaften blühten auf, die Journale kreierten, in denen Beschreibungen der Großhirnhälften eines australischen Mannes, »Bemerkungen über Negergehirne« oder das eines Eskimos gedruckt wurden.

Je exotischer – »Bushwoman«, »Hottentot Venus«, »Papuan from British New Guinea« –, umso interessanter erschienen die Gegenüberstellungen, wobei häufig die Nähe zu Gorillas und Orang-Utans im Vordergrund stand. Ein Beispiel ist die Arbeit des Amerikaners Edward Anthony Spitzka aus dem Jahr 1907, die nicht nur eigene Fallbeschreibungen enthält, sondern auch einen Abriss über 130 Fälle anderer Autoren aus zahlreichen Ländern gibt. Spitzka schlussfolgerte unverhohlen rassistisch:

»Das Gehirn eines ›first-class‹ Genius wie Friedrich Gauß ist so weit entfernt von dem eines wilden Buschmannes, wie das Letztere vom Gehirn des nächstverwandten Menschenaffen.« Bei seinem Vergleich deutscher, amerikanischer, französischer und britischer Gehirne wollte er herausgefunden haben, das die Amerikaner (1 519 Gramm) das schwerste Denkorgan besaßen und die Deutschen (1 439 Gramm) das leichteste. Der heutige Wissenschaftsforscher Michael Hagner bescheinigt ihm daher, mit einer einmaligen Mischung aus »jugendlichem Elan, cerebromorphem Eifer und neuropatriotischer Einstimmung« ans Werk gegangen zu sein. Die Hirnforschung wurde so zunehmend zu einem Instrument, die auch nationale Überlegenheit zu demonstrieren.

Bernhard Holländer, ein in London arbeitender »Spezialist für Psychiatrie und die Nervenkrankheiten« brachte seine und die Forschungen seiner damaligen Kollegen auf den Punkt, wenn er hervorhob, dass mit zunehmender Hirngröße eine Vermehrung der Intelligenz und ein stärkerer Charakter einhergingen. Wobei die Arbeiten allerdings teilweise das Körpergewicht oder das Alter nicht berücksichtigen – schwere Menschen besitzen in der Regel ein schweres Gehirn und ältere Menschen ein leichtes, weil es weniger Wasser enthält und mit den Jahren Nervenzellen und deren Fortsätze verloren gehen.

Es gab massive Auseinandersetzungen zwischen den Kapazitäten der Zunft – etwa um den Hinterhauptslappen, dessen Bedeutung den Fachleuten nicht nur um das Jahr 1900 unklar war, sondern auch später noch strittig diskutiert wurde. Die einen stuften diese Region als höchst bedeutend für den Intellekt ein. Andere argumentierten dagegen, denn: Erstens seien die Hinterhauptslappen bei Demenz ausgespart, zweitens seien sie bei Frauen besser entwickelt als bei Männern. Und drittens seien sie selbst bei Kriminellen meist noch ganz passabel ausgeprägt.

Es ist aus heutiger Sicht erstaunlich, wie freizügig die Autoren ihre Ergebnisse interpretierten, sollten sie nicht mit ihren Erwartungen übereinstimmen. Gehörte das wuchtigste je beschriebene

Gehirn (2850 Gramm) einem »epileptic idiot« und ein weiteres außergewöhnlich schweres (2400 Gramm) einem »newspaper boy«, der »more or less an idiot« war – normal ist bei Männern ein Hirngewicht von rund 1,5 Kilo –, so mochte dies der Beziehung zwischen biologischem und gesellschaftlichem Gewicht »perplex« widersprechen. Doch ein Gegenargument löste den Widerspruch flugs auf, mochte es auch aus der Luft gegriffen sein: Wer würde, irrlichterte der Forscher, die funktionslose Masse eines Irren mit dem aktiven Gewebe einer herausragenden Person gleichsetzen? Der Status gewann am Ende also doch.

Es gab während dieser Sturm-und-Drang-Epoche auch zurückhaltender argumentierende Forscher, die ihrem Weltbild treu blieben, zum Beispiel dass der Mann der Frau überlegen sei, und dennoch die Fakten nicht verbogen. Der Göttinger Professor Rudolf Wagner (1805–1864) gestand beispielsweise ein, dass das relative Gewicht der Hirnhälften bei Frauen höher sei als bei Männern. Daraus sei zu schließen, dass es keine einfache Relation zwischen dem Gewicht der Hemisphären und der Intelligenz gäbe. Zwei Jahre später verallgemeinerte Wagner seine Meinung insoweit, als er kundtat, zwischen psychischen Funktionen und Hirnvolumen existiere gar kein Zusammenhang.

Die Spuren des Bösen im Schädel

Giuseppe Villella wurde eine Berühmtheit in der Wissenschaftsgeschichte. Allerdings weniger als Person oder aufgrund seiner aufsehenerregenden Verbrechen, sondern als Schädel. Der aus Kalabrien, aus der Gegend von Catanzaro stammende 69 Jahre alte Mann saß wegen Straßenraubs, Diebstahls und Brandstiftung im Gefängnis. Dort fiel seine »traurige Gestalt« einem Professor aus dem Norden auf. Der Psychiater besuchte regelmäßig Zuchthäuser, um dort Studien an Verbrechern zu betreiben. Er beschrieb die Physiognomie der Übeltäter, befragte die Leitung und Mitgefangene zu deren Verhalten, stellte so Vermutungen über ihren Charakter an, verzeichnete die begangenen Taten und machte sich Gedanken zu deren mutmaßlichem Motiv. Der Italiener Cesare Lombroso (1836–1909) war so etwas wie der erste Profiler in der Kriminalgeschichte.

Den Menschen Villella handelte der Besucher recht sparsam ab: »Dunkle Haut, spärlicher grauer Bart, dichtes schwarzes, grau meliertes Haupthaar, buschige Brauen, gebogene Nase, gekrümmte Haltung, vielleicht infolge von Rheuma, schräger Gang und Schiefhals bei einer Körperlänge von 1,70 Meter.« Das Wesen des Lumpen schilderte der Protokollant als »heuchlerisch, verschmitzt, schweigsam, scheinheilig, frömmelnd«. Obwohl diese Erscheinung behauptet habe, nie etwas Unehrenhaftes begangen zu haben, sei die »Diebsneigung« des Mannes so heftig, dass er sogar seine Mitgefangenen bestohlen habe. Zudem gäbe er selbst zu, dass er in seiner Jugend einige »Unfläthereien mit Frauenzimmern« getrieben habe, »später aber nicht mehr und auch früher nicht ärger, als Leute seines Schlages zu treiben pflegten«. In der Unterhaltung zeige er einen »reifen Verstand und leidenschaftslosen Sinn«, verkehre indes wenig mit den Gefährten, »onanire« zwar, ließ aber kein »ungewöhnliches Muskelspiel, keine Wildheit, noch ein rachsüchtiges Gemüth sehen«.

Der Räuber Giuseppe Villella aus Catanzaro in Kalabrien starb kurz darauf an den Krankheiten der Armut – Tuberkulose, Skorbut und Typhus. Damit begann die Karriere seines Schädels.

Der Knochen, dessen Abguss noch heute im Museo Criminologico im Palazzo del Gonfalone in Rom zu besichtigen ist, löste in Lombroso eine Art Erweckungserlebnis aus – wenigstens inszenierte er das später so. Der Professor bestellte sich das Stück und begann, es zu untersuchen. Er lotete die Länge des Scheitel- und Stirnbeines sowie des Hinterhauptes aus, bezirkelte den Umfang des Schädels, die Längskurven und Querkurven. Er legte Maß an die Innen- und Außen-, Längen- und Querdurchmesser des Gebeines, erfasste seine durchschnittliche Dicke und ermittelte schließlich das Hirngewicht mit 1340 Gramm.

Lombroso fertigte verschiedene Zeichnungen des Gesichtsknochens an. Der Schädel, nahm er zu Protokoll, wies die »gewöhnliche Gestalt und Kapazität der kalabresischen Rasse auf«. Der Forscher stellte einen Wachsabguss der hinteren Schädelgrube her und gelangte so zu einem »vollständigen Bild eines regelmäßig in 3 Lappen geteilten Kleinhirns, wie es beim Fötus im Laufe des 5. Monats vorübergehend erscheint, in der Tierreihe aber erst bei den Lemuriden vorkommt« – Halbaffen also, die auf Madagaskar leben.

Auf der hinteren Innenseite fiel Lombroso eine Besonderheit auf, an der sich – je nach Sichtweise – seine Fantasie oder wissenschaftliche Intuition entzündete: Wo das Rückenmark den Kopf verlässt, fehlte am Übergang zum Kleinhirn ein Knochenkamm. Dort befand sich stattdessen eine Höhlung, »von 34 Mm. Länge, 22 Mm. Breite und 11 Mm. Tiefe«. Beim Anblick dieser Unregelmäßigkeit erschien ihm das Problem der »Natur des Verbrechers schlagartig und so klar erhellt, wie eine weite Ebene unter einem unendlichen Horizont«.

Bösewichte, durchzuckte es Lombroso, reproduzieren bis in »die zivilisierte Zeit die Charakterzüge nicht nur des primitiven Menschen, sondern noch niedrigerer Typen bis weit hinab zu den Raubtieren«. Verbrecher, so des Forschers am Objekt deduzierte Theorie, sind gleichsam Wiedergänger unserer wilden Vorzeit, die an ihrem Äußeren, insbesondere an Schädelmerkmalen zu erkennen sind. Zusammengewachsene Augenbrauen, eine fliehende Stirn deuten demnach auf Anlagen zum Verbrecher hin – Galls Lehre ist hier deutlich wiederzuerkennen. So erstaunt es kaum mehr, dass der Forscher Villellas Schädel aufbewahrte, als, wie er in barocker Selbstbeweihräucherung posaunte, »den Totem, den Fetisch der Kriminal-Anthropologie«.

Im Jahr 1876 veröffentlichte Lombroso sein bahnbrechendes Buch *L'Uomo delinquente*. Es wurde ein enormer Verkaufserfolg, hatte weitreichende Auswirkungen auf das italienische Strafrecht und gilt heute als Begründung der Wissenschaft der Kriminologie. 1889 erschien es unter dem Titel *Der Verbrecher* auch auf Deutsch.

Der in Verona geborene Lombroso hatte sich in seiner Jugend freiwillig zum medizinischen Dienst in der Revolutionsarmee Garibaldis gemeldet. Diese Gelegenheit nutzte der Arzt zu ersten anthropologischen Studien und untersuchte 3 000 Soldaten in Kalabrien. Später war er Direktor verschiedener Irrenanstalten im Norden Italiens, deren Insassen er genauso vermaß wie jährlich durchschnittlich 200 Kriminelle in Gefängnissen – dies neben seinen Aufgaben als Professor für Medizin und Hygiene an der Universität von Turin.

Der Verbrecher ist ein Katalog an Fallgeschichten, anhand deren Lombroso sich an einer Kategorisierung von Übeltaten versuchte. Diese Tätertypenlehre veränderte sich im Laufe der Buchausgaben nicht nur, der eifrig sammelnde und vergleichende Autor ergänzte und erweiterte sie, wo immer es ihm nötig schien, sodass der Band auch an Volumen immer mehr anschwoll. So erkannte Lombroso etwa aus Leidenschaft straffällig Gewordene, die »ihre Verbrechen in demjenigen Lebensabschnitt begingen, in welchem die Gewalt der Liebe vor allen anderen Leidenschaften mächtig ist und vom Verstande weniger beherrscht wird«. Die Aussage belegte er mit einer Reihe von Delinquenten: »Ferrand war 18, Quadi 22, Delitala 24, Bertuzzi 18, Bouley 25, Milani 26, Guglielmotti 22, Brero 20, Bianco 21, die Connevienne 18, Bancal 21, Sand 22, Vinci 26, Zucca 30 Jahre alt.«

Lombroso ordnete die Täter nach Geschlecht, prüfte deren »Schädelbildung« und »Gesichtsbildung«, klopft ihre »Ehrbarkeit« ab und beschloss getreu seiner Grundhaltung: »Der körperlichen Schönheit entspricht eine edle Gesinnung«, denn: »Zucca nannten die Zeugen einen Engel von Gemüt«. Einen gewissen Tolu – er muss den Professor ebenfalls entzückt haben – rückte er in die Nähe eines Robin Hood, der »aus Liebe zum Mörder geworden, 20 Jahre lang Bandit blieb, und doch in dieser ganzen Zeit nicht das Herz hatte, auch nur einen Krug Milch den Bauern abzunehmen, die im Gegenteil sich an ihn wendeten, um ihre Streitigkeiten zu schlichten und Recht zu erlangen«.

Den derart im Affekt zu Übeltätern Gewordenen stellte Lombroso die geborenen Verbrecher gegenüber, ein Ausdruck, den wohl zunächst sein Schüler und Mitarbeiter Enrico Ferri (1856–1929) prägte, den der Lehrer aber rasch übernahm. Solcherart primitives Gesindel hatte kleine und deformierte Schädel, war von Figur groß und an Gewicht schwer, besaß nur spärlichen Bartwuchs, eine Hakennase, eine fliehende Stirn, dunkle Augen, Haare und Haut, große Ohren, vorstehende Kieferknochen, geringe Muskelstärke und verfügte schließlich über eine geschmälerte Empfindlichkeit dem Schmerz gegenüber.

Letzteres, dessen war Lombroso gewiss, bildete das äußere Äquivalent zur inneren Verderbtheit, denn nur selten zeigte der geborene Verbrecher Reue für seine Missetaten, er war sozusagen ein Raubtier in Menschengestalt. Unfähig, seine Leidenschaften zu kontrollieren, gab er sich dem Wein und dem Glücksspiel hin. Von geringerer Intelligenz als die »gesunde« Bevölkerung war der Primitive zu einem Experten für den Frevel geworden, weil er nichts anderes konnte, als sich in den immer gleichen Verhaltensweisen, des Verbrechens nämlich, zu üben.

Lombrosos Theorien spiegeln nicht nur die gesellschaftlichen Verhältnisse in Italien, das zwar vereint, aber innerlich zerrissen war. Sie sollten ganz bewusst auch dazu dienen, das Chaos im neuen Staat zu ordnen. Dass die Arbeiten nicht ohne Widerspruch blieben, lässt sich erahnen.

Der in Wien arbeitende, damals in Europa führende Neuroanatom Theodor Meynert (1833–1892), bei dem auch Sigmund Freud lernte, kanzelte Lombrosos Ausführungen als den »größten Schund, mit dem je Schwindel getrieben wurde« ab. Carlo Giacomini, wie der Angegriffene Professor in Turin, aber hirnanatomisch bedeutend versierter, warnte immer wieder davor, in von der Norm abweichenden Hirnwindungen mehr sehen zu wollen, als schlicht individuelle Abweichungen.

Lombroso schien das alles nicht weiter zu kümmern. Er zog mit seiner Sammelkarawane unbeirrt weiter. Er beschrieb die Tätowierungen der Gefängnisinsassen, legte Verzeichnisse ihrer Kritzelbilder an, beschäftigte sich mit dem Knastjargon und anderen schriftlichen Hinterlassenschaften. Für manche Soziologen und Anthropologen sind die Seiten heute eine wichtige Dokumentation der Gefängniskultur Italiens am Übergang von 19. zum 20. Jahrhundert.

Dass es sich bei seinen Fundstücken zweifellos um kulturell überlieferte Verhaltensweisen handelte, störte Lombroso überhaupt nicht. Ebenso wenig brachte ihn sein Konzept vom geborenen Raubtier-Kriminellen von seiner bei der Recherche gewonnenen Überzeugung ab, dass »es kein Verbrechen gibt, das nicht multiple Ursachen hat«. Im Einzelnen nannte er Erziehung, Hunger und die Urbanisierung der Lebensweisen. War die kriminelle Gesinnung nun angeboren oder erworben, war das biologische Erbe oder die Gesellschaft schuld am Bösen?

Lombroso löste die Frage diplomatisch, indem er den soziologischen Ursachen der Verbrechen immer größeren Raum in seinen neuen Ausgaben zugestand und gleichzeitig den Anteil der »biologisch perversen« Übeltäter in den Statistiken sukzessive von 50 auf 33 Prozent senkte.

In den späteren Editionen von *Der Verbrecher* machte sich der Urheber der Kriminologie zusehends mehr Gedanken darüber, wie eine gerechte Bestrafung auszusehen habe. Im letzten Abdruck war die Diskussion darüber gar auf 300 Seiten angewachsen – was wohl erneut auf den Einfluss seines Kollegen Ferri zurückzuführen ist. Dieser war Rechtsanwalt und ahnte, dass seine Kollegen kaum an einer Theorie des Verbrechens interessiert sein würden, wenn sie nicht klare Auslegungen hinsichtlich der zu verhängenden Vergeltung machte. Ferri war übrigens sozialistischer Abgeordneter im römischen Parlament, ab 1926 als Faschist, und entwarf das italienische Strafgesetzbuch, das sich einige Staaten Südamerikas zum Vorbild wählten.

Lombroso plädierte nachdrücklich dafür, dass die Strafe sich nicht nach dem begangenen Verbrechen zu richten habe, wie es bis dahin üblich war, sondern nach der Person des Verbrechers und den Umständen der Tat. Eine solche Forderung erheben auch Hirnforscher heute. In der Tatsache, die Rechtsprechung um einen sozialen Faktor erweitert zu haben, bestand Lombrosos größter historischer Verdienst. Ausdrücklich verneinte er die Frage nach der moralischen Verantwortlichkeit und dem freien Willen, stattdessen argumentierte er, der Kriminelle sei von seinen Zwängen getrieben, egal ob dahinter nun biologische oder gesellschaftliche Kräfte am Werk gewesen seien. Wie wir noch sehen werden, sind mit den Fortschritten der Hirnforschung all diese Fragen auch heute wieder von brennender Aktualität. Die Todesstrafe lehnte Lombroso zunächst ab, die Delinquenten würden sich aufgrund ihrer geringen Schmerzempfindlichkeit dadurch kaum von Straftaten abhalten lassen. Später billigte er indes Hinrichtungen, und zwar für Staatsfeinde wie Mafiosi oder Straßenräuber.

Noch zu Lebzeiten hatte der große Lombroso verfügt, sein Gehirn sei als Exponat im prominenten kriminal-anthropologischen Museum zu bewahren. Dort ist es neben seinem Skelett und dem in Formalin schwimmenden Kopf bis heute zu bewundern. Die im Kreise der Hirnanatomen damals übliche Sektion des Leichnams erbrachte ein Hirngewicht von rund 1300 Gramm, also deutlich unter dem Durchschnitt der männlichen Bevölkerung. An dem Organ fiel eine besonders ausgeprägte sogenannte »Affenspalte« auf. Dabei handelt es sich um eine für Affen-, nicht aber für Menschengehirne typische Furche am Hinterhaupt, die neben anderen Gelehrten Moritz Benedikt (1835–1920) als typisches Kennzeichen eines Verbrecherhirns identifiziert haben wollte. Es fällt schwer, dies anders zu bezeichnen als eine Ironie des Schicksals.

Räuber und Neuropatrioten

Benedikt betrieb in Wien eine, wie er selbst sagte, »Verbrecherklinik«. Dabei handelte es sich um eine Sammlung der Gehirne verstorbener oder hingerichteter Krimineller. Der Arzt war im deutschsprachigen Raum einer der Ersten gewesen, der sich parallel zu Lombroso – aber in der Öffentlichkeit weitaus wenig bekannt – Gedanken über das Gehirn und das Böse machte.

Im Jahr 1879 gab Benedikt eine Monografie über *Anatomische Studien an Verbrecher-Gehirnen* heraus, die er in der österreichisch-ungarischen Donaumonarchie gesammelt hatte. Zu jeder Gehirnanalyse lieferte er eine Kurzbeschreibung der Person, insgesamt 22 Beobachtungen, wie er das nannte. »Beobachtung 10: Roszsa Andreas, 53 Jahre alt, Magyare, aus einer berühmten Räuberfamilie stammend, wurde wegen Raub verurteilt. Im Kerker war er gutmütig. Kleinhirn von den Hinterhauptlappen nicht bedeckt.« Oder: »Madarász János, 43 Jahre alt, Slovak, Gewohnheitsdieb, zuletzt wegen Einbruchdiebstahl verurteilt, ist zweimal aus dem Gefängnisse entsprungen. Im Kerker gegen seine Vorgesetzten von süßlich einschmeichelndem Benehmen, falsch und feig. Das Kleinhirn rechts schlecht bedeckt.« Es folgt eine drei Seiten lange Abhandlung über Furchen, Fissuren und Falten, sowie Besonderheiten in der Gehirnanatomie des Herrn János, die möglicherweise mit seinem Verhalten in Zusammenhang stehen, möglicherweise aber ganz natürliche Variationen darstellen. Dann »Kuss, Johann, Serbe, ein geistig tief stehendes, wortkarges, zornmütiges Individuum, mit skandierender Sprache«, der seinen Sohn erschossen hatte. Und auch zum Gehirn von Herrn Kuss notierte Benedikt: »Kleinhirn unvollständig bedeckt.« »Perudinacz Nicolaus, 60 Jahre alt, Serbe, Bauer. War der Trunkenheit ergeben und erschlug seinen Sohn, der ihn zur Mäßigkeit mahnte.«

Benedikt wähnte sich auf der richtigen Spur, wenn er folgerte:

> »Es bleibt also, wenigstens vorläufig, nichts übrig, als den Satz auszusprechen: Die Verbrechergehirne zeigen Abweichungen vom Normaltypus und die Verbrecher seien als eine anthropologische Varietät ihres Geschlechtes oder wenigstens der Kulturrassen aufzufassen.«

Drei Jahre zuvor hatte er über den »Raubtiertypus am menschlichen Gehirne« geschrieben. Nun verwies er auf die »Affenähnlichkeit«, insbesondere weil, wie bei Affen – und Cesare Lombroso – zu beobachten war, das hinten unter dem Großhirn sitzende Kleinhirn bei den Verbrecherhirnen nicht oder nur teilweise vom Großhirn bedeckt war. Schließlich stach ihm ein geänderter Windungstypus des Großhirns, insbesondere im Bereich des Stirnhirns, ins Auge.

Benedikt formulierte aber auch recht moderne Ansichten: »Dass der Mensch ganz entsprechend der anatomischen Anlage und der physiologischen Entwicklung seines Gehirnes denke, fühle, wolle und handle, war schon im Alterthume (Erisistrates) ein Ueberzeugungssatz und – wenn man noch strenger urtheilen will – ein Glaubenssatz denkender Naturforscher gewesen.« Dieser erste Satz aus dem Vorwort seines Buches *Anatomische Studien an Verbrecher-Gehirnen* von 1879 steht stellvertretend für die Gesinnung der damaligen Jäger nach Orts-Funktions-Zusammenhängen. Derselbe Benedikt sagte aber auch, dass Verbrechen »aus einer psychischen Gesammtorganisation hervor[gehen], und [dass] sie in ihrer speciellen Erscheinungsform das Product socialer Zustände [sind]«. Dieser Satzinhalt klingt – abgesehen von der antiquierten Schreibweise und Formulierung – sehr modern. Er besagt, dass wir ohne unser Gehirn nicht existent wären und damit auch nicht wahrnehmen und handeln könnten, aber auch, dass ein verändertes Gehirn ein verändertes Wahrnehmen und Handeln nach sich ziehen wird. Dieser Determinismus klingt zwar logisch, hat aber dennoch, wie wir in den folgenden Kapiteln aufzeigen wollen, eine Brisanz, mit der zu befassen sich zum gegenwärtigen Tag vor allem Juristen weigern. Seine Studien verband Benedikt deswegen folgerichtig mit einem Appell an die Kollegen von der Juristerei, den Menschen nicht aus den Augen zu verlieren:

> »Das Verbrechen ist eine psychologische Tat des Verbrechers und daher der Verbrecher das nächste Objekt des Studiums. Um dieses direkte Objekt hat sich bisher der lehrende, der anklagende, der verteidigende und verurteilende Jurist viel zu wenig direkt gekümmert.«

Auch dies hat Parallelen zu heute.

Wenn der soziale Aspekt der Kriminalität auch nicht im Mittelpunkt stand, so tauchen Verweise darauf selbst in frühen Arbeiten immer wieder auf. In dem Beitrag »Untersuchungen von 16 Frauenschädeln, darunter solche von 12 Verbrecherinnen (incl. einer Selbstmörderin)« listet ein Autor über Seiten akribisch Tabellen, Hirnmaße und -gewichte von Vagabundinnen, Diebinnen, Mörderinnen oder Giftmischerinnen auf. Er endet mit einem Absatz, der zwar streng genommen die ganze Fleißarbeit entwertet, unverkennbar aber die Gesellschaft in die Verantwortung nimmt:

»Die vielen pathologischen Befunde erklären sich leicht aus der Tatsache, dass die meisten Verbrecher und Verbrecherinnen der Hefe des Proletariats entstammen, wo Ernährungsstörungen und Exzesse aller Art häufiger als sonst sind, bereits schon die Keimanlage vergiften – also hier schon beginnt das milieu social! – und weiterhin das kindliche und spätere Leben gefährden und ihre Spuren am Körper zurücklassen, sehr oft das Gehirn invalidisieren und bisweilen vielleicht allein schon dadurch, viel häufiger aber gewiss erst unter Konkurrenz der äußeren Verhältnisse die betreffenden Individuen der Verbrecherlaufbahn zuführen müssen.«

Ob sozialen oder biologischen Ursprungs – andere, wie jener neuropatriotische Edward Anthony Spitzka, lehnten die Idee vom Verbrechergehirn ganz grundsätzlich ab. Der US-Amerikaner hatte sich in einer Studie die Nervenzentren von 17 Mördern vorgenommen. Darunter dasjenige von Leon Czolgosz (1873–1901), der bei einem Attentat am 31. August 1901 kurz nach 16 Uhr nachmittags den 25. Präsidenten der USA, William McKinley (1843–1901), mit zwei Schüssen in den Rücken ermordet hatte und dafür auf dem elektrischen Stuhl hingerichtet worden war. Spitzka fand keinerlei Abnormitäten oder Auffälligkeiten und tadelte die Arbeiten der europäischen Kollegen mit einem einleuchtenden wie modernen Argument. Er meinte:

»Nicht zwei Gehirne sind exakt gleich. Die größte Fehlerquelle von Benedikt und Lombroso besteht in der Annahme, dass die eine oder andere Variation charakteristisch für die kriminelle Konstitution sein soll, ungeachtet der Tatsache, dass Variationen der Struktur zwischen den Gehirnen aller normalen, moralischen Menschen existieren.«

Der Einwand traf durchaus zu, denn die Kritisierten hatten es versäumt, ihre Ergebnisse durch den Vergleich mit »normalen« Gehirnen zu bestätigen.

Zweifellos dirigiert diese weiche Substanz im Kopf mit ihren Falten und Furchen die Bewegungs- und Denkmaschine namens Mensch, versuchte der Spitzka besuchende Autor der *New York Times* in einem Artikel im Jahr 1906 etwas ratlos eine Annäherung. »Wie sie das macht und warum, und weshalb in manchen Fällen gut und in manchen Fällen schlecht, ist das Problem, das die Wissenschaft gerne lösen würde.«

Ein Prachtband in der Bibliothek der Gehirne: Lenin

Den Sitz der Kriminalität und des Wahnsinns im Gehirn aufzuspüren, waren nicht die einzigen großen Felder der Hirnforschung. Es gab ein drittes, und das hieß Genialität. Die Akademiker wollten der Arbeitsweise der riesenartig vergrößerten Walnuss im Kopf des Menschen gleichsam anhand ihrer Extreme auf die Spur kommen – im Guten wie im Schlechten. Allerdings taten sich hier zunächst einige Hindernisse auf. Auf der theoretischen Seite war man sich noch relativ einig darüber, wer als Genie zu gelten habe. Doch über die Frage, wie es sich von »nur« besonders talentierten Menschen unterschied und welchen Nutzen Letztere für die Forschung besitzen könnten, gab es weniger Konsens. Existierte etwa ein Kontinuum vom Talent zum Genie, oder war allein Letzteres fähig, die entscheidende Inspiration zu empfangen? Lombroso etwa hatte Genialität als eine besondere, mit der Geisteskrankheit verwandte Verkrampfung des Gehirns erklärt, bei der kreative Schübe wie aus dem Nichts auftreten. Eine Deutung, die nicht unwidersprochen blieb.

Auf der praktischen Seite lagen die Probleme ganz anders. War es bei Geisteskranken oder Verbrechern noch ein Leichtes, an entsprechendes »Material« für Untersuchungen zu gelangen, so fiel es den Forschern sehr schwer, Gehirne zu beschaffen, die zu Lebzeiten begnadeten Geistesgrößen gehört hatten. In marktwirtschaftlichen Begriffen ausgedrückt: Das Angebot war nicht groß genug. Also hielt man sich an gewöhnliche Gelehrte, Künstler, Politiker, Diplomaten, Dichter oder Komponisten – kurzum jene Persönlichkeiten, die auf ihrem Gebiet hervorragende Leistungen erbracht hatten oder in einem solchen Ruf standen.

Dass dies eine Ermessensfrage war, zeigt schon, wie unsicher die Startbedingungen für derartige Studien waren. Doch das Ansehen eines Hirnforschers hing nicht zuletzt daran, wessen in Formalin fixiertes Denkorgan er ergattern konnte, um es in die eigene Sammlung zu integrieren. Auf der anderen Seite durfte sich ein Spender geehrt fühlen, wenn das eigene Gehirn nach dem Tod für die nach dem Sitz des Genialen suchende Wissenschaft von Interesse war – im Zweifel galt es eben etwas nachzuhelfen.

Als der deutsche Hirnforscher Oskar Vogt (1870–1959) im Jahr 1924 von der russischen Regierung das Angebot erhielt, das Gehirn von Wladimir Iljitsch Lenin (1870–1924) zu untersuchen, war die Interessenlage kaum anders – wenngleich natürlich in staatspolitischen Höhen angesiedelt. Die Kommunistische Partei beabsichtigte nicht nur den Leib ihres glorreichen ehemaligen Führers einzubalsamieren und ihn so gleichsam unsterblich zu erhalten. Sie wollte auch dessen überragendes geistiges Talent dokumentieren. Vogt auf der anderen Seite sah die Chance, sein Arbeitsgebiet einer Weltöffentlichkeit zu präsentieren und sie auf eine breite, finanziell gesicherte Basis zu stellen. Neben der Leitung des Kaiser-Wilhelm-Instituts für Hirnforschung in Berlin-Buch sollte er Direktor eines Moskauer Hirnforschungsinstitutes werden und dort die Untersuchung des Leninschen Denkapparates dirigieren.

Drei Jahre lange waren die Arbeitsgruppen zugange und fertigten währenddessen etwa 30000 Schnitte, also hauchdünne Scheibchen der Gehirnmasse, an. Vogt ging es längst nicht mehr um die Furchen und Windungen auf der Oberfläche. Stattdessen interessierten ihn die verschiedenen Zelltypen, ihre Formen und ihre Verteilung im Hirninneren. Der Forscher hegte die zugegeben kühne Hoffnung, aus dieser Zytoarchitektur auf das Seelenleben des einstigen Trägers schließen zu können. Die Schicht III der Großhirnrinde, speziell die dort sitzenden Pyramidenneuronen, hatten es ihm besonders angetan, denn dort vermutete er den Sitz der Intelligenz. Vogt wähnte die Zellen als für die Kommunikation und die Verschaltung innerhalb verschiedener funktioneller Zentren verantwortlich und bezeichnete sie deshalb gerne als Assoziationszellen.

Bei einem Vortrag anlässlich der Einweihung des Moskauer Instituts 1927 berichtete Vogt von ersten Ergebnissen. Die III. Rindenschicht sei bei Lenin verdickt. Das Parteiorgan *Prawda* feierte dies als einen »bedeutenden Beitrag zur materialistischen Erklärung des Psychischen«. Zwei Jahre später, ebenfalls im Moskauer Institut, wiederholte der Wissenschaftler den Befund und berichtete, bei Lenin auf besonders große und zahlreiche Pyramidenzellen gestoßen zu sein. Der Genosse sei daher ein »Assoziationsathlet« gewesen.

Aus Vogts Sicht mag eine solche Aussage gerade noch vertretbar gewesen sein. Nach außen spielte er jedoch den russischen Absichten in die Hände und ließ es zu, dass die Hirnforschung als Propagandainstrument missbraucht wurde. »Vogt tat der sowjetischen Regierung und der kommunistischen Ideologie einen großen Gefallen«, urteilt heute Wissenschaftshistoriker Hagner in seinem Buch *Geniale Gehirne*. Später, als die Nazis ihn der Kooperation mit dem Bolschewismus beschuldigten und als Direktor in Berlin-Buch absetzen ließen, sollte Vogt die Rechnung dafür bezahlen. Einstweilen war der deutsche Arzt aber zu einem Star der Naturwissenschaft aufgestiegen, der Politiker und führende Persönlichkeiten empfing – ebenso Journalisten.

Den Höhepunkt der Verehrung markierte im Jahr 1931 ein Artikel in der *Kölnischen Rundschau* mit dem Titel »Der sezierte Verstand«. Dieser zeigt auf zwei Seiten ein großes Foto von Vogt, auf dem er angestrengt das Gehirn seines eben verstorbenen Lehrers August Forel (1848–1931) in Augenschein nimmt. Die Bildlegende huldigt dem Mann mit Fliege und weißem Kittel mit den Worten »Gelehrtengehirne begegnen sich«. Daneben eine Zeichnung von Lenins Gesicht, das eine frappierende Ähnlichkeit mit Vogt zeigt, wozu allerdings Bart und Halbglatze beitragen. Dass beide im April 1870 geboren sind, bleibt trotz der Verehrung unerwähnt. Rechts stehen vier histologische Strichzeichnungen von Pyramidenzellen mit den Texten: »So sieht dein Hirn aus!«, »Die schwachsinnige Mörderin«, »Das erkrankte asoziale Individuum« sowie, schlicht selbsterklärend, »Lenin«. Im Text bewirbt Vogt seine Forschung als »ausschließlich auf die Förderung des Volkswohls eingestellt«. Das spezielle Ziel seines Instituts sei die »Höherzüchtung des geistigen Menschen, die Förderung sozial nützlicher und die Hemmung schädlicher Eigenschaften der einzelnen seelischen Persönlichkeit und im Rahmen dieses Strebens die Verhinderung sonst schicksalsmäßiger Entwicklung zum Geisteskranken oder zum Verbrecher«.

Angesichts der gleichzeitigen Diskussion um Eugenik und Rassenhygiene sowie den späteren Massenmord an Juden, fällt es schwer, solche Sätze damit abzutun, hier betreibe jemand in der pathetischen Sprache der Zeit Werbung für das eigene Fach. Gleichwohl ist Vogt kaum vorzuwerfen, er habe den Ideen der Nazis angehangen – er hegte eine sozialdemokratische Gesinnung. Hagner jedenfalls kommentiert den Auftritt leicht säuerlich und mit einem Seitenhieb auf die Gegenwart:

»Die Langsamkeit, Sprödigkeit und Komplexität dieser Untersuchungen stand in einem auffallenden Kontrast zur allgemeinen Faszination, die die Elitegehirnforschung um 1930 auslöste. Einmal mehr – und wahrlich nicht zum letzten Mal – gelang es der Hirnforschung, mit einem relativ bescheidenen empirischen Haushalt einen maximalen Effekt zu erzielen.«

Die Idee von der gesellschaftlichen Relevanz der Hirnforschung verfolgte Vogt allerdings auch nach dem Zweiten Weltkrieg. Den Deutschen warf er politisches Versagen vor, und die »III. Rindenschicht des Isocortex« wollte er als das Gewebe identifiziert haben, das Deutschland in den Ruin getrieben hatte. Im Vorfeld der Nürnberger Prozesse bemühte er sich darum, an die Gehirne verurteilter und hingerichteter Nazi-Größen zu kommen. Er wollte nicht nur mit seinen Gegnern abrechnen, sondern die Verderbtheit von Kriegsverbrechern wie Göring, Streicher oder Ribbentrop biologisch fundieren. Die Neuauflage des Projektes »Verbrechergehirn« hätte sicherlich weltweit Aufsehen erregt. Doch aus ungeklärten Gründen kam es nicht dazu.

Graue Substanz für die Popkultur: Einstein

Viele mögen sich fragen, wie ein unbekannter und womöglich unbedarfter Provinzmediziner in den Besitz des berühmtesten Denkorgans aller Zeiten kam. Die Antwort ist einfach: Niemand hatte etwas dagegen. Thomas Harvey war Pathologe im Princeton Hospital, und so gehörte es am 18. April 1955 zu seinen Aufgaben, die Obduktion vorzunehmen, welche die Angehörigen von Albert Einstein (1879–1955) nach dessen Tod verlangt hatten.

Als die Arbeit beendet war, blieb das Gehirn des Genies in des Pathologen Händen – Einsteins Sohn Hans Albert und Nachlassverwalter Otto Nathan erhoben keine Einwände. Also wäre es falsch zu sagen, Harvey hätte Einsteins Gehirn gestohlen. Dass er nicht so recht wusste, was er mit einem Gewebe anfangen sollte, das wie sein Träger eine Ikone der Popkultur war, trifft die Wirklichkeit schon eher. Er fotografierte es aus mehreren Perspektiven, zerschnitt es in 240 kleine Würfel und versandte Teile davon an einzelne Experten. Was daran auf Genialität verweisen sollte, schien keinem der Fachleute so richtig klar zu werden und so geriet das zerschnipselte Organ in Vergessenheit.

Im Jahr 1985 machte eine Journalistin Harvey ausfindig, und dadurch wurden tatsächlich seriöse Forschungsarbeiten zum Hirn des Jahrhunderts möglich. Der deutschstämmige Forscher Arnold Scheibel von der University of California, eine Kapazität für mikroskopische Feinanalysen von Nervengewebe, und seine Mitarbeiter fanden einige Besonderheiten in den wenigen Hirnwürfeln, die ihnen Harvey zur Verfügung gestellt hatte. Diese betrafen das Verhältnis von Nervenzellen zu den Gliazellen.

Gehirne bestehen nicht nur aus den leitenden Verbindungen, sondern auch aus Gliazellen, die das Gewebe zusammenhalten und die Nervenzellen mit Nahrung versorgen, damit diese arbeiten können. In den vier untersuchten Hirnwürfeln – je zwei aus dem linken und rechten Stirnhirn sowie dem linken und rechten Scheitellappen – war das Verhältnis von Glia- zu Nervenzellen in allen vier Würfeln von Einsteins Hirn höher als in den Hirnen von Kontrollpersonen. Am höchsten war es aber im linken seitlichen Scheitellappen, einer Region, die mit Rechenfähigkeiten zu tun hat. Die Autoren schlossen daraus, dass Einsteins Nervenzellen in diesem Hirngebiet besonders aktiv waren, weshalb sie einen erhöhten Energieverbrauch aufwiesen.

Eine andere Forschergruppe beschrieb 1999 – ebenfalls unter Beteiligung Harveys – in einem Fachblatt das »exzeptionelle Hirn« Einsteins (»The exceptional brain of Albert Einstein«). Dem Umstand, dass links und rechts etwas oberhalb und etwas hinter den Ohren ein Areal des Kortex von etwa drei mal vier Zentimetern Ausdehnung fehlte, maßen die Forscher besondere Bedeutung zu (Abbildung 3). Hinzu, und vermutlich als Konsequenz daraus, kommt ein »sphärisches Aussehen« von Einsteins Gehirn. Es ist gegenüber den Kontrollhirnen um rund 15 Prozent in die Länge gezogen. Die Wissenschaftler schlossen daraus, dass diese Variation für eine außerordentlich starke visuell-räumliche Intelligenz spräche. Das kann zwar nicht als gesicherte Erkenntnis gelten, würde aber insofern passen, als Einstein über sich gesagt hatte, Wörter spielten für ihn keine Rolle, dagegen würde er

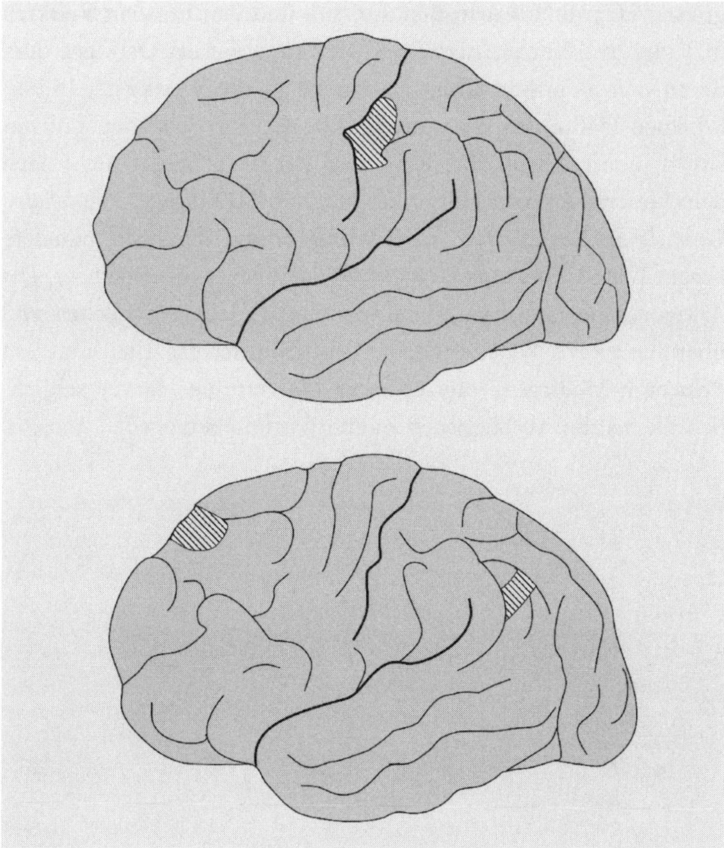

Abbildung 3: Oben ist die Lage des parietalen Operculums zu sehen, wie es sich bei den Gehirnen der Kontrollpersonen darstellte, unten in Einsteins Gehirn fehlt dieser Bereich. Außerdem ist in dem unteren Hirn die Lage der beiden Würfel eingezeichnet, die auf seiner linken (hier dargestellten) und der gegenüberliegenden rechten Hirnrinde entfernt wurden.

Assoziationen spielen lassen und hätte mehr oder weniger klare Vorstellungsbilder.

Das vorerst letzte, eher skurrile Kapitel über das biologische Gewebe, das die Relativitätstheorie aufstellte, schrieb Michael Paterniti. Der US-Journalist fuhr mit einem Buick Skylark, dem greisen Harvey auf dem Beifahrersitz und den Einstein-Relikten in Tupperware-Schachteln im Kofferraum von der Ostküste quer durch den amerikanischen Kontinent an die Westküste. In Kalifornien wollte das Duo die Relikte der dort lebenden Enkelin Evelyn überreichen. Eine Reise und ein Buch so gar nicht nach dem Geschmack von Historiker Hagner. »Die Frage: *Wo ist das Geniale an Einsteins Gehirn?* wurde ersetzt durch die banalere Frage: *Wo ist Einsteins Gehirn?*«, bilanziert er messerscharf. Die Antwort, auch wenn sie trivial sein mag: Einzelne Stückchen sind über die ganze Welt verstreut, der Hauptteil ist allerdings am Princeton Medical Center gelagert. Dorthin hat Harvey schließlich die bei ihm verbliebenen Zauberwürfel übergeben.

Kapitel 3

Die Physiologie der Wahrheit

Es ist nicht einfach, bei diesem Lärm ordentlich zu lügen. Es rattert, klappert, poltert und rumpelt in dieser engen dunklen Röhre aus Metall, zudem ist mein Kopf in einem Helm aus Plastik festgeschnallt. Doch als das Stichwort »Baron von Münchhausen« in dem kleinen Spiegel über meinen Augen erscheint, erzähle ich (Werner Siefer) in Gedanken dessen berühmte fantastische Geschichte: Wie er sich »im Hui« auf die Kanonenkugel schwang, um die belagerte Stadt zu erkunden. Wie während des sausenden Flugs seine Bedenken wuchsen. »Hinein kommst du leicht, aber wie kommst du wieder heraus? Man wird dich in deiner Uniform als Feind erkennen und an den nächsten Galgen hängen!« Wie ihm diese Überlegungen zu schaffen machten. Und wie sich Münchhausen deshalb auf eine türkische Kanonenkugel hinüber schwang, die auf sein »Feldlager gemünzt« war, und wie er, wenn auch »unverrichteter Sache, so doch gesund und munter wieder bei seinen Husaren anlangte«.

Das denke ich, und der Magnetresonanztomograf (MRT) stampft verschiedene Rhythmen, als wäre er eine Maschine, die Teig zu kneten hätte.

Nach 25 Sekunden verschwindet die Einblendung und weitere 15 Sekunden später flackern hell neue Stichworte im Spiegel auf. »Warten auf Long Island« ist jetzt dort zu lesen. Angeregt von den Schriftzeichen erzählt sich das Ich in dieser dunklen, stickigen Röhre des Tomografen die dazugehörige Geschichte. Ein Wochenende in einem Ford Mercury Grand Marquis vor den Toren New

Yorks, die Motorhaube so groß, dass selbst ein langer Lulatsch darauf schlafen könnte. Heiße, feuchte Luft auf dem Parkplatz eines Autohauses. Aus Langeweile Spaziergänge zum Supermarkt, ein Farbiger, der am Straßenrand im Schatten eines Baumes Melonen verkaufte. Im Radio Supertramp, »Take a Jumbo 'cross the water, like to see America«. Dazwischen immer wieder die fiebrig-freudige Erwartung, dass am Montagabend, wenn das Sechsmeterauto repariert wäre, zusammen mit einem Freund die Reise quer durch Amerika nach Kalifornien und zurück beginnen würde.

Kernspintomografie

Die (statische) Kernspintomografie wird auch als Magnetresonanztomografie (MRT) bezeichnet. Die MRT basiert auf den magnetischen oder magnetisierbaren Eigenschaften von Gewebe und erlaubt durch die gewebsabhängig unterschiedlichen Magnetisierungseigenschaften eine recht exakte Wiedergabe von Gewebe unterschiedlicher Dichte. Auch lassen sich die Parameter der Registrierung flexibel variieren, sodass entweder morphologische Details präzise abgebildet werden können oder Dichteänderungen sehr kontrastreich darstellbar sind.

Die Kernspintomografie wird wegen der fehlender Radioaktivität und ihrem hohen räumlichen Auflösungsvermögen inzwischen schon häufig routinemäßig zur Diagnostik eingesetzt. Sie ist nur dann ungeeignet, wenn Patienten magnetische Metalle im Körper implantiert haben oder zum Beispiel einen Herzschrittmacher tragen.

Für die Entdeckung morphologischer Änderungen stellt die MRT das ideale Verfahren dar. Selbst kleinste Abweichungen können sicher diagnostiziert werden.

Genau 24 Mal wiederholt sich die Prozedur. Zwölf der Geschichten hinter den Stichwörtern sind in dem Sinne wahr, dass ich sie selbst erlebt hatte. Elf hörten sich zwar realistisch an, waren aber erfunden. So dachte ich mir zum Beispiel einen dicken, fetten Kater, der mich als Kind auf dem Schulweg durch eine Villengegend immer wieder anfauchte. In Wirklichkeit handelte es sich um einen schmutzigen Spitz, der mich verfolgte, und den Schulweg legte ich in einem kleinen Dorf zwischen Oberbayern und Schwaben zurück, wo es keine Villen gibt. Eine der Geschichten, diejenige Münchhausens, wich insofern von dem strengen Muster ab, weil sie fantastisch war. Das bedeutete, es wäre zumindest für einen Menschen auf den ersten Blick erkennbar, dass diese Erzählung nicht wirklich erlebt worden sein kann, physikalische Gründe sprechen dagegen.

Der Demonstrationsversuch genügte nicht unbedingt ganz harten wissenschaftlichen Kriterien. Doch am Prinzip der Aufgabe änderte dies nichts: Die tonnenschweren Magnetspulen mit ihren lärmenden Kühlpumpen am Brain Imaging Center der Universität Frankfurt am Main sollten zutage fördern, wann ich denkend die Wahrheit erzählte und wann ich log. Das hört sich im ersten Augenblick selbst recht fantastisch an, denn wie soll eine dumme, gefühllose Maschine Flunkereien erkennen können? Das Grundprinzip ist relativ einfach: Im Gehirn sind unterschiedliche Regionen aktiv, je nachdem, ob eine Versuchsperson eine Episode aus dem Gedächtnis abruft oder aber Vorstellungskraft und Fantasie bemühen muss, um die Wahrheit zu unterdrücken und eine Begebenheit zu konstruieren. Mit anderen Worten: Die Lüge versetzt das Gehirn in einen anderen Aktivitätszustand als die Wahrheit.

Craniale Computertomografie

Die craniale Computertomografie (CCT) stellt gegenwärtig in der Neuroradiologie *das* Routineverfahren schlechthin dar. Sie basiert im Grundsatz auf der altbekannten Röntgentechnik, erlaubt aber relativ präzise und dreidimensional zwischen unterschiedlichen Gewebedichten zu differenzieren. Grundsätzlich wird sie deswegen nicht nur als craniale CT in der Neuroradiologie, sondern als CT allgemein auch für andere Körperregionen benutzt.

Meist sind die mittels CCT erhaltenen Schnittbilder leicht schräg »geschnittene« Horizontalbilder, die in Parallellinien vom tiefen Hirnstamm zu den Augen hoch weisen. Dies deswegen, weil man einerseits natürlich möglichst das ganze Hirn erfassen will, andererseits aber die Augen vor der Röntgenstrahlung schützen möchte. Man beginnt die Schnittführung deswegen oft unmittelbar über den Augen und führt den Horizontalschnitt dann schräg nach hinten unten in Richtung Hirnstamm weiter (dort liegen die lebenswichtigen Steueranteile, die unsere Atmung, unseren Herzschlag und Weiteres regulieren). Die so erhaltenen Bilder werden standardmäßig in CCT-Hirnatlanten dargestellt, die eine Ortung einzelner Strukturen erleichtern.

Die CCT eignet sich besonders gut für die Abgrenzung von Knochen- und Hirngewebe. Ihre räumliche Auflösung liegt bei rund einem halben Zentimeter. Da die CCT heutzutage technisch nicht mehr aufwändig ist, finden sich Computertomografen in den meisten Kliniken.

Dem Menschen wie beim Friseur eine Haube aufsetzen und nachsehen, ob er aufrichtig ist – wer würde sich das nicht wünschen? Die Ehefrau, deren Gatte frühmorgens zerzaust vor der Tür steht, weil er mit seinen Kumpels unterwegs gewesen sein will. Der Konsument, wenn ihm der Händler garantiert Bio- statt Gammelfleisch anbietet. Der Bewerber, dem der Personalchef das Lied vom Traumjob vorsäuselt. Die Wähler, wenn sich aalglatte Politiker vor der Kamera Scheingefechte liefern. Polizisten, Gauner, Diplomaten, Nachbarn, Liebende und Hintergangene, Eltern und Pubertierende, Präsidenten, Geheimdienstler, Kartenkontrolleure, Hausmeister und Freiheitskämpfer, George W. Bush und Osama bin Laden – sie alle wollen die Wahrheit wissen. Denn seitdem Attentäter wie Mohammed Atta in der Maske des harmlosen Moslems durch die Sicherheitstüren amerikanischer Flughäfen gingen, um anschließend Tausende Ahnungslose in den Tod zu stürzen, ist die Wahrheit von akuter globaler Relevanz. Dass Gehirnbilder sie bald ans Tageslicht bringen werden, anders als der altbackene Lügendetektor, dessen ist sich Daniel Langleben von der University of Pennsylvania gewiss. »Noch ist die Technik nicht reif für den Einsatz in der Praxis, aber der Durchbruch bei der Untersuchung von Einzelpersonen ist geschafft«, jubelt der Pionier der neurologischen Wahrheitsfindung.

Es ist gut möglich, dass Langleben Recht behält. Denn in den USA haben Verteidigungs- und Heimatschutzministerium längst das Gehirn als Objekt der Rüstungsforschung entdeckt. Der amerikanische Ethiker Jonathan Moreno spricht gar von dem Zeitalter der »Mind Wars«, der Kriege um die Kontrolle über das Denken.

Der Ausdruck mag etwas verwegen wirken, doch in seinem gleichnamigen Buch schildert der Ethiker von der University of Virginia sehr detailreich, welche Anstrengungen die USA im Bereich der kognitiven Kriegsführung unternehmen. So arbeiten zwei Behörden mit dem sperrigen Namen DoDPIE (Department of Defense Polygraph Institute) und DARPA (Defense Advanced Research Projects Agency) auf dem Gebiet der »Mind Wars«. Neben Techniken der elektronischen Kriegsführung sind die Neurowissenschaften ein zentrales Betätigungsfeld der beiden Dienststellen – und entsprechend fließen die Forschungsgelder. Wesentliche Ziele sind dabei »Mind Control« und »Mind Reading«. Auf Flughäfen könnten Reisende bald in Linsen von Wärmebildkameras starren, die während einer Befragung den Blutfluss im Gesicht erfassen. Am Kopf angebrachte Infrarotsensoren, so eine andere Vision der Ingenieure, würden Alarm schlagen, wenn hinter der Stirn verdächtige Aktivität ausbricht. Piloten könnten in Zukunft ihren Jet allein mit der Kraft der Gedanken steuern. Die Fantasie der Militärs scheint sich vor allem dadurch auszuzeichnen, dass sie sich von Fragen der Machbarkeit zunächst einmal überhaupt nicht beschränken lässt.

Flucht vor der verstörenden Wahrheit

Menschen haben allerlei Motive, weswegen sie lügen – jeder weiß das, denn jeder bedient sich der Unwahrheit, durchschnittlich ein Mal in jedem vierten ausführlichen Gespräch. Man trachtet danach, sich selbst im besseren Licht darzustellen, sei es um eine echte oder vermeintliche Unlauterkeit zu kaschieren. Man schwindelt, um seine wahren Gefühle zu verbergen, Distanz zu wahren oder weil die Unwahrheit manchmal höflicher ist und nicht so wehtut. Die Lüge ist ein fester Bestandteil unserer alltäglichen Kommunikation und sogar unserer sozialen Kompetenz, im Guten wie im Schlechten. Ganze Berufsgruppen – Polizisten, Detektive, Anwälte, Juristen, Versicherungsangestellte und Gutachter – haben sich professionell damit auseinanderzusetzen, wer lügt und wer die Wahrheit sagt. Ist dem Geschäftsmann die edle Luxusuhr wirklich geraubt worden, wie er beteuert, oder möchte er nur die Prämie von der Versicherung kassieren? Hat ein Zeuge etwas gesehen oder will er sich wichtig machen? Wie sicher ist seine Erinnerung oder inwieweit wird sie durch Suggestionen oder Gedächtnisschwächen verändert oder verbogen? Für Gutachter in einem Verfahren geht es meist nicht nur darum, einen Lügner als solchen zu entlarven, sondern herauszustellen, ob jemand in dem behandelten Fall die Unwahrheit erzählt. Und das ist nicht immer einfach.

In der Welt von Harry Potter bringt ein »Veritaserum«, ein Zaubertrank, die Wahrheit unweigerlich ans Tageslicht. Auch im Reich der Realität existiert das eine oder andere Mittelchen, das Verstockte zum Reden bringen kann. Die Kräuterkunde etwa empfiehlt einen Sud aus dem »Roten Brenner«, einem Blätter befallenden Pilz, um die Zunge zu lösen. Einer Unzahl von Halluzinogenen wie LSD, Meskalin, Psilocybin werden ebenfalls die Erinnerung sowohl stärkende als auch blockierende Wirkungen zugeschrieben, der Volksdroge Alkohol ohnehin. Schlaf- und Narkosemittel (Barbiturate), aber auch die Erregung steigernde Amphetamine fördern ebenfalls das Erinnern. In der Vergangenheit war in der forensischen Psychiatrie die sogenannte Wahrheitsdroge Natriumamytal sehr verbreitet.

Dieses Barbiturat war vor allem dadurch bekannt geworden, dass ein japanischer Arzt und späterer Universitätsprofessor in Kanada – Juhn Wada – im Jahr 1949 damit begann, Patienten zu behandeln, die an Epilepsie erkrankt waren. Es ging ihm darum, herauszufinden, wo im Gehirn die Sprache angesiedelt ist, bevor der Chirurg einen Teil des Nervengeflechts entfernte. Dazu spritzte Wada die Droge jeweils in die linke oder rechte Halsschlagader, was die entsprechende Hirnhälfte vorübergehend betäubte und außer Funktion setzte. Konnten die Patienten nicht mehr sprechen oder zählen, so lag diese Funktion in der betreffenden Hemisphäre.

In der Gerichtspsychiatrie verabreichen die Ärzte geringe Dosen des Natriumamytals, um den Patienten im Idealfall zwar »willenlos« zu machen, aber auf eine Weise, dass er noch Worte produzieren kann. Anschließend beantwortet er in der Regel Fragen, denen gegenüber er sich bei vollem Bewusstsein nicht geöffnet hätte. Schon Sigmund Freud und der Wiener Arzt Josef Breuer empfahlen die Technik in ihren *Studien über Hysterie* als Alternative zur Hypnose, um die Erinnerung an traumatische Erlebnisse zu ermöglichen. Gleichwohl steht die Mehrzahl der Psychiater der »Natriumabreaktion«, wie der Drogeneinsatz in der klinischen Medizin genannt wird, heute kritisch gegenüber. Die Ärzte befürchten, dass dies den Patienten schlagartig mit seiner verdrängten, in der Regel hochgradig belastenden Vergangenheit konfrontiert und in Konsequenz das Risiko einer unkontrollierten, selbstzerstörerischen Reaktion erhöht. In Deutschland wird deswegen Natriumamytal selbst bei potenziellen Straftätern selten angewandt, ähnlich in Großbritannien.

Hinzu kommt, dass Ärzte die Injektion nicht gegen den erklärten Willen des Betroffenen vornehmen dürfen – und nicht immer hat das Medikament die erhoffte Wirkung. So etwa bei einem Mann, dem man diese Injektion verabreichte, nachdem er sein

Gedächtnis verloren hatte und vom Ruhrgebiet aus tagelang den Rhein entlang bis nach Frankfurt geradelt war.

Unterwegs, so berichtete der 37-Jährige später, hätte er in Schaufensterscheiben geschaut, von wo ihm ein fremdes Gesicht entgegenblickte. Im Frankfurter Hauptbahnhof wurde er von einer Dame der Heilsarmee angesprochen, die ihm empfahl, die nahe gelegene psychiatrische Klinik aufzusuchen. Dies befolgte er prompt. Dort stellten die Ärzte einen Fugue-Zustand (Fugue ist französisch für Flucht) fest, verbunden mit einer schweren Gedächtnis- und Identitätsstörung. Da die Mediziner dem Mann nicht recht weiterhelfen konnten, unterzogen sie ihn einem Natriumamytal-Interview, was jedoch keine Hinweise auf die Identität des Verwirrten lieferte. Seine Vorgeschichte, selbst sein Name blieben im Dunkeln.

Die Ärzte notierten daraufhin das akademische »N. N.« in seine Krankenakte. Die Buchstaben werden an Universitäten häufig eingesetzt, wenn noch nicht feststeht, wer eine Vorlesung oder ein Seminar halten wird, und bedeuten *Nomen Novum*, neuer Name. In der Krankenhausküche ging man also davon aus, einen »N. N.« gäbe es noch nicht und stellte für den Patienten kein Essen bereit. Deswegen verwandelte ein Arzt die Abkürzung in den Kunstnamen Norbert Neumann, der dem Mann später sogar besser gefiel als sein Taufname.

Etwa zehn Tage nach Neumanns Verschwinden schrieb ihn seine Frau zur Fahndung durch die Polizei aus, wodurch sich die Umstände relativ schnell aufklärten. Dabei offenbarte sich aber auch, wie schlimm es um Neumann stand. Als seine Frau ihn abholen wollte, erkannte er sie nicht und fürchtete gar, man wolle ihn verkuppeln. Die Gattin nahm ihren neuen Mann dennoch mit nach Hause, wo er sich prompt darüber beschwerte, wie man nur mit solchen Tapeten und Möbeln leben könne. Selbst seinen Sohn erkannte der Patient nicht wieder, der davon so verwirrt und betroffen war, dass er sich einer psychotherapeutischen Behandlung unterziehen musste.

Norbert Neumanns Persönlichkeit hatte sich durch die Erkrankung tiefgreifend geändert. So verlor er seine Anfälligkeit für Allergien und wollte nicht mehr Auto fahren, da er befürchtete, die Fahrzeuge seien zu schnell für Menschen. Dabei war er vor seinem Fugue-Zustand ein eher waghalsiger Fahrer gewesen. Wie sich herausstellte, war Neumann durch frühkindliche Erfahrungen in seiner Persönlichkeit gestört. Seine Mutter hätte lieber eine Tochter bekommen und hatte ihn deswegen fünf Jahre lang in Mädchenkleider gesteckt. Später beschimpfte sie ihn als Softie, weil er sich zu einer eher nachgiebigen, suggestiblen Person entwickelt hatte. Kurz bevor die Familie in den Urlaub aufbrechen wollte, fuhr Neumann mit dem Fahrrad zum Bäcker. Doch statt Brötchen fürs Frühstück einzukaufen, radelte er kurzerhand davon. Der akute Auslöser dafür war wohl seine prekäre Finanzlage, die ihm außerordentliche Sorgen bereitete. Die Flucht, die in diesem Fall eine geografische wie eine psychische gleichermaßen war, entledigte ihn fürs erste aller Nöte. Er konnte sich an nichts mehr aus seiner persönlichen Vergangenheit erinnern und selbst die Natriumabreaktion schaffte es nicht, diese Gedächtnisblockade zu durchbrechen.

Was wäre nur passiert, wenn Norbert Neumann während seiner Flucht eine Straftat begangen hätte? Ein Juraprofessor behandelte diese kniffelige Frage in einer Abhandlung zum Thema »Personale Identität und die Grenzen strafrechtlicher Zurechnung«. Wir werden uns im Kapitel »Aus dem Kernspin vor den Kadi« ausführlich damit befassen.

Wie bei Wahrheitsdrogen so ist auch bei der Anwendung von Hypnose (*Hypnos* ist der Name des antiken griechischen Gottes des Schlafs) die dahinter stehende Idee, Unbewusstes erzählbar zu machen, indem Barrieren durchbrochen werden, die durch Stresshormone und eingefahrene Denkschemata aufgebaut worden sind. Die Hypnose hat eine lange Geschichte, die zum einen auf meditative und kultische Handlungen zurückgeht und zum anderen auf Franz Mesmer. Der Arzt machte in der zweiten Hälfte des

18. Jahrhunderts den »Mesmerismus« populär: Er legte Patienten Magneten auf, denen er heilende Kräfte zusprach. Von der Praktik legt die englische Sprache noch heute Zeugnis ab, »to mesmerise« bedeutet dort hypnotisieren.

Die Hypnose aktiviert einerseits Unterdrücktes, zum anderen verbessert sie die Konzentration auf einen Punkt oder ein Geschehnis. Somit können in diesem Zustand tatsächlich kritische oder belastende Ereignisse hervorkommen, wenngleich wohl die Mechanismen der Selbstzensur nicht ganz aufgehoben sind. Hypnose gelingt am besten, wenn die Person sich geborgen und sicher fühlt, was gerade im Rahmen krimineller Delikte und deren Aufdeckung nicht der Fall sein wird. Außerdem gilt wie bei den Wahrheitsdrogen: Ohne Beteiligung des zu Hypnotisierenden ist eine solche Trance normalerweise nicht möglich. Insofern ist auch die Hypnose nur eine sehr eingeschränkt geeignete Möglichkeit, »die Wahrheit« aufzudecken.

Die Kennzeichen der Wahrheit

Kriminalisten und Juristen – die Profis in Sachen Verbrechensaufklärung – setzen meist viel Vertrauen in ihre Befragungstechniken. Dabei belegen Untersuchungen eindeutig, dass selbst lang gediente Polizeibeamte im Erkennen von Lügen nicht treffsicherer sind als der Zufall. Rote Flecken an Gesicht und Hals, ein unruhiger Blick, Kauen auf den Nägeln, Schwitzen, viele »Ähs« oder eine abgehackte Sprechweise, Schweigen oder ungehemmter Redefluss: All dies kann Teil des normalen Kommunikationsrepertoires sein oder eine Reaktion auf die Stresssituation – jedenfalls sind es keine eindeutigen Lügensignale. Es gibt kreative, fantasievolle, redegewandte und wortgewaltig Antwortende und Menschen, die eingeschränkt in ihrer Ausdrucksweise und zurückhaltend in ihren Formulierungen sind. Der Mensch ist generell sehr schlecht darin, Lügen zu erkennen, auch wenn es immer wieder Leute gibt, die von sich behaupten, ein besonderes Näschen dafür zu besitzen. Das liegt einfach daran, dass wir von den allermeisten Lügen nie etwas erfahren, uns also schlichtweg die Erfahrungswerte fehlen. Als einzige »Berufsgruppe« bringen es langjährige Gefängnisinsassen beim Aufdecken einer Unaufrichtigkeit im Experiment zu einer gewissen Meisterschaft.

Kritiker der Polizeiarbeit machen für die ineffizienten Verhörmethoden einen falschen Lehrplan verantwortlich. Sie beklagen, dass es an den Hochschulen zu wenig Kurse zu den Grundlagen und der Praxis eines erfolgreichen Verhörs gibt. Der Nachwuchs muss sich Befragungstechniken und Strategien in der Regel bei erfahrenen Kollegen abgucken oder durch langes Üben eigene Methoden entwickeln – eigentlich unglaublich, aber wahr! Zumal die internationale Forschung innerhalb der Psychiatrie, Psychologie, Neurologie, Biologie und der Rechtswissenschaften eine Fülle von Daten sowie das entsprechende Handwerkszeug liefert, wie eine Befragung mit Erfolg die subjektive Wahrheit ans Tageslicht bringen kann.

Ein Beispiel für eine sehr ausgefeilte Methode ist die Realkennzeichen-Analyse. Die wichtigste Regel dieser Technik besteht darin, die befragte Person ausführlich reden zu lassen, statt sie durch häufige Interventionen in die eine oder andere Richtung dirigieren zu wollen. Außerdem geht es dabei nicht etwa um die Glaubwürdigkeit einer Person, sondern um Glaubhaftigkeit einer Aussage (Tabelle 1). Ein entscheidender Unterschied: Ein Obdachloser, der in zerlumpter Kleidung unter einer Brücke wohnt, mag nicht glaubwürdig wirken, dennoch kann seine Aussage glaubhaft sein. Auf der anderen Seite kann der perfekt gescheitelte Vertreter Unsinn reden.

Realkennzeichen sind, wie der Name schon sagt, Hinweise auf die Wirklichkeitsnähe einer Schilderung. Dazu gehören Merkmale wie etwa Detailreichtum und logische Stimmigkeit; außerdem eine Darstellung, die keinem strengen Zeitablauf folgt, also nicht durchstrukturiert ist, sondern zusätzlich von scheinbar unwichtigen Komplikationen im Handlungsablauf berichtet; schließlich inhaltliche Besonderheiten wie das Schildern ausgefallener Einzelheiten oder Nebensächlichkeiten, die Bewertung der eigenen psychischen Situation zum Zeitpunkt des Geschehens, bis hin zu einer spontanen Korrektur der eigenen Aussage, das Eingeständnis von Erinnerungslücken oder eigenen Fehlern.

Glaubhaftigkeitsmerkmale	*Realitätsüberwachungskriterien*
Raum-zeitliche Verknüpfung	Ortsnennungen, Zeitangaben
Quantitativer Detailreichtum	Klarheit, sensorisch-wahrnehmungs-bezogene Informationen
Innerpsychische Vorgänge	Emotionen, Gefühle
Ungesteuerte Wiedergabe, Komplikationen, logische Konsistenz, Eingestehen von Erinnerungslücken	Rekonstruierbarkeit
Schilderung von ausgefallenen und von nebensächlichen Einzelheiten, logische Konsistenz	Realitätsnähe

Tabelle 1: Glaubhaftigkeitsmerkmale und Realitätsüberwachungskriterien (nach Tab. 2 aus L. Greuel et al. (1998). Glaubhaftigkeit der Zeugenaussage, Weinheim: Beltz PVU)

Der Betrüger hingegen – so berichten die Psychologen Renate Volbert und Max Steller von der Freien Universität Berlin – steht vor einer Fülle von anspruchsvollen geistigen Aufgaben, um sein Lügengebäude zu errichten. Er muss ein nicht erlebtes Ereignis aktiv konstruieren und schlüssig schildern. Auf Nachfragen müssen ihm widerspruchsfreie Ergänzungen seiner falschen Darstellung einfallen. Außerdem sollte er nicht nur Aussagen vermeiden, die einen Hinweis auf die Tat geben, sondern darüber hinaus zeigen könnten, dass der persönliche Bezug zum Erlebnis fehlt. Ein Lügner muss seine Täuschung sowohl auf der Ebene der inhaltlichen Ausschmückung wie auf der Verhaltensebene aufrechterhalten. Das ist äußerst komplex.

Nach dem Gespräch oder Interview kommt die testpsychologische Karte, d.h. der Gutachter wendet formale Testverfahren an, die sensitiv gegenüber einem Abweichen von der Wahrheit sind. Versagt zum Beispiel ein mehr oder minder durchschnittlich intelligenter Mensch selbst bei einfachsten Testanforderungen oder weichen seine Ergebnisse grob nach unten ab, stimmen seine durch Bildung und Beruf erworbenen Kompetenzen nicht mit den Testergebnissen überein, sind seine Befunde sehr ungleichmäßig, liefert dies einen guten Grund, die Glaubhaftigkeit zu hinterfragen und exakter zu untersuchen.

Es gehört zu den schwierigsten Aufgaben, vor die Psychiater und Psychologen gestellt werden können, wenn sie bei einem intelligenten Menschen zu erkennen versuchen, ob dieser tatsächlich etwas nicht weiß, wegen einer psychischen oder physischen Beeinträchtigung sich nicht erinnern kann oder womöglich etwas vortäuscht. Jeder kennt die Aussagen von Politikern, sie könnten sich »an etwas nicht mehr erinnern«. Altbundeskanzler Helmut Kohl, Exaußenminister Joschka Fischer, der jetzige Innenminister Wolfgang Schäuble und der frühere US-Präsident Ronald Reagan sind bekannte Beispiele. Gutachter, die in psychologischer Testdiagnostik wenig geschult sind, versuchen häufig, den zu Befragenden durch raffinierte Befragungstechniken in die Enge zu drängen und zu Widersprüchen zu reizen. Liest man ein psychiatrisches Gutachten, so findet man Formulierungen wie »... in der 90-minütigen ununterbrochenen Exploration ...«. Das bedeutet: Der Psychologe oder Psychiater hat anderthalb Stunden mit der Person gesprochen, hat sich ihre Probleme und Nöte angehört und Fragen formuliert, die ihm sinnvoll erschienen. Eventuell hat er – basierend auf seinem Erfahrungsschatz – versucht, die eine oder andere »Fangfrage« zu stellen. Er hat seinem Gegenüber aber meist weder einen Fragebogen vorgelegt noch einen oder mehrere psychometrische Tests durchgeführt. In der Regel hat er sich auch nicht das Gehirn mit einem Scanner angesehen, um mögliche organische Schädigungen zu entdecken. Hier sollte, als Nebenbemerkung, der Gesetzgeber aber für gewisse Standards sorgen, denn der Wahrheitsfindung dient der Wildwuchs nicht unbedingt.

Verschiedene diagnostische Instrumente ermöglichen es nämlich durchaus, sehr genaue Aussagen über die Persönlichkeit eines Menschen zu treffen. Mithilfe der Testpsychologie lassen sich Persönlichkeitsprofile erstellen, die etwas über die Extro- oder Introvertiertheit eines Individuums aussagen, Aggressivität und Impulsivität bewerten, und die darstellen, wie glaubhaft jemand in seinen oder ihren Aussagen ist und wie es mit seinen oder ihren intellektuellen Fähigkeiten bestellt ist (Abbildung 4).

In einem ersten Schritt sollte ein Gutachter überprüfen, ob eine Person ihre »fünf Sinne« beisammen hat. Ist sie schwerhörig, auf einem Auge blind, fehlsichtig oder ist ihre Wahrnehmung gestört, also die Verarbeitung der Sinnesreize im Gehirn in Ordnung? Diese Untersuchungen stellen die Grundvoraussetzungen dafür dar, ob jemand die Vorgänge begreift, die um ihn herum passieren. Doch auf dem Prüfstand steht letztlich das gesamte Spektrum kognitiver Leistungen, die einen Menschen ausmachen: die Konzentrationsfähigkeit, die Intelligenz, die Sprach- und Sprechfähigkeit, Störungen von Selbst- und Fremdwahrnehmung oder die Fähigkeit, sich in andere hineinzuversetzen.

Selbst so komplexe Persönlichkeitsmerkmale wie die Bereitschaft, Risiken einzugehen, können Psychologen erfassen. Dies ist zum Beispiel durch einen Würfeltest möglich, der von meinen Mitarbeitern und mir (Hans Markowitsch) entwickelt und in einer Reihe von Untersuchungen erprobt wurde.

Es handelt sich dabei um die Simulation eines Glücksspiels am Computer, wie es mittlerweile auch im Internet häufig zu finden ist. Die Versuchsperson erhält ein Startkapital von 1000 Spiel-Euro und kann einen virtuellen Würfel rollen lassen. Zuvor muss sie sich jedoch entscheiden, wie sie wettet. Wie beim Roulette sind verschiedene Kombinationen möglich. Der Proband kann auf eine der sechs Zahlen setzen und erhält oder verliert daraufhin 1000 Spiel-Euro. Wer drei Zahlen als mögliches Ergebnis nennt,

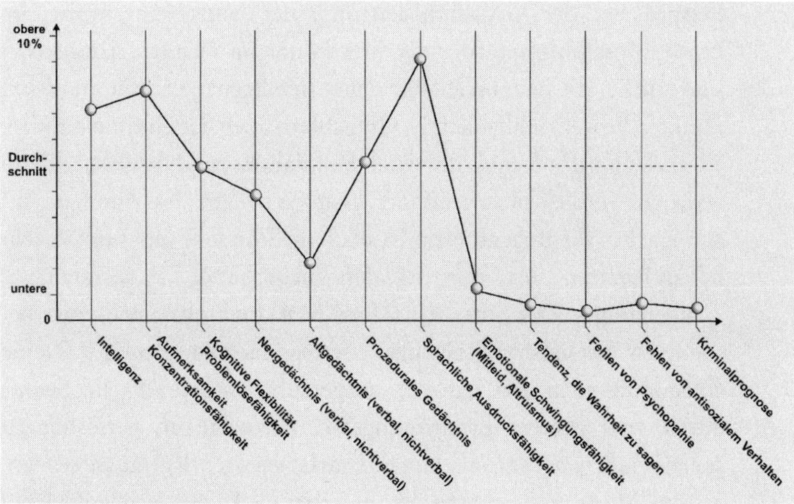

Abbildung 4: Hypothetisches Beispiel für ein Täterprofil

erzielt zwar mit höherer Wahrscheinlichkeit einen Treffer – in diesem Fall mit 50 Prozent –, aber dafür fallen, wie bei Glücksspielen immer, die Gewinne niedriger aus. Für eine Viererkonstellation gibt es nur 100 Spiel-Euro zu gewinnen oder zu verlieren.

Sehr vorsichtige, risikoscheue oder durchdacht agierende Personen setzen eher auf sichere Alternativen. Spontane, unüberlegt handelnde Menschen neigen dazu, Risiken einzugehen und setzen auf eine Einzelzahl oder eine Kombination von zweien. Dieses Verhalten, auch mal Fünfe gerade sein zu lassen, ist, so belegen die Versuchsergebnisse, wiederum ein Indiz für die Tendenz, eher einmal zu schummeln als der Wahrheit den Vorzug zu geben.

Der piekfeine Betrüger

Entscheidend für jedes Gutachten ist es, die Grundintelligenz des Probanden festzustellen. Menschen, die wenig intelligent sind, schneiden auf unterschiedlichen Gebieten eher schlecht ab, zum

Beispiel bei der Gedächtnisleistung, der Vorstellungskraft, der Problemlösefähigkeit oder der Flexibilität im Denken. Umgekehrt sind solche, die eine hohe allgemeine Intelligenz besitzen, in diesen Punkten besser. Schließlich ist Gutachtern auch der eine oder andere Winkelzug nicht fremd, um einen Simulanten zu überführen. Wenn etwa ein vermeintlicher Blinder beim Verlassen des Zimmers auf den Zuruf »Ihr Regenschirm ist noch im Ständer« spontan tatsächlich in Richtung des Schirmständers blickt, hat er sich verraten.

Vor einiger Zeit hatte ich (Hans Markowitsch) einen ganz besonderen Versicherungsbetrüger zu begutachten. Paul L. (Name vollständig geändert), gab vor, ausgeraubt worden zu sein. Bereits durch sein äußeres Erscheinungsbild versuchte er, Seriosität zu suggerieren, was ihm als einem stattlichen, gepflegt aussehenden, großen Mann von Anfang 40, piekfein in Anzug, weißem Hemd mit gesteiftem Kragen, Golduhr und blinkender Krawattennadel gewandet, nicht schwer fiel. Herr L. gab an, beim Austreten am Waldrand neben einer Autobahnraststätte in dämmriger Abendstunde hinterrücks niedergeschlagen und um Bargeld, Uhr und Siegelring erleichtert worden zu sein. Jeder andere wäre mit dieser Geschichte wahrscheinlich durchgekommen, doch Paul L. hatte wegen eines ähnlichen Falls von Versicherungsbetrug schon einmal vor Gericht gestanden. Nun versuchte er, dies in einen Vorteil zu verwandeln. Er betonte, dass es ungerecht sei, jemandem seine vergangenen Untaten weiterhin vorzuwerfen, obwohl er doch dafür längst gebüßt habe.

Der Angeklagte wollte sich auf ein schlechtes Gedächtnis herausreden und begründete so, warum er sich nicht mehr an Einzelheiten der Tat erinnerte beziehungsweise warum er sich im Verhör in Widersprüche verwickelt hatte. Als Beleg führte er an, kurzfristig wegen seiner Gedächtnisschwäche in psychologischer Behandlung gewesen zu sein. Ich wurde als Gutachter herangezogen, um festzustellen, ob Paul L. tatsächlich die Wahrheit sagte.

Als ich ihm sozusagen nebenbei die ersten Aufgaben stellte, konnte er eine Reihe bekannter Persönlichkeiten aufzählen und sich an Detailinformationen über sie erinnern. Als wir ihm indes

Fotografien von Berühmtheiten vorlegten und ihn baten, Angaben über die öffentliche Funktion dieser Menschen zu machen, versagte er. Dieses seltsame Phänomen wiederholte sich in formalen Gedächtnistests, wo er, kurz gesagt, in schwierigen Aufgaben gut abschnitt, in leichten dagegen schlecht. Dass so etwas den Verdacht eines Gutachters erweckt, ist offensichtlich.

Wir konfrontierten Paul L. anschließend mit dem von uns entworfenen Konfabulationsfragebogen. Dabei bitten wir mündlich um die Definition von Begriffen, die es im Deutschen gar nicht gibt. Wir wollen etwa wissen, was ein »Derling« sei. Da dieses Wort niemand kennen kann, sollten die Probanden mit »weiß ich nicht« oder »keine Ahnung« antworten. Wer dennoch bereitwillig Begriffsbestimmungen abgibt, fabuliert und zeigt allein dadurch, dass er eine rege Fantasie besitzt, die sich nicht unbedingt an die Fakten hält.

Anschließend stellen wir Fragen nach historischen Zusammenhängen, die schon in der Formulierung ein erfundenes Ereignis erkennen lassen. Ein Beispiel: »Weswegen wurde der Staatspräsident von Zaire 1989 ins Gefängnis gesteckt?« Eine treffende Antwort wäre: »Den Zusammenhang gibt es so nicht«, da der Präsident weder im Gefängnis landete noch 1989 irgendetwas von Belang mit dem Präsidenten von Zaire passierte. Andere Beispiele: »Was ist Maspizität?« oder »Erinnern Sie sich, was Sie heute genau vor einem Jahr gemacht haben?« Auch hierzu gibt es im Regelfall keine Antworten oder Definitionen. Menschen mit Tendenzen zu Konfabulation versuchen trotzdem, eine Geschichte oder Erklärung zu erfinden, die ihre vermeintliche Unkenntnis irgendwie kaschieren soll. »Das bedeutet doch so was wie …«, »Habe ich das nicht schon einmal gehört?«, »Jetzt komme ich gerade nicht drauf« oder »War das nicht der oder der…?« sind typische Erwiderungen. Paul L. neigte eher zum Fabulieren. Die Schlinge um seinen Hals begann sich zuzuziehen.

Auch beim Lügendetektionstest schnitt das angebliche Raubopfer verdächtig schlecht ab. Dieses Verfahren ist nicht zu verwechseln mit einem Lügendetektor, sondern besteht allein aus schriftlichen Aufgaben. Der Trick liegt auch hier darin, dass Personen den Eindruck gewinnen, ein Test sei schwer, während er in Wirklichkeit ganz einfach zu bewältigen ist. Wer schummeln will, glaubt, bewusst falsche Angaben machen zu müssen, um sein Ergebnis zu verschlechtern. Ein Beispiel: Wenn Psychologen einem durchschnittlich intelligenten Menschen 50 Bilder zeigen, die er anschließend aus 100 Bildern wiedererkennen soll, so macht er dies im Allgemeinen mit einer Rate von 96 Prozent absolut richtig. Das heißt: Obwohl jeder intuitiv davon ausgeht, nur vielleicht 40 der 50 Objekte identifizieren zu können, liegt der Durchschnitt tatsächlich bei 48. Wer darunter liegt, hat gelogen. Wir können sogar angeben, mit welcher Wahrscheinlichkeit dies passiert ist: Wer weniger als 25 Bilder erkennt, hat mit einer Sicherheit von 99,9 Prozent die Unwahrheit gesagt – da 25 von 50 Bildern auch derjenige korrekt identifiziert, der einfach wahllos rät.

Paul L. lag deutlich unter dem Durchschnittswert, was seine heimlichen Absichten offenbarte. In dem Gutachten, das ich dem Richter und den Anwälten übergab, attestierte ich ihm schließlich, ein eher normales Gedächtnis zu haben. Ich fügte allerdings an, dass er dieses bewusst zu verschlechtern trachtete.

Zur Gerichtsverhandlung erschienen unter anderem die ihn vormals behandelnden Ärzte sowie die Polizisten, bei denen L. wegen des vermeintlichen Überfalls vorstellig geworden war. Nach zwei Stunden und den ersten Aussagen hatte der Richter genug gehört. Er setzte eine Pause an, räumte jedoch dem Angeklagten und seinen Verteidigern eine letzte Chance zum Geständnis ein. Wenn sie sich entschließen könnten, die Täuschung zuzugeben, käme Paul L. mit zwölf Monaten Freiheitsstrafe auf Bewährung davon. Im anderen Falle müsse er seine Haft im Gefängnis absitzen. Nach der Unterbrechung erschien der Angeklagte mit seinen Verteidigern und gab den Bluff zu.

Simulanten können trotzdem äußerst eindrucksvoll wirken, wie die verkrüppelt scheinenden Bettler in den Einkaufszonen der Großstädte verdeutlichen. Auch viele »Heiler«, »Hellseher« und andere in derartigen Gewerben Tätige versuchen, durch Seriosität zu beeindrucken. Hinzu kommen eulenspieglerische Gaben, die Taschendiebe und Trickbetrüger nahezu zur Vollkommenheit trainiert haben. Eindrucksvoll sind immer wieder auch die Dokumentarfilme über brasilianische oder philippinische Heiler, die ohne Schnitt und Narbe angebliche Tumoren aus Rücken und Bauch operieren, Blut inklusive, und diese dann achtlos in bereitstehende Plastikeimer werfen.

Eingebildete Kranke und psychisch Kranke

Seit den beiden Weltkriegen ist in deutschen psychotherapeutischen Praxen das Phänomen der »Entschädigungsneurose« bekannt. Auch wenn eine Verurteilung wegen einer Verfehlung droht, kann es zu derartigen rätselhaften psychischen Phänomenen kommen, die in der Fachsprache Konversionssyndrom heißen. Dann sind zum Beispiel die Muskeln gestört, ein Arm lässt sich nicht mehr bewegen, der Mensch wird auf einem Auge blind oder hört kaum mehr. Vermutlich kennen viele einen solchen Fall aus der Nachbarschaft oder dem Bekanntenkreis – manchmal werden sie für Simulanten gehalten, manchmal glauben die Gerichte an eine Erkrankung.

Die kuriosesten Formen existieren, zum Beispiel das der psychogenen Polyurie. Das bedeutet nichts anderes, als dass ein Betroffener über den Tag hinweg mehrere Liter Harn ausscheidet, ohne dass sich dafür irgendeine körperliche Ursache finden ließe. Bekannt ist auch das Phänomen der »larvierten Depression«. Damit ist ein seelisches Leiden gemeint, das sich hinter körperlichen Gebrechen verbirgt, weil Letztere als weniger diskriminierend empfunden werden. Meist befinden sich die Betroffenen in einer unbewussten Konfliktsituation, die außerhalb ihrer Kontrolle liegt; eine organische Ursache ist jedenfalls nicht nachweisbar. Der berühmte französische Nervenarzt Pierre Janet (1859–1947) bezeichnete das Krankheitsbild schon vor 100 Jahren als »belle indifférence«, weil es oft mit einer seltsamen Gleichgültigkeit und einem Mangel an Emotionen oder Betroffenheit einhergeht.

Oft besteht das Ziel solcher »Erkrankungen« darin, sich eine Renten- oder Versicherungszahlung zu erschleichen, als Schwerbehinderter eingestuft zu werden oder einer Verurteilung zu entgehen. Wie massiv die Beeinträchtigungen von einer Person Besitz ergreifen können, erstaunt auch mich (Hans Markowitsch) immer wieder.

So hatte ich jüngst einen 38-jährigen Mann, Franz G., zu begutachten. Er war angeklagt, mehrere Jahre zuvor drei Frauen vergewaltigt und eine von ihnen mit einem Messer bedroht zu haben. Zwischenzeitlich führte G. ein Leben als redlicher Familienvater. Er wohnte im Haus seiner Schwiegereltern, das er auszubauen geholfen hatte. Die Kinder waren am Beginn des Schulalters und wirkten brav und vernünftig. G. selbst war bis dahin einem ordentlichen Beruf im Dorf nachgegangen. Als die Frauen – eine hatte ihm Jahre zuvor sogar Liebesbriefe geschrieben – scheinbar aus dem Nichts Anzeige erstatteten und Anklage wegen Vergewaltigung erhoben wurde, brach G. völlig zusammen. Der Mann verlor sein Gedächtnis und schien nicht einmal mehr fähig, selbstständig zu urinieren. Seine Frau musste ihn Tag und Nacht betreuen; dies erklärte sie zumindest.

Ich untersuchte Franz G.s Gedächtnis und seine anderen kognitiven Fähigkeiten. Die Werte fielen so erschreckend niedrig aus, wie seine gesamte Erscheinung erbärmlich war. Er wirkte, gelinde gesagt, wie ein Trottel: In einem Zustand offensichtlicher Gleichgültigkeit und Trägheit lag er auf einem Fernsehsessel, die Beine auf einem gepolsterten Hocker ruhend. Für den neuropsychologischen Test setzte sich G. nur recht widerwillig auf einen normalen Stuhl. Eine Hirnuntersuchung, die wir in einer neuroradiologischen Privatklinik anfertigen ließen, bestätigte den bedauernswerten Eindruck: Die Aufnahmen belegten ganz deutlich, dass der Stoffwechsel des Gehirns extrem heruntergefahren war. Es wirkte geradezu, als arbeite sein Denkorgan nur noch auf Minimalniveau, sozusagen im fortwährenden Leerlauf.

Derartige, häufig in Zusammenhang mit Straftaten stehende Veränderungen beschrieb erstmals ein deutscher Nervenarzt im Jahre 1898. Sigbert Josef Maria Ganser berichtete im *Archiv für Psychiatrie und Nervenkrankheiten* »Ueber einen eigenartigen hysterischen Dämmerzustand«. Ganser bezeichnete das nach ihm benannte Syndrom als »zum großen Krankheitsbilde der Hysterie gehörig«. Es ist heute weltweit bekannt, deutschsprachige Psychiater sprechen gar von »gansern«, um die Redeweise der Betroffenen zu beschreiben. Der Entdecker charakterisierte das Krankheitsbild wie folgt:

»Die auffälligste Erscheinung bestand darin, dass die Kranken Fragen allereinfachster Art, die ihnen vorgelegt wurden, nicht richtig zu beantworten vermochten, obwohl sie durch die Art ihrer Antworten kundgaben, dass sie den Sinn der Fragen ziemlich erfasst hatten, und dass sie in ihren Antworten eine geradezu verblüffende Unkenntnis und einen überraschenden Ausfall von Kenntnissen verrieten, die sie ganz bestimmt besessen hatten oder noch besassen. Nach Tagen, und zwar in einzelnen Fällen nach wiederholten Remissionen und Intermissionen, trat vollständige Klarheit mit Wiederkehr der normalen Kenntnisse ein, wobei für die Zeit der Unklarheit eine Erinnerungslücke bestehen blieb.«

Patienten mit Ganser-Syndrom kommen mit der Welt und den in ihren Augen ungerechtfertigten Anschuldigungen nicht mehr zurecht. Als Konsequenz versetzen sie sich in einen Zustand der Hilflosigkeit. Wie das funktioniert, ist völlig ungeklärt. Häufig geben sie auf Fragen, die schon kleine Kinder richtig beantworten können, ungenaue Auskünfte. Ganser hielt folgendes Gespräch mit einem Patienten fest:

Wie alt sind Sie?	25, ja 25 Jahre.
Was für ein Datum ist heute?	Weiß nicht.
Wie viele Finger haben Sie?	Finger? 14.
Zählen Sie Ihre Finger!	(Greift die Finger durcheinander gesteckt an und zählt:) 1, 3, 5, 7, 10, 12, 14, 16 – ja, also 14.

Zählen Sie von 1 ab.	1, 3, 7, 14, 17, 19, 21.
Wie viele Ohren haben Sie?	2.
Wie viele Beine hat ein Pferd?	4.
Und eine Kuh?	4.
Und ein Rind?	Kenne ich nicht.
Kennen Sie noch andere Tiere?	Elefant.
Wie viele Beine hat der?	3.
Kennen Sie noch andere Tiere?	Hund.
Wie viele Beine hat der?	4.
Wie viele Ohren?	3.

Zurück zum Fall von Franz G.: Trotz seiner offenkundigen Beschränkungen hielt das Gericht Franz G. nicht nur für verhandlungsfähig, sondern auch für schuldig. Er wurde verurteilt und sitzt heute im Gefängnis.

Immer wieder kommt es vor, dass jemand vor Gericht beteuert, einen Blackout gehabt zu haben, alles andere sei ganz klar, nur an die Unfallsituation könne er oder sie sich nicht mehr erinnern. Manche behaupten, bestimmte Taten, Handlungen oder Personen im Zusammenhang mit einer Straftat seien ihnen entfallen. Das ist auf den ersten Blick nicht einmal ungewöhnlich, denn niemand hat ein perfektes Gedächtnis.

In psychischen Ausnahmesituationen oder nach Vergiftungen, auch durch Alkohol, können Menschen zudem vorübergehend darunter leiden, Informationen nicht aufnehmen, verarbeiten oder abrufen zu können. Bei älteren Menschen stellen Ärzte nicht selten einen momentanen umfassenden Gedächtnisverlust fest. Das ist eine wenig erforschte, teils psychische, teils physische Beeinträchtigung. Auslöser können Banalitäten sein: eine plötzliche Klimaveränderung nach einem Interkontinentalflug, Geschlechtsverkehr außerhalb der Routine, Baden in heißem oder kaltem Wasser. Manchmal aber stehen emotional belastende Momente dahinter, wie die Nachricht vom plötzlichen Tod einer nahestehenden Person oder ein heftiger Streit. Die unmittelbare Ursache der Störung liegt vermutlich darin, dass sich die Blutgefäße im

Gehirn vorübergehend verengen und so einen kurzfristigen Gedächtnisverlust auslösen.

Ähnliche Mechanismen treten bei den sogenannten dissoziativen Störungen auf. Diese Patienten sind teilweise gelähmt, können nicht mehr sehen oder hören, manche haben ihr Gedächtnis verloren. Bewusst erinnern sie sich meist nur noch bruchstückhaft an ihr persönliches Leben und an Ereignisse ihrer biografischen Vergangenheit. Im Alltag finden sie sich jedoch oft problemlos zurecht, da Teilbereiche ihres Gedächtnisses intakt bleiben. Diese Personen wissen also, wer Bundeskanzlerin ist, wie man sich in Gesellschaft anderer benimmt, und meist sind auch ihre Lese-, Schreib- und Rechenfähigkeiten unbeeinträchtigt.

Ein Beispiel für einen Menschen, der plötzlich nichts mehr sehen konnte, beschrieb schon Sigmund Freud in seinem Aufsatz »Die psychogene Sehstörung in psychoanalytischer Auffassung« aus dem Jahr 1910. Der Fall eines psychogen Gelähmten ging in den letzten Jahren durch die Medien: Ein Mann wünschte sich über Jahrzehnte hinweg eine Geschlechtsumwandlung. Nachdem die Operationen erfolgreich beendet waren, konnte er überraschenderweise nicht mehr gehen und war auf den Rollstuhl angewiesen. Eine körperliche Ursache konnte ausgeschlossen werden. Psychoanalytisch gesehen lässt sich diese Lähmung als eine Art Appell an die Umgebung interpretieren, sich um ihn beziehungsweise sie zu kümmern und zu umsorgen.

Um zu überprüfen, inwieweit derartige psychische Phänomene eine physische Basis haben, untersuchte ein Forscherteam mehrere Patienten mit dissoziativen Störungen an den Universitätskliniken Münster mit dem funktionellen Magnetresonanz-Tomografen (fMRT). Dabei zeigte sich, dass jeweils die zugehörige Steuerregion in der Großhirnrinde stumm blieb, also nicht arbeitete. Und zwar selbst dann nicht, wenn die Patienten die Bewegungen anderer Personen beobachteten. Bei gesunden Menschen aktiviert allein der Anblick von Bewegungen über sogenannte Spiegelneurone das Großhirn, wie in Abbildung 5 zu sehen ist.

Funktionelle bildgebende Verfahren

Positronen-Emissions-Tomografie (PET)

Die Positronen-Emissions-Tomografie erlaubt eine Darstellung des gesamten Gehirns und die Anwendung unterschiedlicher Messverfahren. Hauptanwendungsgebiet ist die Fluor-Deoxy-D-Glukose-Technik, bei der mittels radioaktivem Fluor die Verteilung des Blutzuckers im Gehirn gemessen werden kann. Man kann aber auch anhand von radioaktivem Sauerstoff Aktivitätsveränderungen im Gehirn auf verschiedene Aufgaben messen, die einer Person gestellt werden. Auch lassen sich über sogenannte Bindungsstudien das Vorhandensein und die Verteilung von Überträgerstoffen (Neurotransmittern) im Gehirn registrieren. Überlagert man die PET-Bilder mit denen aus dem MRT, erhält man individuelle dreidimensionale Rekonstruktionen des Gehirns.

PET-Verfahren verfügen über ein räumliches Auflösungsvermögen, das an das der funktionellen Kernspintomografie heranreicht und bei weniger als 4 mm liegt. Das zeitliche Auflösungsvermögen, das heißt die Schnelligkeit, mit der zwischen Reizen gewechselt werden kann und immer noch ein zugehöriges Verteilungsbild der Hirnaktivitäten erhalten wird, ist jedoch dem der funktionellen Kernspintomografie deutlich unterlegen.

Single-Photon-Emissicned-Computed-Tomography (SPECT)

Die Single-Photon-Emissioned-Computed-Tomography, wie SPECT ausgeschrieben heißt, ist sozusagen das PET des kleinen Geldbeutels. Sie benötigt nicht den hohen finanziellen und technischen Aufwand zur Herstellung radioaktiver Substanzen mit kurzen Halbwertzeiten, sondern basiert auf einfacheren, damit aber auch ungenaueren, weniger sensitiven Verfahren. Deswegen wird SPECT auch schon in kleineren Krankenhäusern benutzt. Die Genauigkeit auf Hirnebene liegt meist nur zwischen 15 und 25 mm.

Funktionelle Magnetresonanztomografie (fMRT)
Eine auf der Magnetresonanztomografie beruhende Methode, die aber, vereinfacht gesagt, die Blutverteilung im Gehirn misst, vor allem den Abfluss von Blut aus den Venen des Gehirns, ist die funktionelle Kernspintomografie. Ähnlich wie bei PET kann damit die Blutflussverteilung im Gehirn sehr direkt und genau gemessen werden. Darüber hinaus hat fMRT gegenüber PET noch den technischen Vorteil, dass man mit dem gleichen Gerät zuvor die statische (morphologische) Messung des Gehirns vornehmen kann. Außerdem ist die Methode für den Patienten frei von radioaktiven Belastungen. Auch ist die Schnelligkeit der Messung größer als bei PET, das heißt, man kann mit Versuchsparadigmen arbeiten, die kürzere und vielfältigere Stimulationsformen enthalten als bei PET, wo über eine längere Periode hinweg die gleiche Versuchssituation gelten muss.

Nachteile sind bis heute allerdings die größere Empfindlichkeit des fMRTs gegenüber dem PET: Messartefakte wie Knochen- und Hohlraumbereiche im Schädel wirken sich störend auf das Erscheinungsbild des benachbarten Gehirns aus. Auch Kopfbewegungen des Probanden oder Patienten verursachen wesentlich schneller störende Muster als bei vergleichbaren PET-Messungen.

Der Detailreichtum oder die Genauigkeit, mit der Gewebe gemessen werden kann, ist abhängig von der Feldstärke des verwendeten Magneten; diese wird in Tesla gemessen und beträgt bei normalen, im Klinikalltag eingesetzten Geräten 1,5 Tesla. Bei einer Verdoppelung auf 3 Tesla spricht man schon von einem hoch auflösenden Gerät. Je höher die Feldstärke (Geräte von 9 Tesla sind für Deutschland in der Entwicklung), desto hoch auflösender (bis in den µm-Bereich), aber auch desto artefaktanfälliger sind die Geräte.

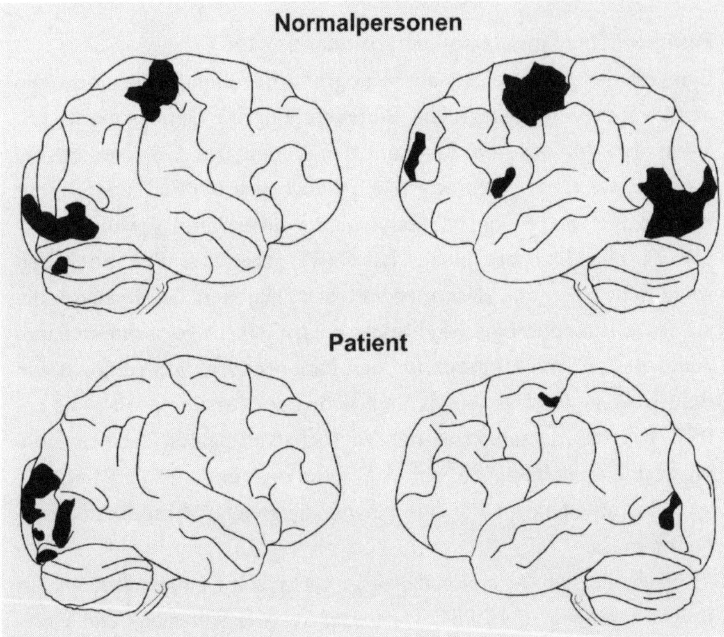

Abbildung 5: Vergleich der Hirnaktivität (schwarze Flächen) eines Patienten mit Konversionsparalyse (psychisch bedingter Unfähigkeit, einen oder beide Arme zu bewegen) und mehrerer Normalprobanden bei der Beobachtung von Armbewegungen. Gezeigt sind Seitenansichten des Gehirns – links von der rechten Hirnhälfte, rechts von der linken Hirnhälfte. Bei den Normalpersonen und dem Patienten zeigen sich einmal Aktivierungen auf das Beobachten hinten im visuellen Kortex. Die Normalpersonen haben darüber hinaus noch – interpretiert als Aktivität von Spiegelneuronen – Aktivitäten im motorischen Kortex (Mitte) links und rechts und in Teilen des linken präfrontalen Kortexes, die für die Handlungsplanung und Handlungsüberwachung wichtig sind. Der Patient hat lediglich eine ganz minimale Aktivierung im linken motorischen Kortex (der die Aktivität des rechten Arms steuern würde).

In Fachkreisen erregte die Geschichte eines jungen Mannes in den USA Aufsehen. Sein Vater wollte ihn zum Star der Highschool-Football-Mannschaft formen, dem Sohn aber war der Sport zu rau. Die überraschende Konsequenz: Der Sohn erblindete auf einem

Auge – und zwar allein aus psychischen Motiven. Damit konnte er alle seine Aufgaben in Schule und Alltag erfüllen, war aber wegen des mangelnden Tiefensehens als Footballstar untauglich.

Vor einiger Zeit untersuchte ich (Hans Markowitsch) einen Arzt, der zu mir gekommen war, weil er unter massiven Gedächtnisstörungen litt, für die es keine organische Ursache gab. Aus der Krankengeschichte des Mannes war mir bekannt, dass er einen tragischen Autounfall hatte, bei dem er in der Dämmerung einen Radfahrer tödlich verletzte. Dem Patienten war nichts passiert. Doch der Schock saß so tief, dass er seitdem – über inzwischen mehrere Jahre – seinen Beruf nicht mehr ausüben konnte. Der Mann verlor jeden Halt im Leben und vergrub sich in seiner Wohnung. Er wurde zum Messie, häufte wahllos Dinge, auch Müll, in seiner kleinen Wohnung an. Der Patient beteuerte, nicht in der Lage zu sein, dagegen angehen zu können. Mein Vorschlag, jeden Tag eine Stunde aufzuräumen, stieß auf eine Mauer der Ohnmacht – der Mann war dazu nicht fähig. Früher war er ein Spitzensportler gewesen und hatte an Ausscheidungen zu Olympischen Spielen teilgenommen. Jetzt aber wirkte er hilf- und machtlos. Doch er hatte immerhin daran gedacht, zu der für ihn kostenlosen Untersuchung eine kleine Aufmerksamkeit mitzubringen.

Bei solchen Patienten fällt eine Entscheidung, ob sie bewusst simulieren oder tatsächlich einen Gedächtnisverlust erlitten haben, äußerst schwierig. Wissenschaftler sprechen deshalb von einem Kontinuum zwischen offenen Lügen, Flunkertendenzen und unbewussten Lügen.

Ein solcher Grenzfall schien auch eine junge Frau zu sein, die heimtückisch überfallen worden war. Der Täter hatte ihr mit einem harten Gegenstand – eine Art Baseballschläger oder Polizeiknüppel – den Schädel zertrümmert. Vor allem das Gehirngebiet hinter der Stirn war geschädigt. Das legte für die Neurologen die Vermutung nahe, die Patientin könnte zu Konfabulationen neigen, also Geschehnisse einfach erfinden. Da es um Mord und Mordversuch, also um ein Schwerverbrechen, ging, wurde die

Frau sehr intensiv untersucht. Die unterschiedlichsten neuropsychologischen Tests wurden herangezogen, zudem durchleuchteten die Ärzte sie in einem Hirnscanner. Hierbei zeigte sich sehr deutlich, dass das Verbrechensopfer nicht fantasierte. Wenn die Frau angab, sich an bestimmte Dinge zu erinnern, wies das Gehirn genau die Aktivierungen auf, die für bewusste, selbst erlebte Episoden typisch sind. Die Frau war also imstande, die Wahrheit zu erzählen und tat dies auch. Die Schädigungen wirkten sich nicht auf ihr Erinnerungsvermögen aus. Denkbar ist allerdings auch, dass die Frau nach der Verletzung nicht mehr über ausreichend intellektuelle Kapazität verfügte, um zu lügen.

Es erfordert eine ganz besondere Anstrengung, mit der Wahrheit hinter dem Berg zu halten, das hat jeder bereits erfahren. Wer eine Einladung ins Kino mit der Ausrede »leider keine Zeit« ablehnt, obwohl der eigentliche Grund die mangelnde Lust ist, dessen Gehirn muss zuerst einmal verhindern, dass die Wahrheit schnell heraussprudelt – oft genug ist das ja der Fall. Bei komplizierteren Sachverhalten muss sich ein Schwindler genau überlegen, was er wem bereits erzählt hat und wie die räumlichen sowie zeitlichen Umstände zusammenpassen. Außerdem hat er zu berücksichtigen, wie sich das erfundene Gesamtbild in die Absichten und Interessen der beteiligten Personen einfügt. Mit anderen Worten: Lügen erfordert eine hohe allgemeine und soziale Intelligenz. Physiologisch gesprochen aktivieren Flunkereien das Gehirn weitaus stärker und über mehr Gebiete hinweg als die naiv berichtete Wahrheit.

Die Experimente des Neurowissenschaftlers Daniel Langleben von der University of Pennsylvania konnten theoretische Überlegungen durchgängig bestätigen. Bei bluffenden Versuchspersonen war jene Region hinter der Stirn aktiv, welche bei der Fehlerkontrolle oder beim Argumentieren einschreitet, der präfrontale Kortex. Für das fantasievolle Erfinden einer alternativen Szene ist dagegen eine Region namens Präcuneus erforderlich (Abbildung 6). In Experimenten mit Betrügern feuerten die hier gelegenen Neuronen verstärkt.

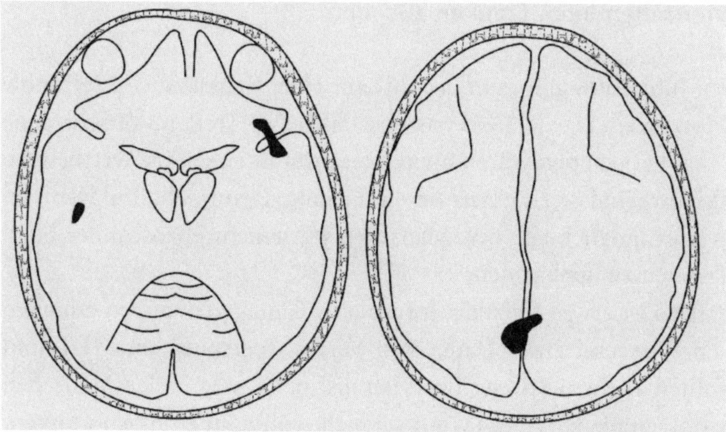

Abbildung 6: Schematische Horizontalschnitte durch das menschliche Gehirn (oben ist vorne; im ersten Schnitt sieht man vorne die Augen). Dargestellt sind als schwarze Flecken Aktivierungen auf das Erinnern erlebter (linkes Bild) und erfundener (rechtes Bild) Ereignisse. Die erlebten Ereignisse aktivieren vor allem eine Region im rechten vorderen Übergangsbereich zwischen Stirnhirn und Schläfenlappen. Diese Region ist wichtig für das Zusammenführen kognitiver und emotionaler Anteile von Erinnertem. Das rechte Bild zeigt hinten eine Aktivierung in einer Region, die Präcuneus genannt wird und die für bildhaftes Vorstellen bedeutend ist.

Gemeinsam mit einigen Kollegen konnte ich (Hans Markowitsch) die Signatur der Lüge auch im Gefühlszentrum, der Amygdala (Abbildung 7), aufspüren. Im Jahr 2000 war dies die weltweit erste Studie zum Thema. Wir wiesen nach, dass bei fiktionalen Episoden dieses Neuronengebiet weitgehend inaktiv bleibt, sich jedoch bei selbst erlebten Geschehnissen bemerkbar macht. Dieses Kriterium lieferte bei dem am Anfang des Kapitels geschilderten Selbstversuch die Basis, um Lüge und Wahrheit zu unterscheiden: Erfundene Geschichten, wie diejenige Münchhausens und die anderen, ließen die Amygdala-Zellen des Probanden kalt. Die Geschichte auf dem Parkplatz vor New York und die anderen elf wahren Geschichten hingegen waren selbst erlebt und dementsprechend mit intensiven Emotionen verbunden. Im Hirnbild leuchtete die Amygdala deutlich auf.

Menschen beim Denken zusehen

Im Juni 2006 gab es in der toskanischen Renaissance-Metropole Florenz ein eigenartiges wissenschaftliches Treffen. Verschiedene Forschergruppen waren angetreten, um in einer Art Wettbewerb ihre Ergebnisse zu präsentieren. Es ging darum, ob, und wenn ja, wie es möglich sei, den Menschen mit einem Hirnscanner beim Denken zu beobachten.

Das ist etwas freizügig formuliert. Genau genommen erhielten die Wissenschaftler Daten von Versuchspersonen im MRT und sollten allein auf dieser Basis herausfinden, was in den Menschen wohl gerade vorging. Damit sie nicht völlig im Dunklen tappten, erhielten sie von den Veranstaltern eine kleine Starthilfe. Die Daten der Probanden waren erhoben worden, während diese im MRT liegend die amerikanische Fernsehserie *Home Improvement*, zu deutsch *Hör' mal, wer da hämmert* anschauten, jeweils drei Sequenzen von 25 Minuten Länge. Anschließend hatten sie über das Gesehene ausführlich Auskunft gegeben: Sie gaben zu Protokoll, ob in einer Szene gesprochen worden war, ob eine Passage sie amüsiert hätte oder ob Musik eine Einstellung untermalte.

Insgesamt hatten die Veranstalter des Wettbewerbs in zwölf verschiedenen Kategorien erfasst, was im Bewusstsein der Zuschauer der jeweils vorherrschende Eindruck gewesen war. Anschließend erhielten die am Wettbewerb teilnehmenden Forschergruppen zu den ersten beiden 25-Minuten-Folgen vollständige Informationen, also Filminhalt, passende Aussagen der Zuseher plus entsprechende Gehirndaten. Für die dritte Sequenz bekamen sie nur die Pixel-Kombination aus dem MRT, den Inhalt der jeweiligen Filmszene sollten sie auf dieser Basis ermitteln.

Allein ein solcher Versuch mutet auf den ersten Blick gespenstisch an: Aus dem Hirnbild auf die beobachtete Filmszene zu schließen, vom Bild zum Bild also, als gäbe es dazwischen keinen empfindenden Menschen, keine Intimität des Denkens. Tatsächlich sind unsere Reaktionen beim Anblick etwa eines Spielfilmes

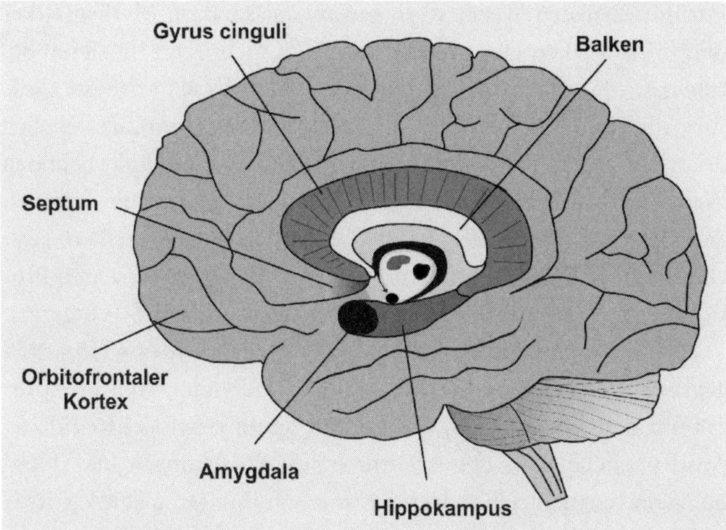

Abbildung 7: Sitz der Amygdala im Gehirn

mit 30 Prozent Übereinstimmung vergleichsweise uniform, wie Neurowissenschaftler vom israelischen Weizmann-Institut in Rehovot herausfanden. Sie zeigten Freiwilligen Ausschnitte aus dem Western *Zwei glorreiche Halunken* mit Clint Eastwood in der Hauptrolle und verzeichneten gleichzeitig die Hirnaktivitäten. Nahaufnahmen erregten das Zentrum für Gesichtswahrnehmung, weglaufende Gangster das Areal für das Erkennen eines Körpers.

Im Wettbewerb von Florenz ging der erste Preis an eine Gruppe von Informatikern um Emanuele Olivetti von der Universität Trento. Die Wissenschaftler konnten mit einer Trefferquote von 84 Prozent Film- und Denkszenen korrelieren. In den Kategorien Musik und Sprache waren sie besonders gut, die Zuordnungen der Gefühle waren bereits etwas schwieriger und beim »Erkennen« einer Essensszene versagten sie völlig.

Überhaupt nicht ableiten konnten die Forscher, was im Film gesprochen wurde, welche Musik spielte oder welche Personen in den Szenen auftraten. Für solche Aussagen arbeiten die MRT-Geräte viel zu grobkörnig. Bezeichnend ist außerdem, dass nicht etwa

Hirnforscher den Wettbewerb gewannen, sondern Mathematiker und Informatiker. Diese hatten die Werte nicht etwa im Detail betrachtet, um sie dann zu auszuwerten. Stattdessen erledigte diese Aufgabe ein mathematisches Auswertungsprogramm, das speziell dafür entwickelt worden war. Und noch ein dritter Punkt hebt den Wettbewerb unter vergleichbaren besonders heraus: die Preisgelder. Der Gewinner erhielt 10 000 US-Dollar, bereitgestellt von der University of Pittsburgh und der Defense Advanced Research Projects Agency (DARPA), der Forschungsagentur des US-Pentagons.

Das Institut mit Sitz in Arlington, Virginia, wurde im Jahr 1958 gegründet – nach dem für die USA schockierenden Weltraumprogramm der Sowjetunion, das zu den Sputnik-Missionen führte. Ausdrückliches Ziel der Agentur ist es, Forschungen und Technologien voranzutreiben, deren Erfolg »dramatische Fortschritte« für traditionelle militärische Missionen erwarten lässt. Beispielsweise wollen die Ingenieure der DARPA ein Fahrzeug entwickeln, dass sich fast 100 Kilometer weit autonom, also ohne Fahrer oder Fernsteuerung, durch eine Stadt bewegen kann. Ein Drittel der 2015 in kriegerischen Auseinandersetzungen eingesetzten Fahrzeuge könnten so dereinst unbemannt starten. Alles, was »dull, dirty or dangerous« – langweilig, dreckig oder gefährlich – ist, soll zukünftig von Maschinen statt von Menschen erledigt werden.

Die DARPA ist dafür bekannt, kaum eine verwegene Idee am Wegesrand liegen zu lassen. So stecken zum Beispiel ihre Leiter Forschungsgelder in ein Projekt namens »metabolische Dominanz«. Dahinter verbirgt sich die Entwicklung eines Mittels, das US-Soldaten ermöglichen soll, »drei bis fünf Tage, 24 Stunden am Tag« höchst konzentriert und stets bei besten Kräften, ohne Schlaf und ohne Essen, kämpfen zu können. »Der Mensch ist das älteste Instrument der Kriegsführung – und immer noch dessen schwächstes Glied«, bemerkt Jonathan Moreno, Ethiker an der University of Virginia und Autor des Buches *Mind Wars*, dazu bitter. Dass die DARPA diesen historischen Umstand nicht ohne weiteres akzeptieren kann, versteht sich von selbst.

Als ernsthaftes Szenario diskutiert Moreno den Einsatz von Oxytocin, das eine wichtige Rolle für das menschliche Vertrauen spielt. Probanden, denen Wissenschaftler das Hormon in die Nase sprühten, waren um einiges offenherziger gegenüber ihren Mitmenschen als eine Vergleichsgruppe. Oxytocin erhöht die individuelle Bereitschaft, soziale Risiken im Umgang mit anderen einzugehen. Mütter produzieren diese Hormon zum Beispiel, wenn ihr Baby an ihrer Brust trinkt, es festigt die Bindung zum Kind. Auch in einer sexuellen Partnerschaft spielt dieser körpereigene Beziehungskitt eine Rolle: Unmittelbar nach dem Orgasmus geraten die Partner in einen kleinen Oxytocin-Rausch, der die Beziehung vertieft.

Was würde geschehen, wenn Terrorfahnder Gefangenen das Vertrauenshormon injizierten, um sie zum Ausplaudern von Militärgeheimnissen zu verführen? Dies könnte – so Moreno – nur der Anfang sein; die zerstörerische Fantasie der Militärstrategen scheint uferlos. Würde man Soldaten Betablocker in Kombination mit einem Aufputschmittel verabreichen, könnten diese zu Kampfmaschinen mutieren. Betablocker, die sonst bei Herzkrankheiten eingesetzt werden, verhindern als Nebenwirkung die Verfestigung von Traumata, auf diese Weise werden die natürlichen Furchtmechanismen des Menschen unterdrückt. Um die Science-Fiction-Szene – die gar nicht mehr so weit von der Realität entfernt ist – perfekt zu machen, könnten den derart gedopten Soldaten Tiere zur Seite gestellt werden, die nicht nur fähig sind, Nervengifte, Sprengstoff und Waffen aufzuspüren, sondern inzwischen auch abgerichtet werden können, über ihre Gehirnaktivität Roboterarme zu bewegen.

Experimente mit dem Ziel, allein über den Geist, also durch pure Denkprozesse, eine Maschine zu lenken, wurden auch bereits in Deutschland angestellt – allerdings mit dem Ziel, Behinderten zu helfen. An der Universität Tübingen trainiert der Psychologe Niels Birbaumer mit Patienten, die aufgrund einer Lähmung bewegungsunfähig sind, ihre Hirnaktivität zu kontrollieren. Die Patienten können so einen Rollstuhl steuern oder einen Sprachcomputer bedienen. Doch was als Biofeedback für die Klinik gedacht ist, kann durchaus im »Krieg der Gehirne« Verwendung finden. Forschung steht selten über moralischen Werten – sie ist immer auch an ihre Anwendung gebunden.

US-amerikanische Terrorbekämpfer verfolgen grundsätzlich das Ziel, wo irgend möglich Maschinen für die Erfüllung von Sicherheitsaufgaben einzusetzen. Diese stehen im Ruf, verlässlich, kontrollierbar und rund um die Uhr einsatzbereit zu sein. Verspricht eine Vorgehensweise schnellen Erfolg, setzen die Heimatwächter aber auch vergleichsweise unkomplizierte Verfahren ein. Ein neues Beispiel dafür ist eine Methode namens »Spot«, das Akronym für »Screening Passengers by Observational Techniques«. Die etwas großspurig anmutende Bezeichnung bedeutet nichts weiter, als dass geschultes Personal auf Flughäfen Passagiere nach bestimmten Kriterien beobachtet.

Die Methode basiert auf jahrzehntelangen Forschungen von Paul Ekman, einem Emotionspsychologen, der in den 60er Jahren des zwanzigsten Jahrhunderts die Gesichtsausdrücke isoliert lebender Bergstämme auf Papua-Neuguinea untersuchte und daraus ableitete, dass der Homo sapiens eine Art universale Mimik besitze. Grundlegende Gefühle wie etwa Freude, Angst, Ekel oder Furcht drücken Menschen weltweit gleich aus.

Ekman entwickelte daraus ein »Facial Action Coding System«, einen Schlüssel, der zeigt, wie aufgrund kleinster Änderungen der Gesichtsmuskeln auf die Gefühle einer Person geschlossen werden kann. Dies entwickelte Ekman zu »Spot« weiter, das inzwischen Spezialeinheiten der Polizei wie auch die US-Behörde für Heimatschutz im Kampf gegen den Terror einsetzen. Nach einem viertägigen Kurs und drei Tagen »Training im Feld« wird das Personal der Sicherheitsbehörden auf Passagiere in Flughäfen angesetzt, um per Augenschein die Spreu vom Weizen zu trennen. Die Spot-Beamten stehen dabei paarweise am Rand eines Sicherheits-Checkpoints und beobachten, ob die Fluggäste Verhaltensweisen an den Tag legen, die laut Liste verdächtig sind – zum Beispiel sich häufig an die Brust fassen: Sie könnten nicht nur nervös nach dem Pass tasten, sondern eine Bombe ist möglicherweise zu eng.

Mithilfe der Spot-Technik, erklärt Ekman, ließe sich mit einer Trefferquote von 70 Prozent erkennen, ob jemand etwas zu verbergen trachte oder gar lüge. Berücksichtige man weitere Verhaltensmerkmale, seien nahezu 100 Prozent erreichbar. Schon bald werden Maschinen übernehmen, worin sich heute noch der Mensch müht, und den Bilderstrom von Videokameras vollautomatisch auswerten. In noch fernerer Zukunft, so Ekman, werde es Geräte geben, die aus der Entfernung entdecken, wessen Blutdruck und Herzschlag höher ist, als der derjenigen, die kurz zuvor die Schranke passiert haben.

Einen Vorgeschmack auf die Zukunft der Einreise in die USA werden Fluggäste womöglich schon recht bald erhalten, wenn sie etwa auf die Frage »Haben Sie den Koffer selbst gepackt?« von einer rötlich schimmernden Linse beobachtet werden. Die Wärmebildkamera erkennt noch den subtilsten Blutstrom in der Gesichtshaut. Menschen können bekanntlich erröten, wenn sie unter Stress stehen oder sich ertappt fühlen. Das Kameraauge kann dies registrieren und soll auf diese Weise Lügner entlarven. Erste Tests zeigten angeblich eine Trefferquote von 75 Prozent. Nur 10 Prozent der Ehrlichen soll die Technik fälschlicherweise als Lügner beschuldigt haben. Eine schreckliche Vorstellung, was mit jenen passieren kann, bei denen das Lügenauge falschen Alarm auslöst.

Der Fingerabdruck der Lüge

Zwischen Lügen und Lügen besteht ein großer Unterschied. Handelt es sich um einen harmlosen Scherz, gelingt es jedem Menschen, einen anderen hinters Licht zu führen. In ernsteren Fällen allerdings ist Schummeln mit einer gewissen Aufregung verbunden – zumindest für Menschen, die keine notorischen Lügner sind. Dies versucht zum Beispiel der klassische Lügendetektor auszunutzen.

Der sogenannte Polygraf stellt eine der frühen technischen Messmethoden für Körperreaktionen oder Veränderungen im vegetativen Nervensystem dar. Dessen Fasern kontrollieren lebenswichtige Funktionen und arbeiten weitgehend autonom, also unabhängig von der bewussten-willentlichen Steuerung. Man errötet, wenn man sich verlegen fühlt, Blutdruck, Herzschlag und Atmung steigen in Gefahrenmomenten an. Die offensichtliche Eigenwilligkeit dieser Körperreaktionen hat dazu geführt, dass man sie als Indiz zur Erfassung von Lüge und Wahrheit zugrunde legte. Steigt auf einen Reiz, der mit der zu untersuchenden Straftat zusammenhängt, die Aktivität des autonomen Nervensystems schlagartig an, sehen manche Psychologen darin ein zuverlässiges Indiz dafür, dass der oder die Untersuchte mit dem Verbrechen etwas zu tun hat.

Tausende von Personen sind vor allem in den USA an Lügendetektoren angeschlossen worden, und es sind nicht wenige, die man allein wegen ihrer Reaktionen an diesem Gerät verurteilt hat. Gemessen werden normalerweise die Atmungsaktivität, Änderungen der Feuchtigkeit an den Fingerkuppen – bedingt durch Schwitzen – sowie Blutdruck oder Herzschlag. Insbesondere den Schweißfluss sehen die Gutachter als nicht bewusst steuerbares Maß zur Lügendetektion an. Früher waren – wie beim Elektroenzephalografen (EEG) – Schreibfedern üblich, die Ausschläge auf Endlospapier festhielten, inzwischen ist dieser Vorgang digitalisiert: Ein Notebook reicht zur Registrierung aus.

Elektroenzephalografie und Magnetenzephalografie

Beide Verfahren zeichnen sich durch im Grunde hohe Anwenderfreundlichkeit aus: Sie haben keine Nebenwirkungen, sind vollkommen ungefährlich und können in relativ entspannter Situation angewandt werden, die Person sitzt oder liegt bequem. Sie bekommt bei der traditionellen Elektroenzephalografie (EEG) Elektroden auf den Kopf geklebt, neuerdings eine Kopfhaube – ähnlich einer Duschhaube – übergestülpt. Bei der Magnetenzephalografie (MEG) befindet sich der Kopf unter einem Metallhelm, der einer Fönhaube beim Friseur ähnelt. Nachteil des MEG ist seine geringe Verfügbarkeit, es gibt in Deutschland insgesamt wohl weniger als zehn Geräte, die alle in Universitätseinrichtungen stehen. Auch ist das MEG – ähnlich dem MRT – sehr teuer in der Anschaffung und benötigt darüber hinaus noch Unmengen teuren Heliums zur Kühlung.

Elektroenzephalografie (EEG)

Die Elektroenzephalografie war Jahrzehnte lang das einzige diagnostische Instrument, mit dem man Abnormitäten auf Hirnebene, wenn auch sehr indirekt, diagnostizieren konnte. Mittels EEG findet man Aktivitätsmuster, die indirekt die Nervenzellaktivität von Bereichen der Großhirnrinde widerspiegeln. Allerdings nur, was die von außen entlang der Hirnschale liegenden Regionen angeht. Die in der Mitte oder unterhalb des Großhirns liegenden Nervenzellaktivitäten oder solche, die tief in den Großhirnwindungen liegen, werden nicht einmal indirekt reflektiert. Dies begrenzt Aussagekraft und Verwendbarkeit der Methode. Vorteile der EEG liegen in der hohen, im Millisekundenbereich liegenden zeitlichen Auflösung und in der Möglichkeit, Teilpotenziale herauszufiltern. Diese Methode nennt sich die Ableitung »evozierter« oder »ereigniskorrelierter Potenziale«. Durch vielfache (zum Beispiel 2^5-, 2^6-, 2^7-, 2^8fache) Wiederholungen bekommt man charakteristische Verlaufkurven im Bereich von mehreren 100 Millisekunden, die anzeigen, ob bestimmte Reize zum Beispiel einen Überraschungseffekt bei der Person, von deren Hirnoberfläche die Potenziale abgenommen werden, abbilden.

Obwohl diese Methode damit theoretisch für das Erkennen von bestimmten Aussagesituationen relevant sein könnte, wird sie bislang hierfür nur selten angewandt. Es gibt allerdings in allerneuester Zeit Bestrebungen, hier mittels eines neuen Verfahrens – der quantitativen Elektroenzephalografie (qEEG) – Abhilfe zu schaffen. Kirtley Thompson beschrieb 2005 im *Journal of Neurotherapy* ein Verfahren zur Lügendetektion oder, wie sie es auch nannte, zur »Lokalisierung von Schuld«. Sie verwendete dazu vier Instruktionen: (1) Versetzen Sie sich in einen ängstlichen Zustand; (2) lauschen Sie Geschichten oder Ereignissen, zu denen Sie keine Erfahrungen oder Kenntnisse haben; (3) hören Sie Geschichten an, die sich mit Ihren, zuvor selbst berichteten (wahren) kriminellen Ereignissen beschäftigen, für die Sie Schuld empfinden; und (4) wehren Sie derartige wahre Geschichten geistig ab (»blockieren« Sie sie). Es ergaben sich dabei für Angst, Schuld und Blockade/Abwehr distinkte anatomische Korrelate in unterschiedlichen Hirnregionen. Eine andere Studie fand mit der qEEG-Methode bei 73 verurteilten Mördern Abweichungen in deren hirnelektrischer Aktivität (gegenüber der Hirnaktivität von Normalprobanden), die vor allem das Stirnhirn betrafen und die als verfrühtes kognitives Altern interpretiert wurden.

Magnetenzephalografie (MEG)

Statt der elektrischen Signale des EEGs registriert man mit der Methode der Magnetenzephalografie magnetische. Die MEG nutzt die Existenz vom Gehirn erzeugter schwacher elektromagnetischer Felder, von denen sich unter bestimmten Bedingungen messbare Ströme induzieren lassen. In ihrer gegenwärtigen technischen Ausreifung erlaubt die Methode Ableitungen von der gesamten Hirnrinde und registriert vor allem in den Hirnwindungen liegende Dipole. Da wie bei der EEG das zeitliche Auflösungsvermögen im Millisekundenbereich liegt, ermöglicht die MEG zu erkennen, wo im Gehirn Reize zuerst verarbeitet werden, wo danach und wo erst zum Ende hin. Man kann damit sozusagen Denkvorgänge in vivo abbilden. Wie die EEG wird die MEG allerdings bislang nicht zur Erkennung von Falschaussagen und Ähnlichem eingesetzt.

Sobald der Proband an den Lügendetektor angeschlossen ist, werden ihm eine Reihe von Fragen gestellt. Einige sind reine Kontrollfragen, die meist mit »Ja« beantwortet werden. Mitunter werden die Probanden gebeten, bewusst zu lügen, um die Veränderungen gegenüber den wahrheitsgetreu beantworteten Fragen zu erkennen. Es folgen schließlich die tatbezogenen Fragen und mögliche Antwortalternativen, denen zugestimmt oder die verneint werden müssen.

Der Lügendetektor erfasst folglich keine Lügen, davon versteht er nichts. Sondern er registriert physiologische Werte, die möglicherweise Rückschlüsse auf die Ehrlichkeit eines Menschen erlauben, indem sie variieren. Kritiker werfen dem Verfahren vor, es sei wissenschaftlich nicht geprüft. Zudem könne ein trainierter Geheimagent es überlisten, indem er sich zum Beispiel rechtzeitig auf die Zunge beißt – auf diese Weise erreicht er, dass sein Puls nach oben schnellt: Die Werte werden verlieren so ihre Aussagekraft.

Im Jahr 2002 stellte ein Gremium der Nationalen Akademie der Wissenschaften der USA gleichsam offiziell fest, dass der Polygraf Fehlurteile produziere. Statistische Berechnungen in Experimenten ergaben, dass in 47 Prozent der Fälle Unschuldige zu Lügnern erklärt wurden. Das sind oftmals einfach die Probanden, die sich von der Apparatur in die Enge getrieben fühlen. Denn entscheidend, das gestehen selbst die Befürworter des simplen Geräts zu, sei der Placebo- oder Abschreckungseffekt: Der Zweck des Tests mit dem Lügendetektor bestünde gerade darin, den Eindruck der Unfehlbarkeit einer Maschine zu erwecken. Wer daran glaubt, hat oft auch schon verloren.

Dass die DARPA-Strategen deshalb in der, in ihren Worten, »High-Tech Neuroscience« mit ihren teuren magnetischen Durchleuchtungsgeräten ein enormes Potenzial sehen, endlich einen verlässlichen Lügendetektor zu entwickeln, erstaunt nicht. Sie finanzieren nicht nur Wettbewerbe wie jenen in Florenz, sondern auch Forschung an den Universitäten. In dieser gut gepflegten

Landschaft gedeihen bereits die ersten kleinen Start-up-Unternehmen, die Verfahren zur professionellen und kommerziellen Lügendetektion entwickeln wollen. Die Firmen tragen Namen wie »No Lie MRI«, mit Sitz in Tarzana, Kalifornien, oder »Cephos Corporation« in Pepperell, Massachusetts, und bieten Gerichten und Anwälten ihre Dienste an. »Cephos« wirbt mit einer Akkuratesse von 90 Prozent in klinischen Tests und der Aussicht, sie bald auf 95 Prozent steigern zu können. Wie in der Biotechnologiebranche sind die in der Forschung führenden Köpfe auch bei den Unternehmen tonangebend: Daniel Langleben von der University of Pennsylvania ist bei »No Lie MRI« tätig und Andrew Kozel von der University of Texas bei »Cephos«. So ist davon auszugehen, dass die Wahrheitsfindung per Hirnuntersuchung bald zum Repertoire der vor Gericht verwendeten wissenschaftlichen Verfahren gehört, wie heute schon genetische Analysen.

So euphorisch die Stimmung unter den Pionieren der Lügendetektoren der Zukunft auch sein mag: Auf wissenschaftlichem Gebiet sind es vor allem drei Themengebiete, die den Wissenschaftlern noch einiges an Kopfzerbrechen abverlangen – und bis zum Routineeinsatz in der Praxis auch weiter abverlangen werden. So haben Untersuchungen mit dem Magnetresonanztomografen (MRT) den Nachteil, dass zumindest bei wissenschaftlichen Arbeiten zur gleichen Fragestellung mehrere Personen durchleuchtet werden müssen. Forscher können durch den Vergleich die gesuchten Ergebnisse besser herausfiltern, das Signal hebt sich deutlicher vom Rauschen ab. Mit anderen Worten: Eine große Zahl von Probanden erhöht die Sicherheit der Aussagen. Es versteht sich von selbst, dass dies in Gerichtsverfahren ausgeschlossen ist, denn da geht es ja gerade darum, die Aussage einer einzelnen Person zu überprüfen.

Der zweite Themenkomplex umfasst die Frage, ob unterschiedliche kriminelle Situationen im Gehirn jeweils zu anderen Aktivierungen führen. Beim Blick ins Oberstübchen sollte also unterschieden werden können, ob jemand zum Beispiel verneint, eine Teetasse zu kennen, die mit einem Verbrechen zu tun hat, oder leugnet, Geld gestohlen zu haben. Zum Dritten gilt es zu überprüfen, ob unterschiedliche Formen von Lügen im Denkorgan unterschiedliche Erregungen hervorrufen. Diese drei Fragestellungen wollen wir uns wegen ihrer Bedeutung für die Praxis im Folgenden etwas genauer anschauen.

Forscher versuchen, die Spannung, die beim Lügen aufgebaut wird, meist dadurch zu simulieren, dass sie den Versuchsteilnehmern Geld versprechen, wenn es ihnen gelingt, die Wissenschaftler hinters Licht zu führen. Zum Beispiel erhält ein Proband zu Beginn zwei Spielkarten und 20 US-Dollar. Nun soll er – so schärft ihm ein Testleiter ein – den Besitz einer der beiden Karten leugnen. Gelingt ihm dies erfolgreich, obwohl ein anderer Betreuer ihn dazu anhält, bei der Wahrheit zu bleiben, darf er die 20 US-Dollar behalten. Dieses Verfahren heißt »Guilty Knowledge Tests« und soll, kurz gesagt, prüfen, ob jemand Wissen besitzt, das mit einer Tat in Zusammenhang steht.

Andrew Kozel und seine Mitarbeiter entdeckten, dass bei dieser Art des Bluffens insgesamt fünf Hirnregionen aktiv sind. Vier davon liegen im Stirnhirn – wie der Name schon sagt, handelt es sich dabei um das Gebiet hinter der Stirn – und im Gyrus cinguli, der sich über und vor den Balkenfasern in der Hirnmitte befindet (Abbildung 8).

Allerdings waren bei Experimenten die Reaktionen unterschiedlicher Menschen durchaus variabel, jedes Individuum produzierte also innerhalb der genannten Bereiche sein eigenes Lügenmosaik. Mithilfe einer speziellen Analysemethode schaffte es die Gruppe um Langleben dennoch, bei insgesamt 22 Probanden 99 von 100 Flunkereien aufzuklären. Bei diesem Verfahren lernte der Computer selbsttätig, bestimmte Aktivierungen zu beachten und andere außen vor zu lassen. Langleben beurteilt diese Ergebnisse sehr euphorisch, denn seiner Meinung nach erlaubt die Studie erstmals zumindest im Grundsatz, die Aussagen von Einzelpersonen verlässlich abzuklopfen.

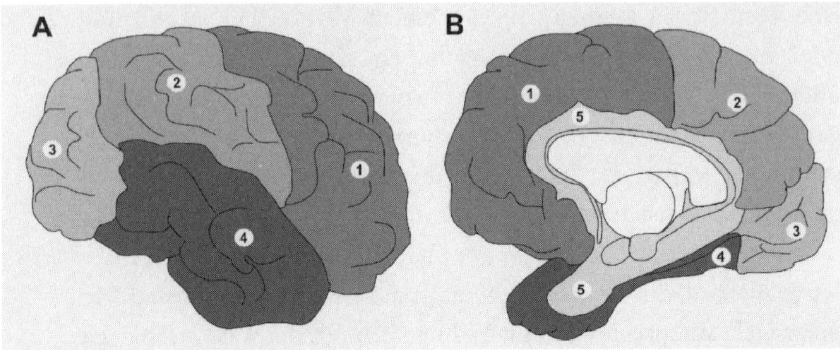

Abbildung 8: Die Einteilung der menschlichen Hirnrinde in Lappen. 1 = Stirnhirn, 2 = Scheitellappen, 3 = Hinterhauptslappen, 4 = Schläfenlappen, 5 = cingulärer Kortex/Gyrus cinguli.

In unterschiedlichen kriminellen Situationen war der Hirnscanner jedoch nicht unbedingt zuverlässig. In einem Experiment ließen Kozel und seine Mitarbeiter acht Männer unter Objekten verstecktes Geld suchen – wobei die Forscher herausfinden wollten, ob die Versuchsteilnehmer entdeckt hatten, wo die Scheine lagen oder nicht. Diese Herangehensweise funktionierte auf dem Niveau des einzelnen Subjekts allerdings so unzuverlässig, dass sie zur Lügendetektion nicht eingesetzt werden könne, urteilten die Autoren. Die Ergebnisse einer Variation dieser Untersuchung fielen schon deutlicher im erhofften Sinn aus: Die Probanden wurden angewiesen, sich vorzustellen, sie hätten entweder einen Ring oder eine Uhr geklaut; im Anschluss sollten sie den Gegenstand in einem Schrank verstecken. Ihnen wurden 50 US-Dollar extra versprochen, wenn die Forscher mittels des Scanners nicht herausfinden würden, ob sie logen. Doch die Probanden wurden nicht reich bei diesem Versteckspiel: In 90 bis 93 Prozent der Durchläufe konnten die »Ermittler« die »Täter« korrekt überführen.

Die MRT-Technik ist inzwischen sogar so weit entwickelt, dass mit ihrer Hilfe Wissenschaftler unterschiedliche Formen der Lüge erkennen können – zumindest, was den Typus der zurechtgelegten und der spontanen Ausrede angeht. Den entsprechenden Nachweis führte eine Gruppe um den Psychologen Giorgio Ganis von der Harvard Universität in Boston. Erinnerte Lügen aktivierten das rechte vordere Stirnhirn, spontane Irreführungen dagegen eher Bereiche im Gyrus cinguli, den wir oben schon kennen gelernt haben. Und beide Formen der Unwahrheit erregten deutlicher andere Neuronenbezirke, als dies wahre Erinnerungen zu tun vermochten.

Der Fingerabdruck der Lüge – es sieht so aus, als würden ihn Forscher recht bald relativ verlässlich abnehmen können. Denn mit der neuen Generation noch stärkerer Scanner, die zurzeit in Betrieb gehen, wird sich die Aktivität des Gehirns weitaus differenzierter und bis auf das Niveau weniger Tausend Zellen hinab darstellen lassen. Die räumliche Auflösung und damit die Analysetiefe verbessern sich so weiter entscheidend. Eine bestimmte Kombination aktiver Regionen im dreidimensionalen Gewebe des Gehirns bei einem Verdächtigen liefert somit einen sehr eindeutigen Beleg, mit welcher Wahrscheinlichkeit er lügt, wie er lügt und was er zu verbergen trachtet.

Womöglich entlarven die neuen Lügendetektoren sogar jene Betrüger, die felsenfest von dem überzeugt sind, was sie erzählen. Oder Zeugen, die zwar einen Zusammenhang aufrichtig wiedergeben wollen, sich aber schlichtweg täuschen. Denn für die Rechtsprechung ist es mindestens ebenso bedeutsam, zwischen Wahrheit und Lüge zu unterscheiden, wie zwischen eingebildeter Wahrheit und tatsächlicher Wahrheit zu differenzieren.

Gemeinsam mit einigen Kollegen führe ich (Hans Markowitsch) dazu Versuche durch. Wir lassen Studenten zwei Filme anschauen und fragen sie anschließend gezielt nach ihren Erinnerungen. Dabei zeigte sich nicht nur, wie wenig zuverlässig solche Augenzeugen sind. Erstaunliche 45 Prozent der abgefragten Fakten hatten die Probanden falsch memoriert. Zu unserer Überraschung unterschied sich das Erregungsbild des Gehirns je nachdem, ob ein Proband sich korrekt oder falsch erinnerte. Auch dies ist ein sehr aufschlussreicher Befund: Zum einen existieren im Gehirn

Regionen, die Erinnerungen festhalten, von denen unser Bewusstsein offensichtlich nichts weiß. Zum anderen können Durchleuchtungsmaschinen deren Existenz zumindest erkennen.

Zu ganz ähnlichen Ergebnissen kamen die beiden Gedächtnisforscher Scott Slotnick und Daniel Schacter vom Psychologischen Institut der Harvard University. Sie zeigten Versuchspersonen Bilder von virtuellen menschlichen Gestalten und ließen sie sich im Kernspintomografen entsinnen, welche Figur sie zuvor bereits einmal gesehen hatten. Verfehlte und gelungene Erinnerungen zeichnete eine frappierende Gemeinsamkeit aus: Beide aktivierten die niederen Areale, die sich mit den physikalischen Verarbeitungsprozessen visueller Muster beschäftigten. Nur bei korrekten Erinnerungen waren jedoch ebenso die höheren Zentren für die bewusste Bewertung der Seheindrücke erregt. Dieses Ergebnis bedeutet, dass – überspitzt formuliert – das Gehirn die richtige Unterscheidung zu treffen vermag, die Person aber nichts davon weiß. Wir müssen kaum betonen, dass diese Erkenntnisse, die übrigens mehrfach bestätigt wurden, für die Rechtsprechung ganz besonders wertvoll sein können. Sie eröffnen Richtern, Anwälten und der Polizei eine Möglichkeit, über die verbale Befragung hinaus zu ermitteln, ob jemand eine Szene tatsächlich so wahrgenommen hat, wie er dies glaubt.

Vieles spricht dafür, dass Hirnscanner vor Gericht Verwendung finden werden. Ob dies auch für Verfahren gilt, welche versuchen, in Hirnströmen Merkmale für Heimlichtuerei zu lesen, lässt sich weniger klar entscheiden. Das EEG-Verfahren jedenfalls provozierte bereits dicke Schlagzeilen, als der Geschäftsführer einer Firma namens »Brain Fingerprinting Laboratories« behauptete, die Unschuld eines rechtskräftig verurteilten Mörders erwiesen zu haben. Lawrence Farwell wollte belegt haben, dass der vermeintliche Verbrecher 23 Jahre später tatsächlich keine Erinnerung an die Tatumstände hatte. Farwell benutzte dazu die sogenannte »P300-Welle«, die normalerweise etwa 300 Millisekunden auftritt, nachdem eine Person etwas Vertrautes wahrgenommen hat.

Bei unbekannten Reizen erscheint die Woge allerdings geringfügig verspätet. Fragt der Tester nun Gegenstände ab, die nur der Täter kennen kann, könnte ihn die »P300-Welle« überführen. In der Fachwelt sind Farwells Behauptungen allerdings stark umstritten. Das Verfahren wurde bislang nur an rund 50 Personen geprüft – und dies nur vom Firmengründer selbst.

Vom Wert der Wahrheit

Im Jahr 2005 erschien in der Fachzeitschrift *Nature* ein Artikel mit dem Titel »Brain imaging ready to detect terrorists, say neuroscientists« (»Bildgebende Verfahren ermöglichen das Erkennen von Terroristen«). Dies ist ebenso verfrüht wie falsch. MRT-Verfahren sind noch keineswegs so weit, um in der Praxis verlässlich eingesetzt werden zu können, und die Forscher gestehen dies auch unumwunden zu. Noch sind Manipulationsmöglichkeiten nicht ausreichend überprüft. Das heißt, es ist noch nicht geklärt, ob nicht einzelne Menschen ihr Gehirn so trainieren – etwas mittels Biofeedback – könnten, dass sie den Test im Tomografen unauffällig bestünden. Von meditationserfahrenen buddhistischen Mönchen ist bekannt, dass sich ihre Gehirne im Trancezustand völlig verändern. Was passiert zum Beispiel, wenn eine Person während des Scannens darüber nachgrübelt, ob und wann sie lügen sollte – und es schließlich tut oder sich dagegen entscheidet?

Für eine Verwertbarkeit vor Gericht ist ferner entscheidend, wie hoch die Sicherheit ist, die Gutachter mit dem MRT anbieten können. Die Zuverlässigkeit eines genetischen Gutachtens wird vorerst kaum erreichbar sein. Und wenn in einem Verbrechensfall Unwägbarkeiten offenbleiben: Wie sind die Interpretationen der Neurowissenschaftler jeweils zu bewerten?

All dies sind ungelöste Fragen. Dass wir uns aber auf eine technisch-naturwissenschaftliche Analyse menschlicher Denkprozesse einzustellen haben und vorhandene Methoden und Messmöglichkeiten irgendwann routinemäßig zum Einsatz kommen werden, daran wird niemand ernsthaft zweifeln können. Zu befürchten ist gar, dass diese Verfahren auch dann eingesetzt werden, wenn nicht alle Unklarheiten gelöst sind. Denn die amerikanischen Anti-Terror-Aktivisten zeigen bislang eine große Entschlossenheit, auch solche Techniken zu nutzen, welche die Sicherheit nur geringfügig verbessern – auch auf Kosten von Fehlurteilen.

Nicht zuletzt sollten wir über ethische Gesichtspunkte nachdenken. Verliert der Mensch seine Würde, wird er sozusagen gläsern, wenn er seine Gedanken nicht mehr für sich behalten darf? Andererseits kann der Einsatz moderner wissenschaftlicher Methoden Unrecht verhindern. Falsche Beurteilungen durch Maschinen und durch biologische, chemische und physikalische Messungen sind grundsätzlich seltener als Fehlurteile durch Menschen. Diese Aussage hören besonders Richter eher ungern, weil die Naturwissenschaft ihre Autorität zu untergraben droht. Sie ist aber wissenschaftlich sehr gründlich belegt. Man denke nur an die Hunderte aufgehobener Urteile von Todeskandidaten durch DNA-Tests.

So könnten bald sehr genaue Regelungen für die Praxis nötig werden: Unter welchen Bedingungen darf, unter welchen muss ein Gericht ein aussagepsychologisches Gutachten samt MRT einholen? Wie steht es mit dem Recht auf »kognitive Freiheit»? Wann also darf ein Verdächtiger oder ein Zeuge den Scan verweigern und damit seine Intimsphäre schützen? Der Hamburger Rechtsphilosoph Reinhard Merkel spricht gar von einem »Bewusstseinsfrieden«, den es zu wahren gälte. Er plädiert also für einen sehr beschränkten Einsatz der Hirnscanner.

Auf der anderen Seite kann eine Demokratie von mehr Transparenz und Vertrauen nur profitieren. Ein Beispiel schildert der Philosoph Thomas Metzinger von der Universität Mainz: »Angenommen beim Fernsehduell im Wahlkampf gäbe es eine für alle Zuschauer sichtbare Lampe, die immer dann rot aufleuchtet, wenn in einem der streitenden Gehirne das Korrelat für eine vorsätzliche Lüge aktiv wird. Der Begriff politische Öffentlichkeit bekäme eine ganz neue Bedeutung.«

Es wird darauf ankommen, was mit den erhobenen Daten passieren darf und wie umfangreich der Lügenscan eingesetzt werden wird: bei Einbürgerungen, in der Schule, bei Sportwettbewerben im Rahmen des Anti-Doping-Kampfs, bei Vorstellungsgesprächen oder bei all den alltäglichen Verrichtungen zwischen Bett und Küche? Die neuen Wahrheitsschnüffler wären – vorerst – nicht überall verfügbar und ihr Einsatz kostete Geld. Allein durch ihre Existenz und die damit verbundene Drohung könnten die Scanner jedoch die Einstellung zu Wahrheit und Lüge fundamental umgestalten. »Würde nicht allein das Wissen um die neuen Neurotechnologien unsere Lebenswelt verändern?«, fragt Metzinger. Sag die Wahrheit, oder du kommst in den MRT!

Die US-Tageszeitung *New York Times* schrieb: »Bald werden wir keine Geschworenen mehr nötig haben, keine Horden von Detektiven und Zeugen, keine Anklage und Gegenklage und keine Verteidigung. Der Staat wird einfach sämtliche Verdächtigen in einem Fall der Überprüfung durch wissenschaftliche Instrumente unterwerfen, und da diese Instrumente nicht zu Fehlern oder Falschaussagen angestiftet werden können, werden ihre Beweise für die Beurteilung von Schuld oder Unschuld den Ausschlag geben.« Das war im Jahr 1911, angesichts der sich anbahnenden Entwicklung des Lügendetektors.

Gut möglich, dass die Prophezeiung ein gutes Jahrhundert später Wirklichkeit wird.

Kapitel 4

Über Schmetterlinge im Kopf

Der Hund von Tante T. wurde um 11.30 Uhr von einem Bus überfahren. Verständlicherweise bereitete sein Tod der älteren Dame Kummer. Sie wollte wissen, wer ihren treuen vierbeinigen Freund ins Jenseits befördert hatte. Frau T. ging zu einem Anwalt, der erste Ermittlungen anstellte. Dabei kam heraus, dass als Verantwortliche nur zwei Unternehmen infrage kamen: die Rote und die Blaue Busgesellschaft. In der Wohngegend von Tante T. verkehrten nur diese beiden. Welche aber war es?

Es gab zwei Belastungsmomente: Die Aussage eines Augenzeugen, eines Wachmannes, der in sein Kontrollbuch »11.30 Uhr, Blauer Bus« eingetragen hatte. Das hätte Tante T. einen Schritt weiter geholfen, hätte der Anwalt der Blauen Gesellschaft nicht nachweisen können, dass acht von zehn Einträgen dieses Mannes falsch waren. Das zweite Indiz waren Reifenspuren am Unfallort. Sie passten zu acht Bussen der Blauen und nur zu zwei Bussen der Roten Gesellschaft.

Wie würden Sie entscheiden, wenn Sie in der Verhandlung die Rolle des Richters einnähmen? Rechnen wir ein bisschen, um einen klaren Kopf zu behalten: Die objektive Wahrscheinlichkeit, dass der Wachmann Unrecht hat und es kein blauer Bus war, liegt bei 80 Prozent. Dem widersprechen aber die Reifenspuren, aus denen sich ergibt, dass mit einer rechnerischen Erwartung von ebenfalls 80 Prozent ein Bus der Blauen Gesellschaft den Hund von Tante T. überfuhr. Die Indizien stehen sich entgegen und bieten beide dieselben Sicherheiten. Sie stünden nun davor zu entscheiden, welcher Beleg schwerer wiegt: die Glaubwürdigkeit des Augenzeugen oder die Spuren am Unfallort?

Ein solcher Fall hat sich natürlich nicht wirklich zugetragen. Die Geschichte vom Unglück der Tante T. ist erfunden und Teil eines Experiments, das Gary Wells von der Universität Iowa ersann. Der Psychologe wollte erfahren, wie Urteile zustande kommen, und legte den Fall vom überfahrenen Hund Richtern, Psychologen und Ökonomiestudenten vor. Wem glaubten die Profis und wem die Hochschüler – dem Augenzeugen oder dem sachlichen Beweis? Das Ergebnis war frappierend: Unter den Wirtschaftsstudenten gaben 90 von 100 der Blauen Gesellschaft die Verantwortung, hielten die Aussage des Wachmannes trotz klar erwiesener Fehler also für glaubhaft. Unter den Psychologen entschieden sich rund 84 von 100 für den Zeugen und gegen den Sachbeweis, und unter den Richtern waren es immerhin noch 80. Der Mensch neigt dazu, dem Menschen zu vertrauen. Leider ist das nicht immer die richtige Wahl.

Soll ein Augenzeuge einen Täter in einer Reihe von nebeneinander stehenden Personen identifizieren, so tut er dies in 36 Prozent der Fälle auch dann, wenn der wahre Täter gar nicht unter den Anwesenden ist Das Gericht schenkt gleichwohl vier von fünf derartigen Falschidentifikationen Glauben. In der renommierten Fachzeitschrift *Science* erschien 2005 eine Studie von Wissenschaftlern, die sich mit der Statistik von gerichtlichen Fehlentscheidungen auseinandergesetzt hatten. Darin liefern die Autoren beachtenswertes Material: In 86 erwiesenen Fehlurteilen – darunter 14 Todesurteile – hatten sich 50 Mal die Augenzeugen geirrt, 43 Mal lag die Spurensicherung falsch, und in 25 Fällen hatten Bezeugungen durch Wissenschaftler das Gericht in die falsche Richtung geführt – bei jedem Fall konnten mehrere Faktoren gemeinsam auftreten. Hätten die sehr verlässlichen DNA-Analysen nicht später dazu geführt, dass die Urteile aufgehoben wurden, wären Unschuldige bestraft worden.

Der Mensch ist keine Maschine, sein Gedächtnis keine Festplatte, seine Sinne sind keine Sensoren. Und zum Leidwesen der Rechtsprechung sagt er oft auch dann die Unwahrheit, wenn er sich nach bestem Wissen und Gewissen bemüht, aufrichtig zu sein. Der Literaturwissenschaftler George Steiner hat das in seinem Buch *Warum Denken traurig macht* so beschrieben: »Ungestüme Bekenntnisse, mündliche oder schriftliche Zeugenaussagen unter Eid, offene Geständnisse können keine fundamentalen, gesicherten Inhalte liefern. Sie mögen in aufrichtigster Absicht geäußert, entschlossene Enthüllung sein, Teilwahrheiten, Fragmente ehrlicher Selbstentblößung offenlegen. Sie mögen gelebte Bedeutung verbergen, ob *in toto* oder nur teilweise. Die Maskierungen können von der schamlos und bewusst ausgesprochenen Lüge bis hin zu allen Schattierungen der Halbwahrheit und Selbsttäuschung reichen.«

Als Gutachter in einem Strafverfahren sollte ich (Hans Markowitsch) mithelfen, den Täter in einem Fall von versuchter Vergewaltigung zu ermitteln. An einem Badesee waren in zwei aufeinanderfolgenden Jahren zwei junge Frauen Opfer sexueller Gewalt geworden. Der Ablauf war beide Male sehr ähnlich. Der Täter lockte sein Opfer unter dem Vorwand vom Badesee weg, sie möge ihm beim Tragen eines sperrigen Gegenstands, den er bereitgelegt hatte, helfen. Jedes Mal hatte der Täter ein Fahrrad dabei gehabt, um an den Badesee zu kommen und um auch den Gegenstand auf den Gepäckträger zu laden.

Die Polizei nahm bald darauf einen jungen Mann als Verdächtigen fest, der zwar die erste Straftat zugab, von der zweiten aber nichts wissen wollte. Auf Anraten seines Anwaltes begab er sich zudem freiwillig in eine Therapie und hoffte wohl, auf diese Weise mit einer Bewährungsstrafe davonzukommen. Ob der Mann auch die jüngste Vergewaltigung versucht hatte? Für das sehr unsicher wirkende zweite Opfer sah der mutmaßliche Täter dem Bild, das sie von ihm im Kopf hatte, nur ähnlich – nicht mehr. Das brachte die Polizei auf die Idee, der Mann könne ja einen Bruder haben. Dieser existierte zwar, stritt aber ab, auch nur im Entferntesten etwas mit dem Gewaltakt zu tun zu haben. Da die junge Frau ihn aber zu erkennen glaubte – er wirkte etwas härter und männlicher als sein jüngerer geständiger Bruder –, wurde er zu einer mehrjährigen Gefängnisstrafe ohne Bewährung verurteilt. Sein beharrliches Leugnen legte ihm das Gericht erschwerend zur Last.

Das Urteil stützte sich allein auf die Aussage der verschreckten jungen Frau. Sie hatte, als sie halbnackt im Gras lag und der Täter sich über sie beugte, den Mann in ihrer Panik sicher als härter, entschlossener und aggressiver wahrgenommen als später, als ihr dieser in einer Reihe mit anderen gleichaltrigen Männern gegenüberstand. Außerdem hatte sie sein Gesicht von schräg unten gesehen. Dass Menschen dann am ehesten fratzenhaft oder teuflisch aussehen, weiß jeder Porträtfotograf. Es mag den Erkenntnissen der Wahrnehmungs- und Gedächtnispsychologie entsprechen, dass die Erinnerung der jungen Frau verzerrt war. Dass dies dennoch dazu führte, dass das Gericht den falschen der beiden Brüder für diese Tat verurteilte, ist ein gravierendes Versäumnis. Den Richter schienen auch inkonsistente Details nicht zu interessieren, wie jenes, dass der Täter von der Frau als hakennasig beschrieben worden war. Tatsächlich entsprach der jüngere der Brüder diesem Merkmal viel eher. Der Richter war indes der Meinung, keine Unterschiede zu sehen.

Leider ist dieses – unserer Meinung nach – eindeutige Fehlurteil typisch. Menschen, und damit auch Richter, sind trotz Schulung nicht in der Lage, mehrere Gedankenfäden unabhängig voneinander zu bewerten, sondern bilden schnell Hierarchien, die objektiven Analysen nicht standhalten. Wer sich einmal eine Meinung gebildet hat, der nimmt bevorzugt dazu passende Informationen auf und vernachlässigt widersprechende Fakten. Das haben zahlreiche wissenschaftliche Untersuchungen bewiesen. Die Fülle unüberlegter Handlungen, die beim großen wie kleinen Wirtschaften alltäglich passieren, ist ein weiterer Beleg dafür, dass Menschen unlogisch denken und nur sehr eingegrenzt in der Lage sind, mehrere Dinge gleichzeitig abzuschätzen.

Warum Zeugenaussagen so wenig verlässlich sind

Der Dichter und Dandy Oscar Wilde sagte einmal »Tatsachen haben nicht die geringste Bedeutung«. Dass Menschen nicht nach den Kriterien der Vernunft handeln, ist unter Künstlern eine durchaus akzeptierte Erkenntnis. Die Biologie kann das nur bestätigen. Die Evolution hat uns nicht mit der Eigenschaft der Vernunft versehen, sondern mit solchen, die für das Überleben wichtig sind. Das macht einen sehr gewichtigen Unterschied aus: Es ist zwar für das Fortbestehen der Art sinnvoll, Kinder zu haben, als vernünftig kann man es nicht unbedingt bezeichnen. Was unsere Sinne angeht, so können wir zum Beispiel nur in bestimmten Wellenlängenbereichen sehen, und wir hören nur Frequenzen zwischen 20 und maximal 20 000 Hertz. Hunde dagegen vernehmen Laute bis zu 50 000 und Fledermäuse, die in der Nacht aktiv sind und kaum etwas sehen, bis über 200 000 Hertz hinaus. Was wir wahrnehmen, ist entsprechend unserer Erfahrung subjektiv eingefärbt. Hinzu kommt, dass wir in manchen Momenten aufmerksamer sind, in anderen driften unsere Gedanken ab, das Erleben ist mehr ein inneres denn ein äußeres. Für Aussagen vor Gericht hat dies gravierende Folgen.

Die Wahrnehmungspsychologie trifft seit alters her die Unterscheidung zwischen Empfindung und Wahrnehmung. Empfindung bedeutet die Aufnahme eines Reizes durch die Sinnesorgane, Wahrnehmung die kognitive Verarbeitung der Signale. Entscheidend ist, dass die Wahrnehmung einer ständigen Bewertung unterworfen ist. Sie hängt ab von unserer Aufmerksamkeit, der Erfahrung, der Motivation, den Erwartungen in einer Situation und weiteren Faktoren. Zudem benötigt jedes Sinnesorgan einen adäquaten Reiz, um richtig zu funktionieren. Der »Schlag aufs Auge« ist für die Rezeptorzellen in der Retina ein inadäquater Reiz, weil nicht Lichtwellen, sondern Druckreize dazu führen, dass wir »Sterne sehen«. Diese Sterne sind in der Außenwelt jedoch gar nicht vorhanden.

Auch unser Gedächtnis verändert sich fortlaufend. Wir leiden unter Erinnerungstäuschungen, Verfälschungen, dem Verdrängen bestimmter Inhalte und – man kennt es von Vokabeln, der Brille, Verabredungen, Telefonnummern – schlichtem Vergessen. Da wir uns zudem nicht immer im gleichen körperlichen und geistigen Zustand befinden – mal sind wir putzmunter, mal verschlafen oder erschöpft und ausgelaugt –, nehmen wir die gleichen Informationen unterschiedlich wahr. Anschließend rufen wir sie ebenfalls in Abhängigkeit von unserem Zustand ab.

Faktoren wie Schlafmangel und Aufregung, Ablenkung oder Reizüberflutung können unsere Aufmerksamkeit und Konzentrationsfähigkeit weiter beeinträchtigen. Neuropsychologen unterscheiden zwischen vier Formen von Aufmerksamkeit: Erstens der selektiven Aufmerksamkeit, der Möglichkeit, sich auf Wichtiges konzentrieren und Unwichtiges ausblenden zu können; zweitens der geteilten Aufmerksamkeit, der Fähigkeit, mehrere Reizquellen gleichzeitig beachten zu können; drittens der Aktiviertheit – für sie wird im Englischen der Ausdruck Alertness verwendet – und viertens der Vigilanz. Die Aktiviertheit bezeichnet eine langfristige Konzentration, Vigilanz meint, die Fähigkeit »wach« zu bleiben, zum Beispiel bei langen Autofahrten.

»Or in the night, imaging some fear, / How easy is a bush supposed a bear«, heißt es in Shakespeares *Mittsommernachtstraum* – in der Nacht kann man schon mal einen Strauch für einen Bären halten. Unsere Wahrnehmung ist also nicht immer eindeutig, das wusste Shakespeare, und das weiß jeder, der sich einmal im dunklen Wald bei Neumond ohne Taschenlampe wiederfand. Aber auch bei Tageslicht funktionieren unsere Sinne nicht perfekt, was sich oft nur in Extremfällen offenbart, zum Beispiel wenn ein Autofahrer in einer Schneelandschaft in Richtung der tief stehenden Sonne blicken muss oder vom dunklen Wald oder Tunnel in das gleißende Licht der Sonne fährt.

Die Palette der Einflüsse ist gleichwohl riesig, angefangen mit optischen Täuschungen – auf dem nächtlichen Bahnhof meint man

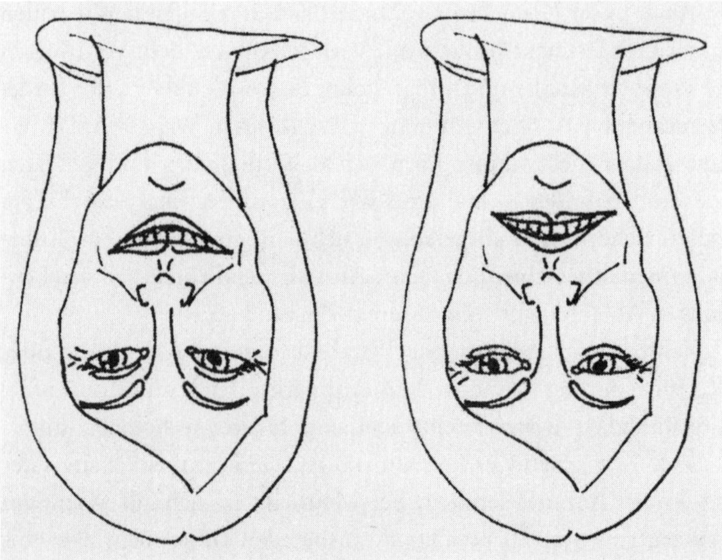

Abbildung 9: Beispiel für die Abhängigkeit der Wahrnehmung von der Erfahrung. Dreht man die Gesichter um 180 Grad, verändert sich bei einem der wahrgenommene Ausdruck.

leicht, der eigene Zug habe sich in Bewegung gesetzt, während tatsächlich der auf dem Nachbargleis losgefahren ist. Andere optische Täuschungen verzerren Objekte in ihren Dimensionen. Wir haben zum Beispiel Probleme, die emotionalen Ausdrücke von Gesichtern zu erkennen, die auf dem Kopf stehen (Abbildung 9). Sind bestimmte Zeichen im Kontext von Buchstaben zu sehen, so werden sie als solche interpretiert, sehen wir sie im Kontext von Zahlen, erkennen wir darin hingegen Zahlen (Abbildung 10). Und jeder weiß, dass ein knapp mittelgroßer Mensch neben einem besonders großen klein erscheint. Außerdem haben sozialpsychologische Studien gezeigt, dass für wirtschaftlich arme Menschen Geldstücke größer wirken als für wohlhabende und mächtige Männer körperlich größer und stärker als gleich große Männer mit weniger Einfluss.

Wer aus der Wärme in die Kälte kommt, empfindet die Temperaturunterschiede krasser als jemand, der sich eingewöhnt hat.

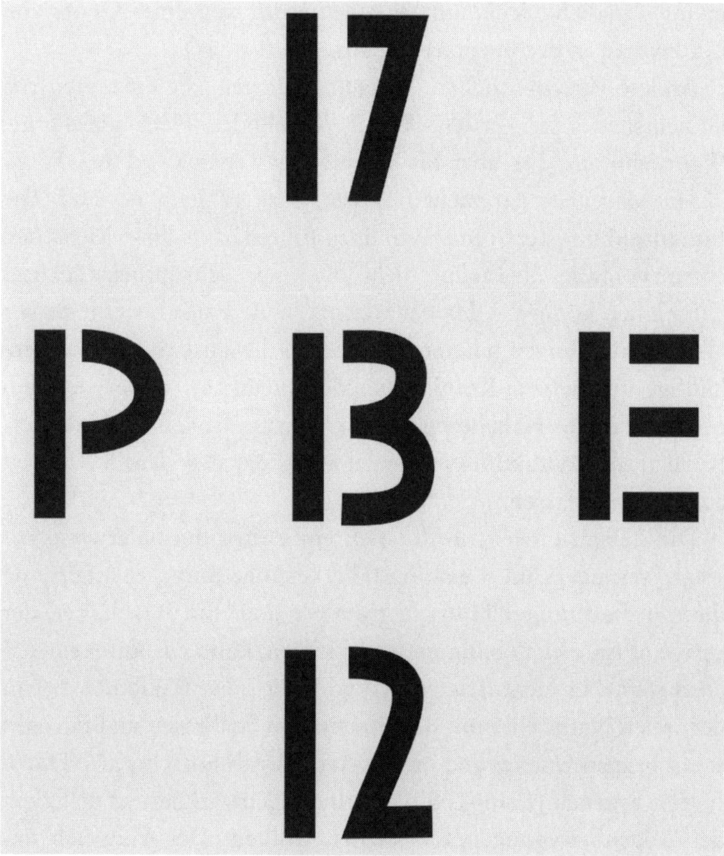

Abbildung 10: Beispiel für die Abhängigkeit der Wahrnehmung vom Kontext.

Wer etwas Speck am Bauch und Rücken trägt, den erschreckt das Eiswasser nach der Sauna weniger als einen Hänfling.

Gleichzeitig existieren weit mehr Krankheiten und Anomalien unserer Sinnessysteme, als uns im Alltag bewusst ist. Gehört Farbenblindheit noch zu den geläufigen Phänomenen, so ist Prosopagnosie für die meisten ein Fremdwort. Dabei handelt es sich um die Unfähigkeit, Gesichter zu erkennen oder sie sich merken zu können. Die Krankheit ist weit häufiger verbreitet, als man meint – manche Schätzungen gehen sogar von einer Quote von 2,5 Prozent in der Bevölkerung aus.

Andere Personen haben Augenkrankheiten, die einen Teil des Gesichtsfeldes leer lassen. Wie beim blinden Fleck gleicht die Wahrnehmung dies aber bis zu einem gewissen Grad aus. So ist vielen Menschen gar nicht bewusst, dass sie teilblind sind. Die Einschränkung der Sinne kann dazu führen, dass diese Menschen einen Vorgang überhaupt nicht oder nur sehr bruchstückhaft aufnehmen können – das hat weitreichende Folgen, wenn sie vor Gericht als Zeugen auftreten sollen. Es ließen sich viele weitere häufige und seltene Krankheitsbilder aufzählen, wobei viele Beobachter an das Naheliegende gar nicht erst denken: dass sie ohne Brille oder Kontaktlinsen Probleme haben, die visuelle Umwelt adäquat zu erfassen.

Die Lebensumwelt, in der sich ein Zeuge normalerweise bewegt, verändert die Leistungsfähigkeit der Sinne ebenfalls, da diese in bestimmter Hinsicht trainiert sind. Ein Buchhalter, der gewohnt ist, viel alphanumerisch zu lesen, kann ein Autokennzeichen schneller identifizieren als ein Jäger oder Wildhüter, der in der freien Natur eher mit den Spuren von Feldhasen und Füchsen in moorigem Untergrund zu tun hat. Es gab Forscher wie Hans-Jürgen Eysenck (1916–1997), die Intelligenz an der Schnelligkeit der Augenbewegungen festmachen wollten. Der Vergleich des Buchhalters mit dem Wildhüter zeigt, dass erstens Wahrnehmung, Auffassungsgabe, geistige Kapazität und Gedächtnisfertigkeiten nicht bei jedem Menschen gleich gut funktionieren und dass diese Fähigkeiten zweitens eng miteinander verknüpft sind.

Schlaganfälle, schnell oder langsam wachsende Tumoren, epileptische Attacken oder Demenzen wie die Alzheimersche Krankheit – sie alle beeinträchtigen die normale Arbeitsweise des Gehirns. Das Tückische an Alzheimer ist der schleichende Beginn der Erkrankung. Zuerst fallen den Personen Wörter nicht mehr ein, ihre Merkfähigkeit verringert sich und ihre Stimmung schwankt. Alltagssituationen wie das Lenken von Autos und andere Routinen beherrschen die Betroffenen dagegen oft problemlos – zumindest, solange keine unerwarteten Störungen auftreten wie etwa eine Umleitung, ein Unfall oder ein sich regelwidrig verhaltender anderer Verkehrsteilnehmer.

Häufig bemerken gerade ältere Menschen kaum, dass sie eine Augenerkrankung haben, die ihr Sehvermögen beeinträchtigt oder dass sie hohe Frequenzen gar nicht mehr hören können. Führen sie ein Telefongespräch, verstehen sie oft nur Fragmente und reimen sich den Rest zusammen. Neben der Schwerhörigkeit kann auch das Medium selbst dafür Verantwortung tragen, denn die Leitung überträgt nur bestimmte Frequenzen, sodass inhaltliche Lücken entstehen und der Sinn entstellt werden kann.

Eine neue Untersuchung mit dem Titel *I misremember it well* (»Ich fehlerinnere es gut«) kam zu dem Schluss, dass Menschen zwischen 60 und 80 Jahren generell sehr unzuverlässige Augenzeugen sind. Forscher zeigten den grauen Probanden die fünfminütige Videoaufzeichnung eines Einbruchs mit anschließender Verfolgungsjagd. Danach erhielten die Teilnehmer einen Fragebogen, der Details abfragte, die im Film erschienen waren, sowie solche, die nicht vorgekommen waren. Dabei machten die älteren Herrschaften eindeutig mehr Fehler als jüngere. Sie hatten außerdem ein weitaus größeres Vertrauen darin, alles exakt so berichtet zu haben, wie es vorgefallen war.

Was die Verlässlichkeit von Aussagen betrifft, so ist eine fehlerfreie Wahrnehmung natürlich die entscheidende Voraussetzung dafür, dass ein Zuschauer das Gesehene oder Gehörte den Tatsachen entsprechend abspeichert. Deswegen sollte es auch bei polizeilichen Vernehmungen eine Selbstverständlichkeit sein, einen Aussagenden nach Seh- oder Hörschäden und Brillenbenutzung zu befragen. Bislang geschieht dies nicht routinemäßig.

Wir haben uns bisher auf die Seite der Wahrnehmung und der Aufmerksamkeit beschränkt. Der anschließende Vorgang des Abspeicherns und des Abrufs der Informationen beinhaltet eine weitere, kräftig sprudelnde Fehlerquelle – allein schon deswegen, weil jeder Mensch seine Vorzüge und Schwächen hat, und dies ihm häufig sogar bewusst ist. Die eine hat ein gutes Gedächtnis für Gesichter, die Nächste für Namen, ein anderer kann sich Zahlen und Kalenderdaten ausgezeichnet merken und für andere sind Automodelle das Ein und Alles.

Gehirn und Gedächtnis sind nicht mit der Festplatte und der Software eines Computers zu vergleichen, sondern unterscheiden sich von der eindimensionalen Programmierwelt eines Rechners durch ihre Vielfalt und Variabilität. Menschliches Gedächtnis ist subjektiv und damit sowohl bei der Einspeicherung als auch beim Abruf von äußeren Umständen abhängig. Befindet sich eine Person in einem euphorischen Zustand, sieht sie die Welt nicht nur freundlicher, sondern speichert das Gesehene auch farbiger und positiver ein. Dies gilt ebenfalls für den Abruf persönlicher Erinnerungen: In einem depressiven Zustand sehen wir die Welt grau in grau, und dies färbt auch unsere Erinnerungen entsprechend ein.

Stellt sich ein bestimmter innerer Zustand wieder ein, tauchen damit längst vergangene Informationen wieder auf. Eine 93-jährige Frau schrieb mir (Hans Markowitsch) in einem Brief, dass sie seit Kurzem Gedichte wie »Die Bürgschaft« von Friedrich Schiller oder »Des Sängers Fluch« von Ludwig Uhland in allen Strophen lückenlos aufsagen könne. »Nie habe ich in der langen Zwischenzeit an all die Literatur aus dem Schulunterricht gedacht!«, erklärte sie erstaunt. Dass sich die Frau nach 75 bis 80 Jahren an Gedichte aus Kindheit und Jugend erinnerte, versetzte sie derart in Verwunderung, dass sie von einem Fachmann die Ursache erfahren wollte. Ich erklärte ihr, dass man sich im hohen Alter häufig wieder an die Jugend erinnert und einem deswegen lange verschollene Details und Fakten wieder bewusst werden. Tatsächlich ereignet sich am Lebensabend häufig eine Art Regredieren in die Jugend, man kehrt wieder zurück zu den »alten Tagen«. Eine zweite Erklärung nannte ich ihr nicht, um sie nicht zu verletzen oder unnötig zu beunruhigen. Diese geht davon aus, dass im Alter möglicherweise ihre Hirnrinde inzwischen in einem Maße Neurone abgebaut hatte, dass eine

Unterdrückung der früher als irrelevant bewerteten Materialien entfiel und diese ins Bewusstsein vordrangen. Das Beispiel zeigt das Auf und Ab der Erinnerungsfähigkeit im Laufe eines Lebens.

Eine andere Möglichkeit, Erinnerungen wieder bewusst werden zu lassen, ist, sich an den Ort der Informationsaufnahme zurückzubegeben – wer vor 15 Jahren einmal durch Singapur lief, hat vielleicht einen bestimmten Hindutempel mit Dutzenden von teils in Tiergestalt modellierten, farbenprächtigen Götterstatuen gesehen, aber zurück zu Hause nie wieder an diesen gedacht. Kommt der Reisende wieder nach Singapur und bummelt durch die Straßen, hat er vielleicht eine plötzliche Erleuchtung, links um die Ecke könnte ein Hindutempel stehen. Die Urlaubsstimmung, die Tropenluft und die Offenheit für unbekannte Reize setzt eine Erinnerung frei, die zu Hause nie ins Bewusstsein trat.

Die Zustandsabhängigkeit des Gedächtnisses kann den Abruf von Informationen auch hemmen. Studenten können so etwas erleben, wenn sie zu Hause den Prüfungsstoff, entspannt auf dem Sofa liegend und nebenher ein Glas Wein trinkend, pauken. In der Prüfungsatmosphäre mit Professorin, Beisitzer und Protokollant kommt es dann zum Zungenphänomen – der Abruf ist blockiert. Ähnlich ist wohl die Situation bei einem richterlichen Verhör: Zu Hause hat der Zeuge alles klar im Kopf, vor Gericht erscheint das berüchtigte Brett vor dem Kopf. Derartige Gedächtnisblockaden reichen von den einfachsten Begebenheiten im Alltag bis hin zu Krankheitszuständen wie dem »mnestischen Blockadesyndrom«, bei dem der Abruf der eigenen Biografie ganz oder teilweise blockiert ist. Es kann über Jahre hinweg unverändert fortbestehen.

Das manipulierte Gedächtnis

Fehlerhafte Berichte und Aussagen treten im Alltag weitaus häufiger auf, als vielen bewusst ist. Vor allem psychisch labile, unreife Personen sind gegenüber Suggestionen durch andere hochgradig anfällig. Der Fachausdruck dafür heißt False Memory Syndrome (FMS). Er bedeutet: Menschen verändern in ihren Erinnerungen die Zeit, den Ort, die beteiligten Personen, die Einzelheiten bis hin zu den Abläufen. Manchmal erfinden sie sogar Ereignisse dazu, die nie passiert sind, und integrieren sie so in ihr eigenes Leben. Im Unterschied jedoch zur bewussten Falschaussage glaubt die Person, die an einem FMS leidet, an die eigene Geschichte.

Amerikanische Forscher lösten eine Fehlerinnerung dadurch aus, dass sie ein Foto, das Vater und Sohn zusammen zeigte, aus dem Familienalbum nahmen und es in ein anderes Bild hineinkopierten, auf dem ein Heißluftballon mit vielen Leuten im Korb zu sehen ist. Als sie dem Kind, das noch nie Ballon gefahren war, die Montage vorlegten, begann es – da für einen unerfahrenen Menschen ein Bild ja eine Art Dokument ist – eine Geschichte zu erfinden, wie schön es gewesen war zu schweben und von dort oben die Welt so klein zu sehen.

Im Rahmen eines Experiments zeigten wir – Sina Kühnel, Markus Mertens, Fritz Wörmann und ich (Hans Markowitsch) – Studenten hintereinander zwei Filme von je zehn Minuten Dauer. In dem einen stand ein junger Mann morgens auf, ging ins Bad, kleidete sich an und begann zu frühstücken. Im anderen betrat eine junge Frau eine Parfümerie und probierte ein paar Flakons aus. Nach dem Forschungskino unterzogen wir die Studenten einem Hirnscan und zeigten ihnen dabei Standszenen drei verschiedener Kategorien: Bilder, die in den Filmen vorgekommen waren, solche, die zwar nicht vorgekommen, aber ähnlich waren und vollkommen andersartige. Die Auswertung ergab, dass die Studenten im Durchschnitt 44,8 Prozent falsche Erinnerungen hatten, also Bilder als gesehen klassifizierten, die sie in Wirklichkeit nie zu Gesicht bekommen hatten. Die Hirnbilder aus dem Kernspintomografen offenbarten allerdings, dass die Nervenzentren dabei jeweils ganz unterschiedlich aktiv waren. Die wahren Erinnerungen produzierten unter anderem vermehrt im Stirnhirn eine Erregung, die falschen dagegen in Teilen der Sehrinde. Wir folgerten daraus, dass das Gehirn mehr »wusste«, als den Probanden bewusst war.

Für die historische Forschung, aber auch für die Gesellschaft insgesamt hat das Phänomen der falschen Erinnerung weitreichende Konsequenzen. Dies wird am Beispiel Binjamin Wilkomirskis deutlich. Der Schweizer Autor berichtete 1995 in seinem Buch *Bruchstück. Aus einer Kindheit 1939–1948* über Erinnerungen an seine ersten Lebensjahre in den Konzentrationslagern Majdanek und Birkenau, in die er nach seiner Flucht aus Riga deportiert worden war. Die Geschichte endet glücklich und schließt mit der Adoption Wilkomirskis durch seine Schweizer Stiefeltern. Das Buch erregte größtes Aufsehen und wurde in rund ein Dutzend Sprachen übersetzt. Wilkomirski wurde zu jüdischen Vereinigungen in New York und weiteren Städten eingeladen und mit Literaturpreisen überhäuft. Die Stadt Zürich zeichnete sein Werk mit der Ehrengabe von 6000 Franken aus. Er galt als der jüngste Überlebende des Holocaust. Es meldete sich sogar eine weitere Person, Laura Grabowski, die angab, ihn als Kind gekannt zu haben. »He's my Binji, that's all I know«, sagte Grabowski in Interviews. »Er ist mein Binji, das ist alles, was ich weiß.« Drei Jahre nach Erscheinen des prämierten Buches druckte die Schweizer *Weltwoche* einen Artikel, in dem Wilkomirski als ein in Biel unehelich geborenes Kind namens Bruno Grosjean identifiziert wurde. Nach der Adoption hieß er Bruno Doesekker. Ein Konzentrationslager hatte er nur als Tourist gesehen.

Wilkomirski war ein depressiver und hoch suggestibler Fantast. Die Beschreibungen, die er von den Konzentrationslagern ablegte, entpuppten sich als von Therapeuten modifizierte und intensivierte Träume und Ängste, die Doesekker aufschrieb und die er schließlich mit seinem Leben verwechselte. Es handelte sich hier also um den nicht seltenen Fall eines vom Therapeuten induzierten False Memory Syndroms. Der Sozialforscher Jan Philipp Reemtsma nahm die Geschichte auf und bemerkte, wie attraktiv es sein könne, ein Opfer zu sein. Patienten können einen Gewinn aus der Situation ziehen – man kümmert sich um sie, zeigt Interesse an ihnen – in Doesekkers Fall bis hin zu Preisverleihungen und Weltreisen. Darüber hinaus verinnerlicht ein solches »Opfer« seine Fantasien mit der Zeit so sehr, dass es sie mit der Wirklichkeit verwechselt. Übrigens hatte Doesekker alias Wilkomirski in seinem Buch beschrieben, dass man ihm im Konzentrationslager die braunen Augen operativ in arisch-blaue verwandelt hatte. Dass es eine solche Operation in Wirklichkeit nicht gibt, hatte damals selbst Ärzte nicht stutzig gemacht.

Eingeredeter oder tatsächlicher Missbrauch?

Das False Memory Syndrom ist bei der Befragung von Kindern, etwa wenn der Verdacht auf sexuellen Missbrauch besteht, ein besonderes Problem. Da die Fälle, in denen Erwachsene wegen Kindesmissbrauchs angeklagt werden, massiv ansteigen – in den USA gab es eine Verzehnfachung innerhalb des Zeitraums von 1976 bis 1986 –, ist es, wie auch Fälle in Deutschland zeigen, essenziell, herauszufinden, ob hier etwa durch Kindergartenpersonal oder Verwandte Geschehnisse implantiert wurden, die gar nicht der Realität entsprechen.

Zwei Fachleute auf diesem Gebiet, die Psychologen Charles J. Brainerd und Valerie Reyna von der Cornell University, beschreiben in ihrem Buch *The Science of False Memory* eine Begebenheit, die sich zwischen 1990 und 1992 an der McMartin-Vorschule in Manhattan Beach, Kalifornien, zugetragen hatte: Am 12. August 1983 rief Judy Johnson, Mutter eines Kleinkindes, die Polizei an, ihr Sohn sei im Kindergarten von seinem Betreuer Raymond Buckey sexuell belästigt worden. Sie hätte an seinem Anus Blut entdeckt. Der zwei Jahre alte Bub bestätigte gegenüber der Polizei eine Belästigung. Buckey wurde wegen Kindesmissbrauchs verhaftet. Der Polizeichef verschickte einen Brief an alle Eltern, in dem er sie nicht nur über den Vorfall informierte, sondern zudem darauf hinwies, dass ihre Kinder möglicherweise folgenden Umständen beziehungsweise Handlungen ausgesetzt gewesen sein könnten: oralem Sex, Streicheln von Genitalien, Gesäß- oder Brustbereich, Sodomie, möglicherweise unter dem Vorwand, Temperatur messen zu wollen, Nacktfotos, Alleinsein mit Buckey während des Mittagsschlafes, von Buckey gefesselt worden zu sein. Diese Art der Vorveruteilung setze eine Lawine in Gang.

Nach intensiven Befragungen durch Mitarbeiter des Children's Institute International wurden bis März 1984 350 Kinder bekannt, die angeblich Opfer sexuellen Missbrauchs an der McMartin-Vorschule geworden waren. Daraufhin wurden die Gründerin der Schule und sechs Mitarbeiter und Mitarbeiterinnen des mehr als hundertfachen sexuellen Kindesmissbrauchs angeklagt. Zwei Jahre später wurden die Anklagen gegen alle Personen außer gegen Buckey und seine Frau fallen gelassen, später dann auch gegen Frau Buckey. Nach zwei Gerichtsverfahren wurde schließlich selbst das Verfahren gegen Raymond Buckey eingestellt. Ob zu Recht oder zu Unrecht, wusste am Ende niemand mehr.

Das zentrale Problem war, dass alle Kinder in hohem Maße suggestiv befragt worden waren. Bereits der Brief der Polizei an die Eltern legte eine Suggestion nahe. Nach der Untersuchung des Falles listeten die beiden Forscher Brainerd und Reyna die am häufigsten gemachten Fehler auf. Dazu gehören: mehrfaches Wiederholen einer bereits im Interview beantworteten Frage; selektives Verstärken erwünschter Antworten (»Ja, das stimmt. Ja, so hab ich's mir vorgestellt.«); Stereotypisieren des Verdächtigen (»Herr Schmidt ist schon ein ziemlicher Schuft.«), Missbrauchsbehauptungen von Mitschülern zuzustimmen (»Deine Freundin Sally war vorhin auch da und sagte, dass er ihr unter das Unterhöschen gegriffen habe.«); geleitete Vorstellung (»Versuch dir im Kopf auszumalen, was Herr Schmidt dir antat. Versuch ein möglichst klares Bild zu bekommen, was er tat, als er dich anfasste.«)

Auch in Deutschland gab es ähnliche Fälle wie den in Kalifornien. Am bekanntesten ist wohl der Wormser Kindesmissbrauchsprozess von 1994, in dem insgesamt 25 Personen beschuldigt wur-

Stufe	*Erklärung*
1. Einführung	Die Teilnehmenden stellen sich vor und erklären ihre Rollen im Interview.
2. Wahrheit und Lüge	Die Unterscheidung zwischen Wahrheit und Lüge wird diskutiert, und es wird erklärt, warum man nur die Wahrheit sagen darf.
3. Rapport	Der Untersuchende besucht das Kind, um Ängste abzubauen und beantwortet dessen Fragen. Dabei achtet er auf die sprachlichen Ausdrucksfertigkeiten des Kindes.
4. Frisches Ereignis	Für die »Anwärmphase« fragt der Untersuchende nach einem neuen, hervorstechenden Ereignis (beispielsweise Geburtstagsparty, Besuch im Zoo oder Museum)
5. Erstes Erzählen	Das Kind soll zu einer Aussage im Rahmen der Anklage Stellung nehmen, wobei man durch neutrale Aufforderungen nach mehr Einzelheiten fragt.
6. Letztes Ereignis	Das Kind wird nach dem zuletzt geschehenen Ereignis gefragt (analog wie bei 5.).
7. Abrufhinweise	Um weitere Information zu bekommen, gibt man neutrale Stichworte oder Hinweise.
8. Offen/direkt	Für besonders wichtige Details fragt man nach Spezifika des Umfelds (»Du sagtest, dass in der Küche etwas passierte. Was war das?«).
9. Erstes Ereignis	Bei mehreren Geschehnissen fragt man nach dem allerersten (Hinweise, Aufforderungen wie bei 5.).
10. Abrufhinweise	wie bei 7.
11. Offen/direkt	wie bei 8.
12. Ein weiteres Ereignis	Frage nach einem weiteren Geschehnis (Hinweise, Aufforderungen wie bei 5.)

13. Abrufreize	wie bei 7. und 10.
14. Offen/direkt	wie bei 8. und 11.
15. Wichtige weiterführende Fragen	Wenn das Kind Antworten gibt, wird nach mehr Details gefragt.
16. Weitere Information	Das Kind wird gefragt, ob ihm noch irgendwelche anderen Dinge oder Tatsachen einfallen.
17. Neutrales Thema	Man fragt wie beim Rapport und bespricht ein neutrales Thema.

Tabelle 2: Stufen des NICHD-Protokolls

den, 16 eigene und fremde Kinder jahrelang sexuell missbraucht zu haben. Mehrere Personen landeten im Gefängnis, bevor sie später wegen erwiesener Unschuld rehabilitiert wurden. Ein vier- und ein achtjähriges Kind kamen vorübergehend in ein Heim, ihr Vater verbrachte 21, die Mutter vier Monate in Untersuchungshaft. Die Folgen solcher falscher Anschuldigungen sind gravierend. Verlustängste der Kinder, Misstrauen gegenüber Erwachsenen und spätere Beziehungsprobleme sind nur drei Beispiele dafür.

Natürlich soll Kindesmissbrauch nicht bagatellisiert werden. Solche Vergehen gibt es viel zu oft, überall auf der Welt, und sie müssen in jedem Einzelfall verfolgt werden. Jedoch sollten Ermittler – und der Gesetzgeber natürlich – die Praktiken überdenken, mit denen dabei zu Werke zu gehen ist. In den USA entwickelten Psychologen um Michael Lamb vom National Institute of Child Health and Human Development (NICHD) ein Protokoll, das 17 Vorgehensstufen unterscheidet (Tabelle 2). Vor allem gilt es dabei, Vorverurteilungen und suggestive Fragen zu vermeiden.

Freuds Psychopathologie des Alltags und Fehlurteile

Man ist geneigt, Wahrnehmungs- und Abrufverfälschungen als Ausnahmen anzusehen, die einem selbst so gut wie nie unterlaufen. Man glaubt zu wissen, dass man sich unter Kontrolle hat und zwischen wahr und falsch unterscheiden kann. Aber eine genaue Beobachtung von Alltagssituationen zeigt, dass ein Lapsus des Gedächtnisses immer wieder passiert. Man ist überzeugt, einen Gegenstand an einem bestimmten Ort abgelegt zu haben, findet ihn dann aber woanders, weil man ihn zwischenzeitlich schon wieder in der Hand hatte. Man spricht einen Menschen statt mit seinem richtigen, mit einem anderen, meist ähnlich klingenden Namen an. Oder man vertut sich im Datum einer Verabredung. Die Störungen äußern sich auch in milden Formen von Zwangshandlungen: Man geht aus dem Haus, um in den Urlaub zu fahren, kehrt aber noch einmal zurück, weil man sich unsicher geworden ist, ob alle Fenster geschlossen sind, obwohl einem das Unbewusste signalisiert: »Du hast sie geschlossen!«

Sigmund Freud hat diese Phänomene in einer Reihe von Abhandlungen beleuchtet: »Ueber Deckerinnerungen«, »Zum psychischen Mechanismus der Vergesslichkeit«, »Zur Psychopathologie des Alltagslebens (Vergessen, Versprechen, Vergreifen) nebst Bemerkungen über eine Wurzel des Aberglaubens« lauten die Titel seiner Arbeiten. Interessant ist Freuds Verbindung dieser Phänomene mit dem Aberglauben, der auch in unserer Gegenwart noch äußerst präsent ist und selbst im kommunistischen China die Staatslenker, Heiratstermine und die Geburtenrate beeinflusst. So setzen sich etwa Paare das Ziel, ihr Kind im Jahr des Schweins zur Welt zu bringen, weil diese dann angeblich im Wohlstand leben – Schwein gehabt, sozusagen.

Thomas Busey vom Psychologischen Department der Indiana University und Geoffrey Loftus vom Psychologischen Department der University of Washington veröffentlichten 2006 einen Artikel mit dem Titel »Cognitive Science and the Law«. Der erste Satz ihrer Zusammenfassung lautet: »Zahlreiche unschuldige Menschen wurden zu Gefängnisstrafen verurteilt, direkt oder indirekt basierend auf normaler, aber fehlerhafter menschlicher Wahrnehmung und Entscheidungsfindung und normalem, aber fehlerhaftem menschlichen Gedächtnis.« Busey und Loftus führen aus, dass Zeugenaussagen vor Gericht häufig zwei ganz grundsätzliche und wesentliche Fehlerquellen aufweisen: Zum einen nimmt ein Zeuge ein Verbrechen häufig unter suboptimalen Begleitumständen wahr. Zum Beispiel ist das Tageslicht schwach, die Entfernung groß oder die Person steht unter dem Einfluss von Alkohol. Zum anderen erhält jener Zeuge später suggestive Informationen, wodurch sich der Inhalt der gespeicherten Information verändert. Möglicherweise identifiziert er einen Verdächtigen, der ihm in einer »nicht-neutralen Identifikationsprozedur zugeführt wird«, wie es so schön im Rechtsdeutsch heißt. Das bedeutet: Der Verdächtige erscheint in abgerissenen Kleidern und unrasiert, die Vergleichspersonen sind geschniegelte Polizisten.

Um den Zusammenhang kurz anhand des oben geschilderten Falles der Vergewaltigung zu illustrieren: Eine Frau, die einem Mann behilflich sein will, von ihm aber plötzlich und brutal ins Gras geworfen wird, während er ihre Kleider zerreißt, ist natürlich in Panik. Sie wird das Gesicht des Mannes als bestialische Fratze in Erinnerung behalten. Außerdem wird sie ihn, da ihr vermutlich Tränen in die Augen schossen, nur unscharf gesehen haben. Wenn das Opfer später die Gesichter zweier – weil Brüder – ähnlich aussehender Männer in neutralem Passfotoausdruck miteinander vergleicht, wird sie dasjenige, das älter und damit kantiger und dominanter wirkt, für das ihres Peinigers halten. Auch wenn dies der Jüngere war.

Wir müssen es so deutlich sagen: Da Juristen wenig von Wahrnehmungspsychologie und -physiologie verstehen, beachten sie nicht in ausreichendem Maße, wie etwa die Entfernung vom Tatort oder die zu dem Zeitpunkt herrschende Sonneneinstrahlung die Wahrnehmung eines Zeugen beeinflussen können. Eigene Maßstäbe flugs für allgemeingültig zu erklären, ist eine weitere Fehlerquelle. Beispielsweise war ein junger Rechtsanwalt angeklagt, mit seinem Golf GTI mit gut 90 Stundenkilometern eine Autobahnausfahrt entlanggerast zu sein, in der nur 40 erlaubt sind. Zeugen waren Polizisten, die dem Angeklagten in einem Zivilfahrzeug folgten. Der Jurist gab sich dem Vorsitzenden gegenüber recht treuherzig. »Herr Richter«, sagte er, »durch die Kurve kann man gar nicht mit 90 fahren.« Daraufhin stimmte ihm der ältere Herr, der die Ausfahrt vermutlich mit 30 in seinem Mercedes-Diesel nimmt, zu und stellte das Verfahren ein.

Generell gilt: Was vor Gericht verhandelt wird, ist für Zeugen und Opfer stressreich. Für ein Opfer ist der Anblick desjenigen, der ihm oder ihr Gewalt angetan hat, häufig schwer zu ertragen, wie der Fall Bachmeier demonstriert: Marianne Bachmeier erschoss am 6. März 1981 in einem Lübecker Gerichtssaal Klaus Grabowski, den Mörder ihrer Tochter Anna. Zeugen fühlen sich ebenfalls häufig verzweifelt oder bedrückt. Sie haben zum Beispiel Angst, der Täter könnte sich später an ihnen rächen. Und für den Angeklagten ist die Verhandlung ebenfalls mit Stress verbunden, geht es ja für ihn darum, ob er über Jahre hinter schwedischen Gardinen verschwindet.

Stress hat zwei Effekte auf das Gedächtnis: Als Eustress feuert er das Individuum an, die Konzentration richtet sich auf die zu bewältigende Herausforderung und Hormone werden im Gehirn freigesetzt. Als Distress aktiviert Stress zwar auch, aber auf eine negative Art. Die Person gerät unter Druck, möglicherweise in Panik, sieht keine Reaktionsmöglichkeit, um mit einer Konfrontation fertig zu werden und fühlt sich wie gelähmt. Das Phänomen zeigen in Tierversuchen zum Beispiel Ratten, die auf einem unter Strom stehenden Gitter verharrten statt wegzulaufen. Der Ausdruck »starr vor Schreck« charakterisiert ihre Reaktion. Viele Experimente belegen, dass leichte Formen von Stress die Verbindungen zwischen Nervenzellen stärken, während schwere, lang anhaltende Stresszustände eher zu deren Abbau führen. Wahrscheinlich gehen die Nervenzellen sogar vollständig zugrunde. Körperliche Folgen von Stress können Immunschwächen und Herz-Kreislauf-Erkrankungen sein. Als Auslöser für Stresssymptome genügt oft allein die Vorstellung, eine Konfrontation mit einem als gefährlich oder feindlich erscheinenden anderen zu haben.

Eine stressreiche Situation, wie sie bei Gericht oder in Täter-Opfer-Beziehungen auftritt, liefert also für die Wahrheitsfindung die denkbar schlechtesten Voraussetzungen. Auch wenn Menschen sonst rational, überlegt und überlegen agieren, werden sie unter diesen Umständen zum Spielball ihrer Umgebung und des eigenen zerfetzten Nervenkostüms. So sind Aussagen im juristischen Umfeld denkbar schlecht geeignet, reale Situationen und Geschehnisse adäquat wiederzugeben. Der Ausspruch: »Zwei Anwälte, drei Meinungen« trifft abgewandelt sicher erst recht im Kontext von Zeugenaussagen zu. Ob Untersuchungen mit Hirnscannern hier helfen können, wird erst die Zukunft zeigen. Erste Ergebnisse weisen durchaus darauf hin, dass wahre und falsche Erinnerungen das Gehirn andersartig erregen und Wissenschaftler dies mithilfe eines MRT erkennen können.

Kapitel 5

Ein Verbrechergehirn

Gian Franco Stevanin, 47, gab sich gerne den Anschein eines Dandys, der die Frauen liebte. Auf einem Blatt, das er mit »Wie ich mich sehe« überschrieben hatte und während der Haft den Richtern übergab, standen folgende Sätze in Handschrift: »Elegant, raffiniert, immer von einem Hauch dieses guten Geruches umgeben und perfekt rasiert. In ihm und bei ihm ist alles an seinem Platz, alles in Ordnung. Und stets ist er mit dieser kleinen Perversion: Die Frau mag er ›natur‹, in Minirock, ohne Slip oder Strumpfhose und enthaart. Tatsächlich geht so mein Vergnügen los, wenn ich das Haus verlasse, und es endet erst, wenn ich heimkehre.«

Sein mit Tabus scheinbar nur spielendes Sexualleben bezahlten mindestens fünf Frauen auf perverse Art mit ihrem Leben. Die sechste, eine Prostituierte aus Österreich, kam gerade noch davon.

Es war früh am Morgen des 16. November 1994, als ein Lancia Dedra an einem Kassenhäuschen der Autobahnausfahrt Vicenza West hielt. Am Steuer saß Stevanin, ein Mann mit ebenmäßigen, fast schönen Gesichtszügen, auf dem Beifahrersitz Sigrid Legat, sein letztes Opfer. Als sich ihr Peiniger anschickte, die Maut zu bezahlen, nutzte die Frau die Gelegenheit zur Flucht. Sie riss die Tür auf, rannte los und einer in der Nähe wartenden Polizeistreife in die Arme. Stevanin, der in den Presseberichten später nur noch das »Monster von Terrazzo« hieß, blieb ungerührt sitzen und ließ sich festnehmen.

Im Protokoll las sich die Geschichte der Prostituierten nicht eben beruhigend. Stevanin hatte die an der Straße um Freier werbende Frau aus seinem Wagen heraus angesprochen. Er sei Fotograf und wolle Nacktbilder machen. Legat, die sich Gabriele Musger nannte, willigte ein und verlangte eine Million Lire dafür. Sie bat sich aber aus, ihr Gesicht auszusparen. Zusammen fuhren sie daraufhin in sein Haus bei dem Dorf Terrazzo, etwa 50 Kilometer südöstlich von Verona. Dort ging es um weit mehr als eine Pornositzung.

Stundenlang quält Stevanin die Frau mit Fessel- und Sexspielen, geilt sich an ihren Schmerzen auf. Sie will fliehen, scheitert aber. Als sie es ablehnt, sich nackt und mit verbundenen Augen auf einem Tisch festbinden zu lassen, um weitere Fotos zu schießen, gerät Stevanin in Rage. Er bedroht die entblößte Prostituierte mit einer Pistole und einem Messer. In ihrer Not bietet sie ihm 25 Millionen Lire an, die daheim in ihrer Wohnung liegen. Stevanin lenkt ein. Die beiden ziehen sich an – und der Albtraum endet in den Händen der Polizei.

Bei der Durchsuchung seines Hauses stoßen die Beamten auf eine Menge Material, das belegte, dass Stevanin seinem perversen Treiben wohl schon länger nachging. Frauenkleidung und -wäsche, Handtaschen, eine blonde Perücke und zwei Spielzeugpistolen. Dazu 7000 Fotos, Pornovideos und -hefte, Briefe an Geliebte und Verlobte, Anatomiebücher, Bilder von Pater Pio, die Ausweispapiere von fünf Frauen sowie mehrere Behälter mit weiblichen Schamhaaren. Dazu erklärt Stevanin, er hätte drei oder vier Frauen mehrmals rasiert. Trotz der beängstigenden Funde gilt der Angeklagte bei Gericht nur als ein Anomaler, der eine Prostituierte bedroht und verletzt hat. Er wird zu drei Jahren Haft verurteilt.

Vermutlich wäre der Sextäter heute längst wieder frei, hätte der Zufall den Gang der Dinge nicht wesentlich beeinflusst: Am 3. Juli 1995, nicht einmal ein Jahr nach Stevanins Festnahme, stieß ein Landwirt in einer seit langem unbenutzten Grube nicht weit vom Haus des Triebtäters auf einen Sack mit einer Leiche. Stevanin wird in ein Hochsicherheitsgefängnis verlegt und wegen Mordes angeklagt. Am 12. November graben die Ermittler 80 Zentimeter unter dem Landhaus der Familie eine weitere Tote aus, eine junge Frau, deren Körper in zwei Stücke geteilt ist. Am 1. Dezember findet die Polizei eine dritte weibliche Leiche. Man geht jedoch von zwei weiteren Opfern aus, die auf dem beschlagnahmten Fotomaterial zu sehen sind: eine seit Langem verschwundene österreichische Prostituierte und eine nicht identifizierte Frau, die zum Zeitpunkt der Aufnahme vermutlich bereits tot war.

Zunächst streitet Stevanin ab, etwas mit den Toten zu tun zu haben. Doch schließlich gesteht er und teilt schockierende Einzelheiten mit, die zwischen den Fotografien, Drogen, Fesselungen, Sex und Gewalt passiert sind. Es sei sein Traum gewesen, erklärt er, ein ganzes Kissen mit den Schamhaaren von Frauen zu füllen. Die Leichen zerstückelte er, an die Gesichter, berichtet er, hätte er keine Erinnerung. Immer wieder verweist er auf Gedächtnislücken, erzählt, dass er manche Details nicht mehr parat habe, sich nach Blackouts des Öfteren an unbekannten Orten wiedergefunden hätte, ohne zu wissen, wie er dort hingekommen wäre. Auf Beobachter wirkt er mitunter tagträumerisch abwesend, als würde er von Momenten erzählen, in denen er nicht wusste, was er tat.

Das Duell der Gutachter

Die am Prozess Beteiligten argwöhnen früh, dass dieses ungewöhnliche Verhalten womöglich nur eine List sein könnte, ein Schauspiel. War Stevanin wirklich krank oder bereitete er klug seine Verteidigung vor, indem er sich in der Rolle des Verrückten übte? Es folgten Gutachten und Gegengutachten. Darin tauchten allerlei Psychologisierungen auf, zum Beispiel dass Stevanin mit 13 Jahren von einem 24-Jährigen missbraucht worden sei, sich jedoch nicht wehrte. Die Eltern, vor allem die Mutter, heißt es, seien übermäßig besorgt gewesen, was für einen derart ängstlich Umhätschelten nicht immer ohne Folgen bliebe. Und so weiter. Schließlich erklärte ein psychiatrisches Attest den Beschuldigten für verhandlungsfähig.

Vor Gericht erscheint er mit fast glatt rasiertem Kopf, sodass über der rechten Stirn eine große, kreisrunde Narbe deutlich zu erkennen ist. Und wieder erweckte Stevanin den Eindruck, als wolle er sich in Szene setzen. Denn das Mal stammte von einem schweren Motorradunfall im Alter von 16 Jahren, bei dem er ein Schädeltrauma erlitt und anschließend einige Wochen im Koma lag. Das ist genauso aktenkundig, wie die Tatsache, dass er danach Einschränkungen in seinen kognitiven Leistungen hinnehmen musste: Er kann sich nicht mehr lange konzentrieren, erkrankte an Migräne und gelegentlichen epileptischen Anfällen sowie einer Hirnhautentzündung. Später musste er sein Studium aufgeben – dies ist alles nachweislich passiert.

Dass sich Stevanins Verhalten nach dem Unglück langsam, aber merklich veränderte, berichten Freunde, Eltern und eine Verlobte im Rückblick. Aber es gibt einige Indizien, die diese Sichtweise unterstützen. Vor allem das Sexualleben des jungen Erwachsenen scheint nach dem Unfall starken Veränderungen zu unterliegen. Er interessiert sich mehr und mehr für Pornografie, bittet Freundinnen, sie nackt und in obszönen Posen fotografieren zu dürfen. Donatella, seine erste Verlobte, soll auf sein Drängen hin über zwei Jahre hinweg Reizwäsche habe tragen müssen.

Auch sein Sozialverhalten unterliegt einem Wandel. Mit 18 Jahren kommt der junge Mann erstmals mit dem Gesetz in Konflikt. Er täuschte gegenüber seinen Eltern seine eigene Entführung vor. Später zwingt er ein Mädchen mit einer Spielzeugpistole, ihm ihren Schmuck auszuhändigen. Stevanin verursacht einen Autounfall, bei dem eine andere junge Frau ums Leben kommt. Er selbst wird wegen fährlässiger Tötung verurteilt. Mit 29, als der Mann bereits regelmäßiger Besucher des Rotlicht- und Straßenstrichmilieus ist, verletzt er eine Prostituierte und beraubt sie.

Angesichts der erdrückenden Beweislast werden der Motorradunfall und seine Folgen zur wichtigsten Stütze der Verteidigung. Sie argumentiert, dass das gesetzeswidrige Verhalten des Angeklagten eine Folge der erlittenen schweren Schädelverletzungen sei.

Die Psychologen der Anklage wollen Stevanin die Opferrolle indes nicht abnehmen, auch nicht, dass er geisteskrank sei. Sie unterstellen ihm, ein Schauspiel aufzuführen. »Er ist die am wenigsten verrückte Person, die je vor mir saß«, erklärt einer der Gutachter, »ein großer Narzisst, intelligent und besonders begabt darin, sich als Opfer zu präsentieren«. Stevanins Gedächtnislücken seien nichts weiter als ein Bluff, der spätestens dann auffliegen müsse, wenn die Ermittler ihm Beweise vorlegten und er gezwungen sei zu gestehen.

Das Gericht folgte dieser Argumentation. Als besonders gravierend werteten die Richter die Tatsache, dass der Beschuldigte sein ganzes Leben auf die Erfüllung seiner perversen Bedürfnisse ausgerichtet hätte. Sie erklärten Stevanin für voll schuldfähig, weil er in der Lage gewesen sei, seine Taten als verwerflich zu erkennen und verurteilten ihn zu lebenslänglicher Freiheitsstrafe. Das kommt in Italien durchschnittlich 27 Jahren Haft gleich. Das Verdikt wurde mehrmals bestätigt, zuletzt am 23. März 2001. Daraufhin saß der Serienmörder zunächst im sogenannten Supergefängnis von Sulmona, benannt nach einer kleinen Ortschaft in den Abruzzen. Die Anstalt hat eine traurige Berühmtheit dadurch erlangt, dass sie eine besonders hohe Selbstmordrate unter ihren Einsitzenden hat. Seit 2004 ist Stevanin Insasse des Mailänder Gefängnisses Opera.

Es ist still geworden um den verurteilten Serienmörder Gian Franco Stevanin. Sein Fall muss jedoch keineswegs als abgeschlossen gelten. So existiert eine MRT-Aufnahme vom Kopf des Triebtäters – ein Neurologe blickte dem »Monster von Terrazzo« sozusagen ins Gehirn. Die Abbildung zeigte ein Wissenschaftler, ohne den Namen zu löschen, auf einer Expertentagung in Inns-

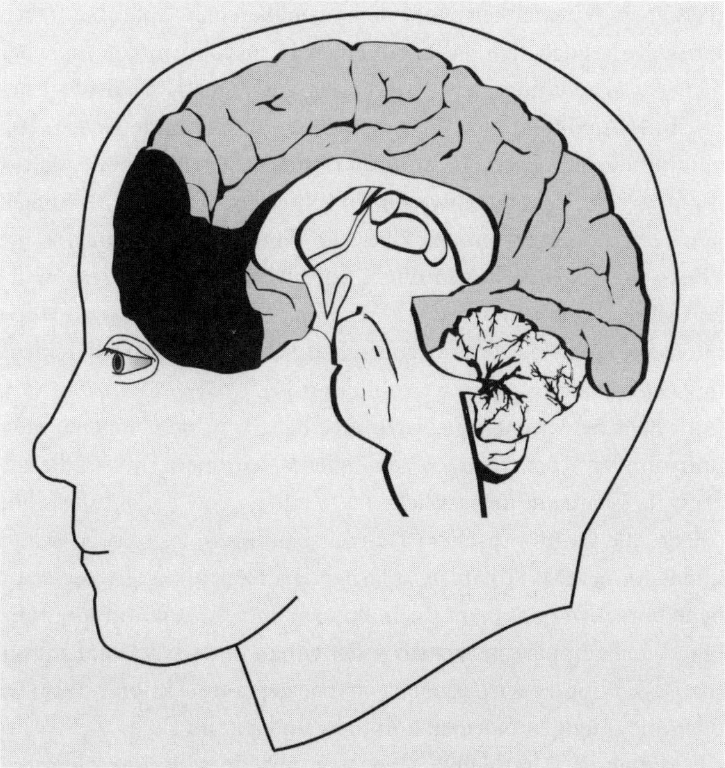

Abbildung 11: Nachzeichnung der kernspintomografischen Abbildung, die die Lage der Hirnschädigung im Gehirn des italienischen Serienmörders Stevanin zeigt.

bruck im Jahr 2005. »Stevanin G. Franco, 23-SEP-97, 121 kg, 18:50:09« steht auf dem Schwarz-Weiß-Bild, das sogar die Uhrzeit vermerkt und einen Längsschnitt durch Kopf und Denkorgan eines Menschen zeigt.

Deutlich ist die Anatomie eines Gehirns zu sehen, das verlängerte Rückenmark, das fein gekräuselte Kleinhirn und die schattigen Falten des Großhirns. Was die Zuhörer selbst in den hinteren Reihen aus ihrer Trägheit reißt, ist eine unübersehbare Auffälligkeit hinter der Stirn dieses Mannes: Dort sind keine feinen Strukturen mehr zu erkennen. Stattdessen gähnt ein Fleck, so groß, dass er in Wirklichkeit wohl die Ausmaße einer Apfelsine haben muss. Es handelt sich dabei um einen Hirnschaden, den mancher Experte als Tumor identifiziert, der vortragende Neurologe jedoch als Atrophie, also Gewebsverlust. Das Gebilde ist derartig voluminös, die Einbuße an funktionierenden Neuronen derart umfangreich, dass die anwesenden Experten an diesem Menschen höchstens eines erstaunte: Hätte er damit leben können, ohne drastische Veränderungen seines Sozialverhaltens zu erleiden? Es herrschte Übereinkunft, dass Stevanins perverse, abnorme Übeltaten mit einer massiven organischen Schädigung seines Gehirns in Zusammenhang stehen (Abbildung 11).

In dem betroffenen Gebiet hinter der Stirn, dem sogenannten präfrontalen Kortex, sitzen gerade jene Neuronenzentren, die für zentrale Elemente menschlichen Verhaltens von Bedeutung sind; solche, die zu moralischem Denken befähigen, zur Vorausschau und Planung. Das Stirnhirn ist ferner dafür zuständig, Fehler, etwa beim Sprechen oder beim Rechnen, zu kontrollieren und spontane Handlungsimpulse zu bremsen oder gar zu unterdrücken. Es fragt sozusagen immer wieder nach, ob eine geplante Aktion ratsam ist oder mit gängigen Normen kollidiert und legt im Zweifel ein Veto ein, damit sie unterbleibt. Menschen mit einer Beeinträchtigung im Stirnhirn folgen oft ungehemmt ihren Affekten und Trieben, sie setzen rigoros das um, was andere schlimmstenfalls in ihren bösen Träumen durchspielen.

Es ist also durchaus möglich, dass es stimmte, was das Gericht geschlussfolgert hatte: dass nämlich Stevanin die Verwerflichkeit seines Tuns erkannte. Die Frage ist aber, ob er in der Lage war, sich zu bremsen. Eher ist davon auszugehen, dass der Tumor ihn jener natürlichen Kontrollmechanismen beraubt hatte – und bis zum gegenwärtigen Zeitpunkt beraubt –, die gesunde Menschen davon abhalten, anti-soziale Wünsche in die Tat umzusetzen. Zahlreiche Studien, auf die wir noch zu sprechen kommen werden, zeigen, dass für Stirnhirngeschädigte nicht so sehr die Einsicht in die Verwerflichkeit das Problem ist, sondern die Kontrolle über sich selbst.

Dass Stevanin das direkte soziale Umfeld dabei keine Hilfe war, sondern ihm ermöglichte, einen Lebenslauf als Sexsüchtiger zu entwickeln, ist vielleicht gar nicht so selten, gleichwohl aber ein Versagen, das die Gesellschaft als ganze angeht. Was die italienischen Behörden betrifft, so sollten sie angesichts der Schwere der Diagnose die Frage der Schuldfähigkeit überdenken. Denn für einen Kranken wie Stevanin ist nicht ein Zuchthaus der richtige Ort, sondern eine geschlossene psychiatrische Station. Dort kann, ja muss er eine dem Stand der Medizin entsprechende Therapie erhalten. Alles andere wäre unmenschlich. Warum der mit den Hirnuntersuchungen befasste Neurologe entsprechende Schritte unterließ, wird wohl sein Geheimnis bleiben.

Das Tier im Menschen: ein klassischer Unfall

Es mag dem Gerechtigkeitsgefühl mancher Menschen widersprechen, wenn einem Verbrecher, der zweifellos grausame Morde begangen hat, eine Sonderbehandlung widerfahren soll. Wenn eine sogenannte Bestie nicht büßen soll für ihre Taten. Doch eine Gesellschaft, die sich nicht am Leitbild der Rache, sondern der Menschenwürde orientiert, sollte Kranke, auch kranke Straftäter, human behandeln. Leider ist, was für jeden Beinbruch, jede Blinddarmentzündung und jeden kariösen Zahn einleuchtet, bei Erkrankungen des Denkorgans auch heute nicht selbstverständlich. Vermutlich deswegen, weil das Gehirn auf filigrane Weise mit der Persönlichkeit eines Menschen verwoben ist, ja diese hervorbringt, um nicht zu sagen, mit ihr identisch ist. So tun wir uns generell schwer, eine Grenze zu ziehen zwischen dem, was originär ist am Charakter einer Person und was »nur« auf einen Defekt im Gehirn zurückzuführen und folglich dem Betroffenen nicht eigen. Beobachter neigen dazu, Gehirnschäden zu verdrängen – und zwar bei sich selbst, wie auch bei anderen –, viele Leiden sind gerade durch dieses Verdrängen charakterisiert. Was man als krank definieren und behandeln könnte, wird stattdessen zu einem Teil der persönlichen Identität. Eine Gefahr, die bei einem gebrochenen Arm kaum besteht.

Nun ist auf der anderen Seite nicht jede Boshaftigkeit eines Mitmenschen oder gar fehlende Sympathie ihm gegenüber auf ein Leiden zurückzuführen und damit behandlungsbedürftig. Eher ist davon auszugehen, dass manche Gemeinheit oder Tücke auch bei Gesunden völlig normal ist. Allerdings wissen Hirnforscher und Psychologen spätestens seit jenem haarsträubenden Unfall, den ein gewisser Phineas Gage im 19. Jahrhundert erlitt, dass Störungen im Gebiet hinter der Stirn einen Menschen durchgreifend verändern können. Eine bizarre Schädelverletzung verwandelte den zuvor verantwortungsbewussten, verlässlichen und respektierten Vorarbeiter in ein von seinen Instinkten gesteuertes Wesen, wie seine Kollegen und Freunde mit Sorge beobachten mussten. Aus einem guten Menschen wurde ein jähzorniger Mann, ein Soziopath, wie Fachleute sagen würden. Einer, der ständig mit den Normen seiner Umgebung kollidierte. Die Dokumentation der Wesensänderung des Phineas Gage gilt heute als ein Meilenstein neuropsychologischer Forschung.

Gage war auf einer Baustelle der Eisenbahngesellschaft Rutland and Burlington im US-Bundesstaat Vermont beschäftigt. Am 13. September 1848 legte der 25-Jährige Sprengladungen für den Bau der Trasse in den felsigen Untergrund. Als er abgelenkt wurde und eine Sprengladung unkontrolliert hochging, trieb ihm die Wucht der Explosion eine sechs Kilogramm schwere und 1,09 Meter lange Eisenstange von vorne links unten nach vorne rechts oben durch den Kopf (Abbildung 12). Das Projektil zerstörte den Oberkiefer, das linke Auge, schob sich dann durch das hinter der Stirn liegende Gehirn, das Stirnhirn, trat schließlich durch den trichterförmig splitternden Schädel wieder aus und landete in 20 bis 25 Meter Entfernung.

Wie durch ein Wunder überlebte der kräftige Arbeiter nicht nur, er blieb bei Bewusstsein und konnte mithilfe seiner Kollegen

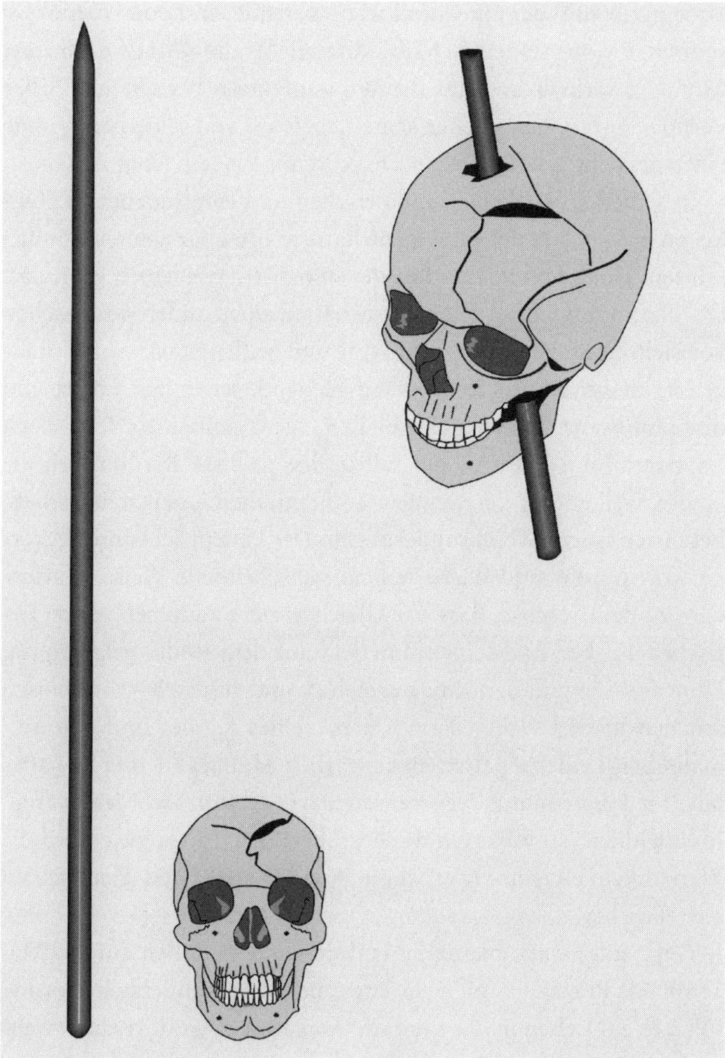

Abbildung 12: Die Eisenstange und der Schädel von Phineas Gage, der von der Eisenstange durchbohrt wurde.

sogar gehen – trotz der unfassbaren Verwundung: Durch seinen Kopf zog sich ein klaffendes Loch von drei Zentimetern Durchmesser. Er schien noch einigermaßen glimpflich davongekommen zu sein, obwohl der am Unfallort anwesende Arzt von Hirnmasse schrieb, die aus seinem Schädel austrat. Als die Wunde nach zwei Monaten verheilt und das die Wundinfektion begleitende Fieber vorüber waren, nahm Gage seine Arbeit auf und schien auch ohne einen gewichtigen Teil seines Denkorgans klar im Kopf zu sein.

In seinen sprachlichen, motorischen und empfindenden Fähigkeiten wie auch in der Intelligenz hatte er offenbar keine Einbußen erlitten. Doch Freunde und Kollegen registrierten einen veränderten Charakter. Sie berichteten, sie hätten einen anderen Menschen vor sich. Statt verantwortungsvoll und willensstark, sozial integriert, energisch und konsequent planend, sei er nun unstet und disziplinlos. »Gage ist nicht mehr Gage«, stellten sie fest. Auch Landarzt John Harlow, der selbst eine gewisse Berühmtheit erlangte, weil er eine der wenigen authentischen Quellen hinterließ, beschrieb Gages Wesensänderungen. Der Patient sei launisch, verantwortungslos und fluche teils auf abscheuliche Weise. Harlow kam zu dem Schluss, dass das Gleichgewicht zwischen seinen tierischen Trieben und seinem Intellekt aus dem Ruder gelaufen sei. Phineas sei impulsiv, ordinär, triebhaft und launisch – ein Mensch mit den intellektuellen Fähigkeiten »eines Kindes und den animalischen Leidenschaften eines starken Mannes« – und das alles nur, weil bestimmte Neuronenzentren zerstört worden waren. Im Stirnhirn, so folgerten die Forscher damals, sei gleichsam die Menschlichkeit verankert, diese Region stelle den Unterschied zum Tier her.

Gage starb nach mehreren epileptischen Anfällen am 21. Mai 1860. Als Präzedenzfall einer erworbenen Persönlichkeitsstörung führt er ein Leben in der Literatur weiter und hat dort einen weitreichenden Einfluss. Rund 60 Prozent aller einführenden Bücher zur Psychologie berichten noch heute von dem Unglück des Gleisarbeiters. Sigmund Freud kannte seine Geschichte und womöglich beeinflusste sie ihn wesentlich in seinem Denken, zum Beispiel in der Entwicklung seiner Theorien zur Hemmung von Trieben.

Im Jahr 1994 zierte der berühmte Schädelknochen mit dem

unglaublichen Loch darin als dreidimensionale Computerrekonstruktion den Titel der Wissenschaftszeitschrift *Science.* Eine Gruppe von Wissenschaftlern hatte versucht, den Weg der Stange durch den Kopf modellierend zu rekonstruieren, um so die geschädigten Hirnareale im rechten und linken präfrontalen Kortex bestimmen zu können. Das Unterfangen war schwierig, denn die Zerstörungen am Knochen erlauben dies nicht eindeutig. Doch das Ziel der Forscher schien lohnend: Sie wollten jene Regionen aufstöbern, die beim Menschen für die Entscheidungsfindung und die Verarbeitung von Emotionen verantwortlich sind.

Dass es für Verhalten, das doch von Moral, Impulsivität, Emotionen und Planung bestimmt sein soll, entsprechende Schaltkreise aus Nervenzellen gibt, war zu Gages Zeiten eine Ungeheuerlichkeit. Noch heute tun sich viele Menschen mit dieser Erkenntnis schwer, doch kein Neurowissenschaftler wird sie mehr abstreiten. Dabei ist die Frage durchaus berechtigt und sehr interessant, wie es Neuronenschaltkreise für Moral geben kann, da Moral nicht naturwissenschaftlich beweisbar ist, sondern nichts weiter als eine Handlungsvorschrift, auf die sich eine Gesellschaft verständigt hat, eine Konvention also. Wenn Neuronen, wie aus der Biologie bekannt ist, nach naturwissenschaftlichen Gesetzen arbeiten, wie sollen sie Moral »errechnen« können, die doch überall auf der Welt anders sein kann?

Die Antwort liegt in der Dynamik des Gehirns. Die Nervenknoten in unserem Kopf bilden kein isoliertes Organ, sondern ändern sich von Tag zu Tag, passen sich neuen Umweltbedingungen genauso an,wie sich verändernden gesellschaftlichen Normen. Viel wichtiger noch als dieses tägliche Lernen ist das, was in unserem Kopf von Geburt an passiert: Das Gehirn mit seinen Neuronennetzwerken darin ist biologisch darauf vorbereitet, Teil einer sozialen Gemeinschaft zu sein. Das bedeutet: Das Gehirn des Menschen ist dazu da, die Verhaltensregeln einer Gruppe zu erlernen, um sie anschließend zur Grundlage des eigenen Handelns zu erheben. Deswegen ist davon auszugehen, dass es Nervenzellverbände

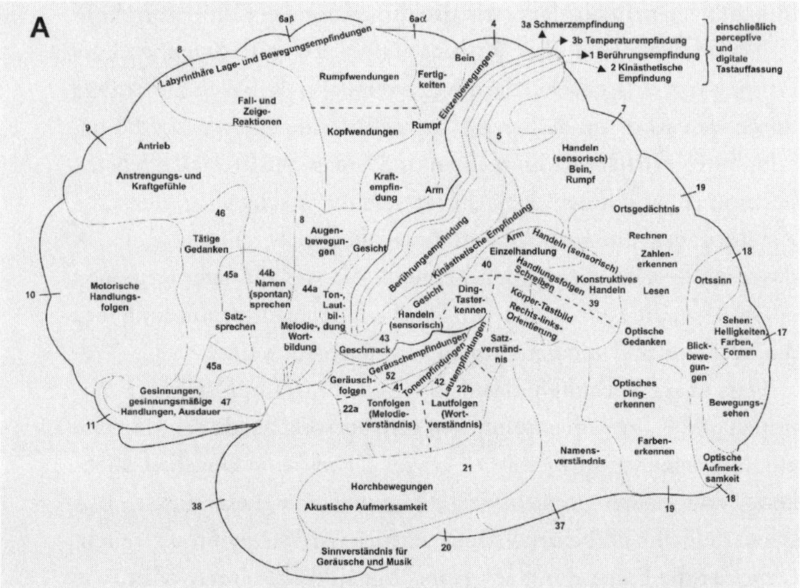

Abbildung 13: Hirnkarte (Ansicht von der Seite und Ansicht von der Mitte), die Eigenschaften oder Funktionen bestimmten Regionen der Hirnrinde zuordnet. Diese Karte fertigte Karl Kleist 1934 auf der Basis von Erkenntnissen an, die er an Verwundeten aus dem Ersten Weltkrieg gewonnen hatte.

für Moral gibt – auch wenn Hirnforscher ihre Funktionsweise im Einzelnen noch nicht durchschaut haben mögen. Nervenzellen bewirken moralisches Verhalten genauso, wie sie das Heben eines Armes veranlassen. Und es befindet sich nicht auf dem Holzweg, wer bei ausschließlich naturwissenschaftlich funktionierenden Nervenzellen Regeln für das Gute oder das Schlechte finden will.

Interessanterweise hat die Natur im Gehirn des Menschen sogar sehr viel Raum gelassen, um soziale Spielregeln zu erlernen (Abbildung 13). Dazu gehören zum Beispiel Fairness, Hilfsbereitschaft, Kooperation, Vertrauen, die Übernahme von Verantwortung, das Aufrechterhalten längerfristiger Beziehungen, die Bereitschaft, Verpflichtungen zu übernehmen, Schuldbewusstsein sowie die ganze Skala der Emotionen, zu denen ein Mensch fähig ist, etwa

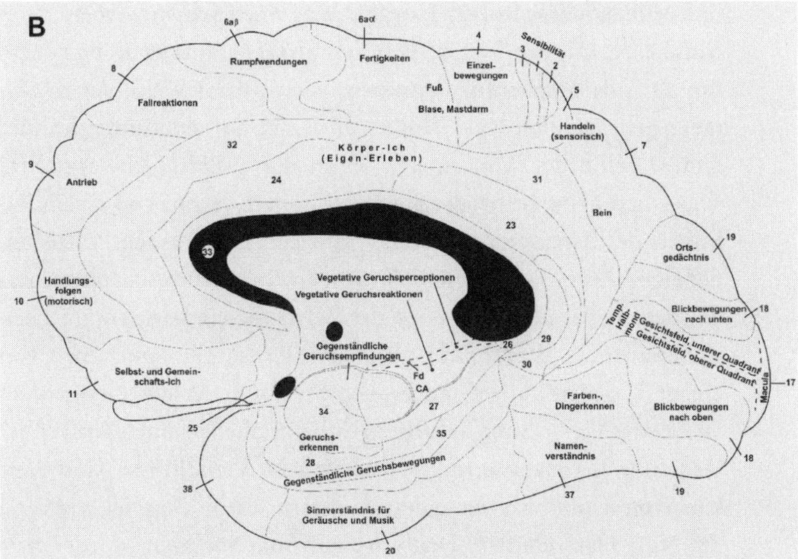

Mitgefühl. Versagen die entsprechenden Nervennetzwerke, kann sich bei einem Betroffenen ein Graben auftun zwischen seinem Verhalten und dem, was sozial erwünscht oder erlaubt ist. Er oder sie wird im harmlosen Fall seine Mitmenschen vor den Kopf stoßen – was im täglichen Miteinander zwischen Ehebett und Büro ja regelmäßig vorkommt. Tiefgreifendere Verfehlungen, etwa solche die fremdes Eigentum oder die körperliche Unversehrtheit der Gruppenmitglieder antasten, führen automatisch zu Konflikten mit dem Gesetz. Was in unseren Gesetzesbüchern steht, findet sich in unserem Gehirn wieder, denn wir haben Jahre des Lebens damit zugebracht zu lernen, was wir dürfen und was wir lassen sollen.

Daran schließt sich eine faszinierende Frage an: Findet sich bei jedem, der das Gesetz übertritt, eine Fehlfunktion des Gehirns? Wenn ja, wo ist dann die Grenze? Sind »leichtere« Straftäter noch dem Normalbereich zuzuordnen, gibt es ein Kontinuum, oder hat jeder Straftäter einen oder mehrere deutliche Schäden? Was unterscheidet einen Menschen, der einen Kaugummi im Supermarkt einsteckt, von einem, der sich bestechen lässt, wie etwa der Fußballschiedsrichter Robert Hoyzer? Was einen Schwarzarbeiter von Managern, die ein System von Schmiergeldzahlungen aufbauen, um an Aufträge heranzukommen, wie es beim Weltkonzern Siemens gebräuchlich war? Was einen Raser auf der Autobahn, der andere gefährdet, von einem, der in der U-Bahn schwarzfährt? Was einen Mitarbeiter der Stasi, der andere verrät, von einem Politiker, der behauptet, die Rente sei sicher? Was einen Polizisten, der einen Amokläufer erschießt, von einem muslimischen Attentäter, der ins Paradies und nach der Befreiung vom amerikanischen Imperialismus strebt? Was unterscheidet sie alle zusammen von einem Triebtäter wie Gian Franco Stevanin? Macht Gelegenheit Diebe, die Versuchung aus jedem Unbescholtenen einen Straftäter? Und führen pervertierte gesellschaftliche Verhältnisse zum Aufstieg von krankhaft verzerrten Geistern – zum Beispiel während der Nazi-Herrschaft in Deutschland? Sind Soldaten Mörder, wie der Pazifist Kurt Tucholsky erklärte – oder vielmehr diejenigen, die ihre Zustimmung zum Krieg gaben und den Marschbefehl erteilten? Die Situation ist unübersichtlich und eine Kategorisierung des Kriminellen wie des Verwerflichen nicht leicht.

»Die Linie, die Gut und Böse trennt, verläuft nicht zwischen Klassen und nicht zwischen Parteien, sondern quer durch jedes Menschenherz. Diese Linie ist beweglich, sie schwankt im Laufe der Jahre. Selbst in einem vom Bösen besetzten Herzen hält sich ein Brückenkopf des Guten, selbst im gütigsten Herzen ein uneinnehmbarer Brückenkopf des Bösen.«

Das schrieb der von den bolschewistischen Kommunisten verfolgte und ins Exil verbannte russische Schriftsteller Alexander Solschenizyn. Die vermutlich zutreffende Analyse des Nobelpreisträgers scheint Bemühungen von Psychologen und auch Rechtswissenschaftlern zu widersprechen, die versuchten, »Skalen des Bösen« oder der »Verderbtheit« aufzustellen. Andererseits: Wer neurobiologische Erkenntnisse um soziale Kategorien erweitert, kommt durchaus zu nützlichen Ergebnissen. Ein Beispiel dafür ist Lutz Jäncke und sein Versuch zur Psychologie des Massenmörders. Der Neuropsychologe von der Universität Zürich unterteilt Menschen, die mehrere Personen umgebracht haben, in drei Kategorien. An erster Stelle steht der Typ des »Technokraten«, der aus weltanschaulichen oder politisch-strategischen Überlegungen zum Massenmörder wird. »Dieser Typ ist bei Politikern, Heerführern oder auch Wirtschaftsführern weit verbreitet, sogar notwendig, um die übertragenen Aufgaben zu vollbringen«, urteilt Jäncke. Die Personen töteten in der Regel nicht selbst, veranlassten das Morden in großem Stil, seien sich der Konsequenzen ihrer Befehle jedoch voll bewusst.

Die Einteilung wird schon an dieser Stelle manchen vor den Kopf stoßen, schließt sie doch respektierte Mitglieder der Gesellschaft mit ein. Weil jedoch das ethische Urteil über die Tötung eines Menschen kaum davon abhängt, ob jemand direkt oder indirekt beteiligt ist, ist Jänckes Argumentation durchaus lauter. Fjodor M. Dostojewski warf die Frage in seinem berühmten Roman *Schuld und Sühne* übrigens ganz genauso auf.

In Gefolgschaft des Technokraten befindet sich Typ zwei, der »Untergebene«. Hierbei handelt es sich laut Jäncke um die Personen, welche die direkten oder indirekten Anordnungen ihrer Vorgesetzten auf mittlerer oder unterer Ebene umsetzen.

Der Zürcher Forscher betont, dass weder Typ eins noch Typ zwei »zwangsläufig als gestört oder gar krank« zu bezeichnen seien. Vielmehr agierten gerade sie auf der Basis funktionierender sozialer Kontrollsysteme im Gehirn – was umgekehrt natürlich nicht bedeuten muss, dass der Technokrat oder der Untergebene psychisch gesund ist.

Aber auf die Unterscheidung kommt es hier durchaus an: Denn Typ eins und zwei klar gegenüber steht Typ drei, den Jäncke mit dem Etikett »krankhaftes Sozialverhalten« belegt. Dabei handelt es sich um Menschen, die, wie der Name schon sagt, ganz verschiedene Beeinträchtigungen des sozialen Verhaltens offenbaren. Als Beispiele für Typ drei können wir Phineas Gage nach seinem Unfall und Gian Franco Stevanin heranziehen.

Manche Wissenschaftler unterteilen das krankhafte Sozialverhalten weiter in die erworbene und die erlernte Soziopathie, um damit die Ursache einer Hirnstörung zu bezeichnen. Bei Ersteren ist tatsächlich ein organischer Schaden feststellbar – wie bei Gage. Bei Letzteren sind es eher negative Umweltbedingungen wie Hunger, Krieg, Vernachlässigung und womöglich sogar unkontrollierter Medienkonsum, die zu psychischen Fehlfunktionen führen können; denken wir nur an den Attentäter Robert Steinhäuser, der im Erfurter Gutenberg-Gymnasium 17 Menschen tötete.

Die Definitionen sind an dieser Stelle nicht entscheidend. Vielmehr ist festzuhalten, dass Neurowissenschaftler faszinierende und sehr eindeutige Zusammenhänge darüber zusammengetragen haben, wie die Schädigung mancher Regionen des Gehirns, Fehlfunktionen des Stoffwechsels oder aus der Balance geratene Botenstoffe zu typischen psychischen Symptomen führen können, die Persönlichkeitsveränderungen bis hin zum Serienmörder begünstigen. Bei Kapitalverbrechern oder Menschen, die eine regelrechte Verbrecherlaufbahn eingeschlagen haben, findet sich zum Beispiel fast immer ein hirnbiologischer Hintergrund. Für die Rechtsprechung müssen diese Erkenntnisse Konsequenzen haben, denn sie stellen das Prinzip der moralischen Schuld grundsätzlich infrage. Bisher haben sich die Gerichte dieser Herausforderung aus der Hirnforschung jedoch nicht gestellt.

Physiologische Indizien für kriminelles Verhalten

Cesare Lombroso, der Erfinder der Kriminologie, hatte bei Verbrechern einst vergleichsweise undifferenziert eine gewisse Stumpfheit der Sinne diagnostiziert. Erstaunlicherweise stützen zahlreiche Studien diese Beobachtung. Psychopathen und verurteilte Straftäter zeichnen sich oft dadurch aus, in Gefahrenmomenten und riskanten Situationen vergleichsweise unaufgeregt zu sein. Sie schwitzen viel weniger als Kontrollpersonen, ihr Puls bleibt im Normalbereich und auch in den elektrischen Gehirnströmen, kurz EEG, zeigen sie in aller Regel keine besondere Aktivierung. Man kann sagen, sie lassen sich nicht so schnell aus der Ruhe bringen. Die Abgestumpftheit gegenüber der Außenwelt geht einher mit verminderten Orientierungsreaktionen, reduzierter Planungsfähigkeit und geringer Flexibilität. Das heißt, diese Personen finden sich in neuen Situationen oft nur schwer zurecht. Wie sich erwiesen hat, sind verurteilte Straftäter zudem nicht besonders gut darin, aus Fehlern die richtigen Schlüsse zu ziehen.

Normalerweise lernen Kinder, Verbotenes zu unterlassen, indem ein Betreuer sie ermahnt, wenn sie etwas Falsches anstellen. Dies hat ein Unwohlgefühl zur Folge, was normalerweise dazu führt, dass die Handlung künftig unterbleibt. Voraussetzung ist allerdings, dass die Kinder zu einer klassischen Konditionierung nach Art des »Pawlowschen Hundes« in der Lage sind. Das bedeutet, sie müssen lernen, einen Reiz mit einem zweiten zu assoziieren. Am Ende sollte der erlernte Reiz bereits genügen, um die entsprechenden Reaktionen auszulösen. Ist etwa Stehlen immer mit einer Strafe verbunden, kann ein Kind eine negative Empfindung haben, wenn es nur daran denkt, etwas zu entwenden. Bei Kindern jedoch, die das Stehlen nicht lassen, funktioniert diese Form des Lernens nicht – sie sind nur schwer konditionierbar. Bei Psychopathen gelingen selbst Furchtkonditionierungen, also solche, die mit einer massiven Bedrohung arbeiten, nur sehr schwer. Ihnen ist, wie Fachleute sagen würden, eine »normale Sozialisation« unmöglich.

Aus den Einzelarbeiten verschiedener Forscher ragt ein Name besonders heraus: Adrian Raine von der University of California in Los Angeles. Der Psychologe, ein in die USA ausgewanderter Brite, beschäftigt sich seit Jahren systematisch mit der Untersuchung der Ursachen der Gewalt, der Rolle der Umwelt und Veränderungen in den Gehirnen von Schwerverbrechern, insbesondere Mördern. Dass in seiner Heimatstadt Verbrechen den Alltag weitaus stärker prägen als anderswo, ist dabei sicher kein Zufall.

Andererseits bieten ihm die Bedingungen der Millionenmetropole mit ihren verschiedenen Volksgruppen und ihrer extremen sozialen Schichtung ein einzigartiges Experimentierfeld.

Raine untersuchte beispielsweise eine mehr oder weniger zufällige Stichprobe von 101 männlichen Schülern im Alter von 15 Jahren. Neun Jahre später, also im Alter von 24, waren 17 von ihnen straffällig geworden – die Delikte reichten vom Diebstahl bis zur Gewalttätigkeit. Beim Vergleich der Daten zeigte sich, dass diese 17 schon in der Jugend durch niedrigere Herzschlagraten, verminderte Hirnstromaktivitäten mit langsamen, höheren Wellen und geringere Hautwiderstandsänderungen in Stresssituationen aufgefallen waren. Raine und seine Mitarbeiter zogen daraus den Schluss, dass die späteren Delinquenten weniger auf Außenreize ansprechbar seien. Andererseits reagierten die zukünftigen Kriminellen schneller auf Warnreize, wie sich aus den Ergebnissen zu frühen gemittelten EEG-Ableitungen ergab. Ob die von Raine erhobenen Messwerte möglicherweise eine gewisse Neigung zu einer rechtswidrigen Laufbahn anzeigen, also für besondere präventive Maßnahmen genutzt werden können, muss sich erst noch erweisen.

Andere Studien brachten zutage, dass kriminell auffällige Heranwachsende anderen Jugendlichen geistig durchschnittlich unterlegen sind. Messen Psychologen ihre Intelligenz in Form des Intelligenzquotienten (IQ), stellen sie fest, dass bei den Straffälligen die verbalen gegenüber den mit Tätigkeiten verbundenen Leistungen besonders stark abfallen. Im Regelfall sollten Menschen ähnliche Werte im Sprach- und Handlungsteil erreichen. Das bedeutet: Sie sollten bei Aufgaben, die mit Worten zu beschreiben sind, etwa »Was ist ein Thermometer?« oder »Was ist die Gemeinsamkeit zwischen Holz und Alkohol?«, und Aufgaben, bei denen zum Beispiel aus Klötzchen ein Muster zu legen ist, etwa gleich gut abschneiden. Finden sich Unterschiede – wie bei Kriminellen – könnten diese auf Hirnschädigungen vor oder nach der Geburt verweisen sowie auf eine verzögerte Sprachentwicklung.

Natürlich könnte gegen solche Untersuchungen eingewendet werden, die Forscher würden möglicherweise nur die »Dummen« oder »Erfolglosen« begutachten, also diejenigen, die sich von der Polizei haben schnappen lassen. Doch die Wissenschaftler schließen heute regelmäßig auch solche Delinquenten in ihre Untersuchungen ein, die nicht in Gefängnissen sitzen, deren Identität den Strafverfolgern also nicht bekannt ist. Methodisch ist das kein ganz einfaches Problem, denn die »erfolgreichen Verbrecher« sind nur schwer aufzustöbern. Die Wissenschaftler versuchen es zu lösen, indem sie mit sozialen Organisationen zusammenarbeiten und vertrauliche Interviews führen. Rein statistisch gesehen bestätigte sich hierbei das Merkmal der verminderten Intelligenz als typisch für einen Verbrecher.

Welche überwältigende Bedeutung das Stirnhirn für ein auffälliges, von der Norm abweichendes Verhalten hat, konnten mittlerweile zahllose Studien bestätigen. Dabei decken die Wissenschaftler immer mehr Details auf, die vor allem auf eine gestörte Kommunikation innerhalb des Gehirns verweisen. Zwei neuere Arbeiten der Forschergruppe um Raine zeigten, dass überführte Kriminelle im Vergleich zu »erfolgreichen«, nicht überführten, ein um durchschnittlich 22 Prozent verringertes Stirnhirnvolumen aufwiesen. Außerdem fiel den Wissenschaftlern auf, dass die Größe des Hippocampus, eine Struktur, die mit der Gedächtnisverarbeitung befasst ist, in beiden Gehirnhälften sich jeweils stark unterschied.

Im Rahmen der sogenannten »Los Angeles Violence Study« fand Raine eine geringere graue Masse im Stirnhirn anti-sozialer Personen. Das bedeutet, dass deren Nervenzellgeflecht dünner ist. Außerdem waren die Faserverbindungen zwischen der linken und der rechten Hälfte verändert, was auf unzureichenden Informationsfluss zwischen der eher für Emotionen zuständigen rechten und der Fakten verarbeitenden linken Hemisphäre schließen lässt. Man kann vereinfacht sagen, dass das Großhirn nicht richtig synchronisiert ist.

Auf das Denken hat dies beträchtliche Auswirkungen. Manche Hirnforscher vertreten gar die Ansicht, dass wir erst durch die enormen Verknüpfungsmöglichkeiten, die uns die Balkenfasern bieten, zu Menschen werden. Sie begründen dies vor allem damit, dass bei Tieren und wohl auch bei Menschenaffen der linke und rechte Hirnbereich gleichartige Funktionen steuert, während die Evolution sich beim Homo sapiens etwas Neues einfallen ließ. Da sie den Babykopf nicht noch weiter vergrößern konnte, kam es zu einer Aufgabenteilung zwischen den beiden Hälften und damit zu einer ganz beträchtlichen Kapazitätserhöhung gegenüber unseren äffischen Vettern: Die linke Hemisphäre verarbeitet Sprache und ist für analytisches Denken zuständig, die rechte analysiert nichtsprachliche Reize, Emotionen und agiert eher ganzheitlich. Von den beiden Hirnhälften scheinen besonders Fehl- oder Minderentwicklungen der rechten Hirnhälfte gewaltbereites Verhalten zu fördern. Wenn Affekte zum Beispiel aus dem Gleichgewicht geraten, ist es meist die rechte Hirnhälfte, die nicht zuverlässig arbeitet.

Mittels funktionell bildgebender Verfahren konstatierte Raine bei Raubmördern und Mördern, die aus dem Affekt handeln, ebenfalls ein Ungleichgewicht der Funktionen. Häufig zeigte sich, dass das Stirnhirn zu wenig aktiv war, während die darunter gelegenen – subkortikalen – Hirnkerne zur Überaktivität neigten. Raine und andere gehen also nicht von einem Modell aus, das ein bestimmtes Verhalten in einem einzigen Areal ansiedelt. Sie vermuten stattdessen, dass bei Psychopathen die koordinierte Zusammenarbeit zwischen Stirnhirn und weiteren Regionen, wie etwa dem Hippocampus und einer Struktur namens Septum nicht funktioniert. Beim Septum handelt es sich um ein Neuronengebiet, das mit der Verarbeitung von Furcht und Lust zu tun hat und vor allem die mögliche Manifestation ihrer extremen Formen bremst.

Wie ich (Hans Markowitsch) und andere Forscher zeigen konnten, ist der Hippocampus – eine hirngeschichtlich alte Struktur – bei Krankheiten infolge von Stress- oder Traumaerlebnissen ebenfalls verändert. Darüber hinaus fanden wir heraus, dass Patienten mit einem Schaden im Septum ihre Gefühle oft nicht unter Kontrolle haben. Sie steigern sich in manchen Situationen in extreme Emotionen hinein, während andere Leute noch ganz gelassen bleiben. Insofern macht die in Fachkreisen diskutierte Idee, dass bei Psychopathen ein kontrollierendes Netzwerk aus Stirnhirn, Hippocampus und Septum aus der Balance geraten ist, sicher Sinn. Bestätigt wurde diese These durch andere Studien von Raine, in denen er zeigen konnte, dass der vordere Hippocampus bei nicht »erfolgreichen« Psychopathen unsymmetrisch war, nämlich rechts größer als links. Raine meint, dass aufgrund dieser anatomischen Besonderheit die Betroffenen ihre Affekte nicht zügeln können, wenig erlernte Furchtreaktionen zeigen und unsensibel gegenüber Signalen sind, die sie verraten könnten und damit zu ihrer Entdeckung führen.

Und immer wieder: das Stirnhirn

Wie sich ein treu sorgender Familienvater in einen gefährlichen Pädophilen verwandeln konnte, werden Sie als Leserin oder Leser nun schon ahnen. Dass jedoch Ärzte in der Praxis eines konkreten Falles mitunter äußerst lang brauchen, um hinter die Ursachen zu kommen, ist angesichts des enormen Wissens aus der Hirnforschung immer wieder überraschend. Für die Betroffenen stellt es natürlich eine Belastung dar.

John, 40 Jahre alt und erfolgreich im Beruf, gab seine bizarren sexuelle Aktivitäten immerhin selbst zu, in gewissen Grenzen zumindest. Er hatte dunkel das Gefühl, dass das, was er tat, nicht akzeptabel sei – damit aufhören konnte er gleichwohl nicht. Das »Lustprinzip«, beteuerte er, sei deutlich stärker als seine Kraft, sich zu beherrschen. John sammelte pornografische Magazine, vor allem solche, die Kinder mit Erwachsenen zeigen. Im Internet suchte er Kontakt zu Prostituierten. Seine Frau tolerierte seine

Neigungen, zumindest so weit sie davon wusste. Als ihre vorpubertäre Tochter – Johns Stieftochter – ihr allerdings berichtete, John würde schon seit mehreren Wochen versuchen, sich ihr auf seltsame Weise anzunähern, war es mit der Duldsamkeit vorbei.

Der Mann wurde auf richterliche Anordnung aus dem Haushalt entfernt, offiziell als pädophil diagnostiziert und wegen sexueller Belästigung von Kindern verurteilt. Man verordnete ihm ein Medikament, das seine Triebhaftigkeit unterdrücken sollte, und der Richter stellte ihn vor die Wahl, entweder eine Verhaltenstherapie zu beginnen oder seine Strafe im Gefängnis abzusitzen. John entschied sich für die Behandlung, ging aber während der Rehabilitation sowohl das Personal als auch andere Patienten um sexuelle Gefälligkeiten an. Dass dies nicht vernünftig war, leuchtet unmittelbar ein und hätte bereits ein Anlass für weitere Untersuchungen sein können. Doch sie blieben vorerst aus.

John wurde ausgeschlossen und mit der ungeliebten Alternative konfrontiert. Am Vorabend des Tages, an dem er seine Gefängnisstrafe antreten sollte, bekam er heftige Kopfschmerzen und wurde ins Krankenhaus eingeliefert. Dort äußerte er Selbstmordgedanken und die Sorge, er könnte seine Vermieterin vergewaltigen. Als Gleichgewichtsprobleme hinzukamen, entschieden sich die Ärzte endlich zu einer neurologischen Untersuchung. John erzählte, dass er 16 Jahre zuvor eine Kopfverletzung erlitten hatte, bei der er etwa zwei Minuten bewusstlos gewesen war. Ungeniert machte er währenddessen den Frauen im Ärzteteam sexuelle Avancen. Dass er sich selbst einurinierte, störte ihn nicht.

Klarheit schaffte schließlich das Bild des Magnetresonanztomografen: In Johns Kopf breitete sich ein Tumor aus, der sich vom Stirnhirn hinter den Augen bis hinauf zum Scheitel erstreckte. Der Patient wurde operiert, nahm erfolgreich an einem Programm der Anonymen Alkoholiker und Sexsüchtigen teil. Gutachter bescheinigten ihm daraufhin, dass er keine Gefahr mehr für seine Stieftochter darstellte, und so wurde er sieben Monate nach der Operation zu seiner Familie nach Hause entlassen.

Und dort?

Im Oktober 2001 begann John erneut, heimlich Pornoheftchen zu sammeln. Auch der Kopfschmerz kehrte zurück. Diesmal war der Grund schnell gefunden: Im MRT zeigte sich, dass die Geschwulst abermals gewachsen war. John wurde erneut operiert – und diesmal konnte sein Albtraum, der auch der seiner Frau und seiner Stieftochter war, endlich gestoppt werden.

Studien, die Stirnhirnveränderungen bei Kriminellen zeigen, sind inzwischen Legion. Wissenschaftler kreieren immer raffiniertere Varianten, um die Bedeutung dieser Region für das Sozial- und Emotionalverhalten nachzuweisen. So genügte zum Beispiel bei gesunden Versuchspersonen allein schon die Vorstellung, sich aggressiv zu verhalten – zu schlagen, beißen, treten –, um die Aktivität des Stirnhirns im MRT zu reduzieren. Bis dieses Wissen in der Praxis ankommt, scheint es allerdings zu dauern.

Die Kriminologin Jana Bufkin und die Psychologin Vickie Luttrell von der Drury University in Springfield, Montana, erstellten im Jahr 2005 eine zusammenfassende Analyse von 17 bildgebenden Studien zu aggressivem, gewalttätigem und antisozialem Verhalten. Die Ergebnisse münden ausnahmslos darin, dass Psychopathen, Straftäter und gewaltbereite Menschen Veränderungen in bestimmten Hirnregionen aufweisen. An erster Stelle in Teilen des Stirnhirns, daneben in der Region des Schläfenlappens. Untersucht wurden rund 1 000 Menschen – über 600 Auffällige und knapp 400 Kontrollpersonen.

Betrachtet man die Arbeiten in der Zusammenschau, so ergibt sich, dass Forscher in den Hirnen massiv von der sozialen Norm abweichender Personen regelhaft auf Abnormitäten stoßen. Serienmörder sind psychisch labile Persönlichkeiten, die eine einseitig negative soziale Entwicklung durchgemacht haben und als Konsequenz schwache Mitglieder der Sozialgemeinschaft angreifen und, im Extremfall, umbringen. Mitglieder der amerikanischen Unterschicht bringen vorwiegend Frauen, Kinder und alte Menschen um. Sie tun dies, weil ihre Gehirne mangelhaft entwickelt sind,

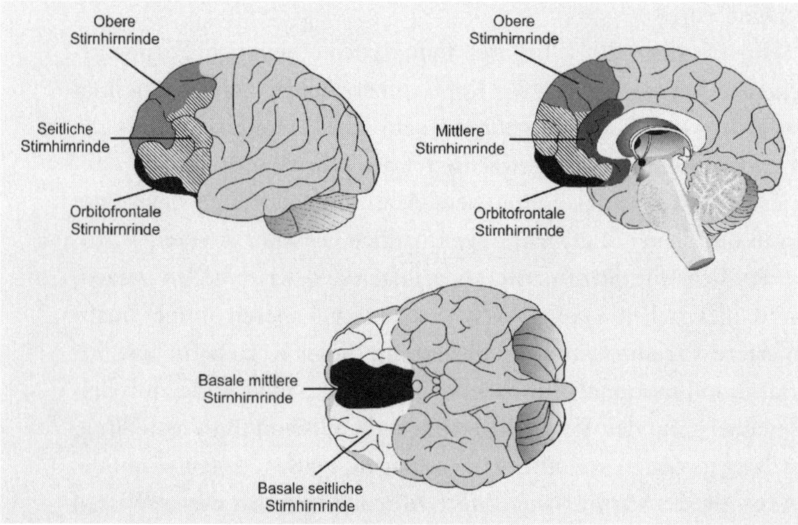

Abbildung 14: Lage des Stirnhirns

früh Abweichungen von der Norm aufwiesen und ihre Integration in die Gesellschaft gestört war.

Schon eine der ersten Studien auf diesem Gebiet – von einer Gruppe um Jonathan Pincus von der Georgetown University in Washington, 1995 in dem renommierten Fachorgan *Neurology* publiziert – führte aus, dass Mörder und andere als Schwerverbrecher Verurteilte oder Angeklagte zu zwei Dritteln Stirnhirnabnormalitäten offenbarten (Abbildung 14). Andere hatten Veränderungen im Schläfenlappen, ein Teil war schwer geistig zurückgeblieben oder zeigte zerebrale Lähmungen. Auch auf psychiatrischer, also nicht organischer, Ebene verzeichneten die Autoren typische Störungen: Fast alle Schwerverbrecher litten unter Verfolgungswahn oder hatten paranoide Ideen, die zu Missinterpretationen in sozialen Situationen führten, dazu Depressionen und Schizophrenien. Profunder, lang andauernder physischer Missbrauch fand sich bei 84 Prozent der Fälle und sexueller Missbrauch bei einem Drittel der Kriminellen.

Die Autoren stehen mit diesen Ergebnissen keineswegs isoliert da. Es gibt zahlreiche weitere Arbeiten, die sehr ähnliche Ergebnisse zutage förderten. Die Psychologin Dorothy Lewis von der Yale University in New Haven und ihre Mitarbeiter entdeckten bei 15 auf die Hinrichtung wartenden Gefangenen, dass allesamt starke Schädelverletzungen aufwiesen, fünf präsentierten schwerwiegende neurologische Auffälligkeiten und sieben leichte neurologische Veränderungen. Sechs waren an schizoiden Psychosen erkrankt, zwei waren manisch-depressiv. Auch eine Übersichtsstudie aus dem Jahr 2001, die auf zehn mit Hirnbildgebung und acht mit neuropsychologischen Methoden durchgeführten Untersuchungen aufbaute, unterstrich die Existenz charakteristischer Stirnhirnfehlfunktionen bei Verbrechern.

Wer im Horrorfilm völlig kalt bleibt

Aber es ist nicht nur der soziale Wächter hinter Augen und Stirn, der bei Verbrechern seine Aufgaben nicht erledigt. Ein zweiter wichtiger Formenkreis von kriminellem Fehlverhalten geht auf ein Gebiet in der Hirnmitte zurück. Es heißt limbisches System und steht uns jederzeit bei, wenn wir in Gefahr sind.

Wenn auf der Autobahn der Wagen vor uns plötzlich heftig bremst, so sind es die Nervenzentren des limbischen Systems, die den Körper in einen Alarmzustand versetzen, um ihn so auf Flucht oder Kampf vorzubereiten – die archaischen Reaktionen auf eine Bedrängnis (Abbildung 15). Ähnliches passiert, wenn wir einen Mitmenschen sehen, der uns mit zornigem Ausdruck im Gesicht entgegenkommt und mit einem scharfen Tonfall etwas brüllt. Oder wenn wir einen Horrorfilm betrachten, in dem etwa ein blutrünstiger Bernhardiner kleine Kinder und ihre Mutter zerreißen will. Die gefahrandrohende und ungewöhnliche Situation aktiviert das limbische System, lässt es Hormone ausschütten, und ein Gefühl bemächtigt sich unser, das wir als Angst bezeichnen würden. Äußerlich erkennbar ist das daran, dass wir die Augen weit aufreißen, unser Herz zu rasen beginnt und Drüsen in der Haut vermehrt Schweiß absondern.

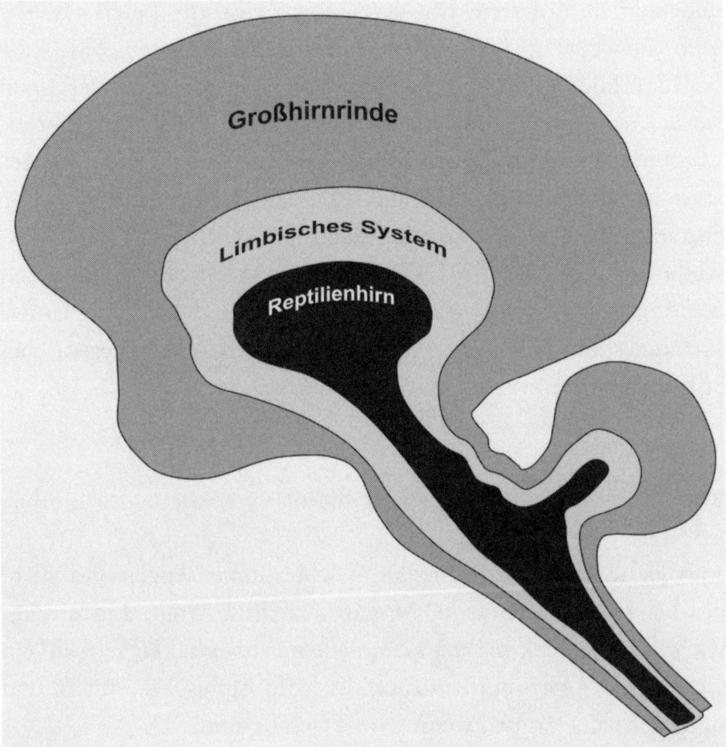

Abbildung 15: Schematische Abbildung des Gehirns. Sie zeigt das limbische System im Zentrum zwischen Hirnrinde und Stammhirn.

Manche Menschen zeigen keine dieser Reaktionen, sie sind unfähig zu einer adäquaten Angst. Das ist kein Vorteil, denn sich fürchten zu können, ist überlebensnotwendig für einen Organismus. Außerdem lässt es sich meist nicht lernen – anders als im Grimmschen Märchen erzählt.

Wie sonderbar sich solche Patienten benehmen, erlebte ich (Hans Markowitsch) selbst einmal während eines Versuchs, den ein Team des japanischen Fernsehens aufgebaut hatte. Jeweils einem Menschen, der an der sogenannten Urbach-Wiethe-Krankheit litt, und einer gesunden Person wurden Horrorfilme wie etwa *Der Exorzist* gezeigt. Mit dem Lügendetektor dokumentierte ich gleichzeitig die extremen Unterschiede in dem emotionalen Repertoire der Probanden. Bei den irrwitzigen Szenen – etwa, als das Mädchen den Kopf um 360 Grad rotieren lässt oder grüne Galle auf den Pfarrer spuckt – zeigte das Gerät, das Schweißproduktion und Puls misst, bei den Gesunden extreme Ausschläge. Bei den Patienten hingegen blieben die Schreiber auf der Nulllinie. Der Horror ließ sie völlig ungerührt.

Patienten mit einer solchen Urbach-Wiethe-Krankheit sind – Gott sei Dank – sehr selten. Das Leiden existiert schon lange, wurde aber erst um 1930 beschrieben. Jedoch nicht als Hirn-, sondern als komplexe Hautkrankheit: Knötchenbildung, heisere Stimme, geänderte Zahnstellung sind dafür charakteristisch. Vermutlich deswegen ist die Erkrankung in den Medizinlexika noch heute oft falsch definiert, wobei sich in einem Werk immerhin ein Hinweis auf die gestörte Gefühlswelt der Patienten findet. Ich selbst las zum ersten Mal in einem Fachartikel von einer Patientin mit dieser Krankheit. Sie wies Schäden in der Amygdala, einem Gebiet innerhalb des limbischen Systems, auf. Die Patientin wurde als sozial distanzlos beschrieben, sie benahm sich sexuell anzüglich gegenüber dem sie untersuchenden Neurologen.

Als mir ein früherer Mitarbeiter überraschend von einer Frau mit vergleichbaren Auffälligkeiten berichtete, die frisch in die Neurologische Universitätsklinik in Bochum eingeliefert worden war, tippte ich auf die Urbach-Wiethe-Krankheit. Das stellte sich als richtig heraus, und wie sich erwies, war auch ihr Bruder betroffen. So hatte mir der Zufall eine packende Forschungsaufgabe beschert. Die Nachricht, dass in Deutschland zwei Patienten mit dieser extrem seltenen Erbkrankheit lebten, machte in den Fachzirkeln schnell die Runde. Amerikanische Wissenschaftler wollten einfliegen, um die Geschwister zu untersuchen. Ein Journalist der BBC rief mich mit der Absicht an, eine Dokumentation zu drehen, was die beiden allerdings ablehnten. Bei unseren Gesprächen erwähnte er, er wisse von weiteren derartigen Patienten in Südafrika, und nannte mir die Telefonnummer der Mutter eines Betroffenen.

Dies gab den Startschuss zu einer Forschungsstudie. Ich reiste in das Land am Kap und wurde dort von mehreren Zeitungen zu meinem Projekt interviewt. Die *Sunday Times* schrieb »Vortrekkers brought new disease to South Africa« – Vortrekkers, das sind die Buren, die holländischen Pioniere, die das Landesinnere besiedelten. Sie hätten diese neue Krankheit nach Südafrika gebracht. Nach den Zeitungsberichten kontaktierten mich eine Reihe von Menschen, die zwar unter den seltsamsten Beschwerden litten, etwa an einem vollständig mit Knötchen bedeckten Körper, an der Urbach-Wiethe-Krankheit litten die meisten aber nicht. Dennoch machten wir schließlich zehn Patienten ausfindig, die allen notwendigen Kriterien genügten. Damit war endlich eine statistisch bedeutende Zahl beisammen, die vergleichende Untersuchungen erlaubte.

Die von uns in Deutschland und in Südafrika untersuchten Patienten zeigten allesamt eine Schädigung der linken und rechten Amygdala. Es wirkte geradezu so, als wäre dieses Gebiet des Gehirns ausgestanzt. Der auch Mandelkern genannte Abschnitt ist ein Teil des limbischen Systems. Das bedeutet, die Betroffenen besitzen ein ansonsten intaktes limbisches System, lediglich ihre Amygdala kann einkommende Information nicht mehr auf ihre biologische oder soziale Bedeutung hin überprüfen. So hatten die Probanden in einem Versuch Schwierigkeiten, richtig einzuschätzen, welchen emotionalen Gesichtsausdruck Personen auf Fotos zeigten: Freude, Überraschung, Ekel, Furcht, Wut und Trauer konnten sie nur schwer erkennen. Ein Patient berichtete, dass ihm auffiele, dass er beim gemeinsamen Fernsehen nicht emotional berührt werde, während seine Geschwister lachten oder wegen des Filminhalts bedrückt wären.

Menschen, die an der Urbach-Wiethe-Krankheit leiden, können Gefahrensituationen nicht als bedrohlich einschätzen und merken sich eher Irrelevantes. Erzählte ich den Studienteilnehmern als Teil der Untersuchung die Geschichte einer Frau in einem gelb-schwarz geblümten Kleid, die einen Raum betritt und schließlich von hinten erdolcht wird, so erinnerten sie sich nach einer halben Stunde eher an die Farbe des Kleids als an das schreckliche Verbrechen. Das zeigt: Die Schädigung der Amygdala verhindert eine an die soziale Situation angepasste Bewertung von Geschehnissen.

Vorne in den beiden Schläfenlappen gelegen, stellt die Amygdala eine Zusammenballung zahlreicher Einzelkerne dar, die in drei Gruppen zusammengefasst werden. Entsprechend ihrer Größe und der Vielfalt ihrer Teilkerne ist die Amygdala also nicht einheitlich, hat aber in allen ihren Parzellen mit der Verarbeitung von emotionaler Information zu tun. Sie bewertet erlebte Geschehnisse, speziell Gerüche, erweckt Gefühle und verknüpft sie so mit Fakten, dass der Mensch später die lebendige autobiografische Erinnerung einer Lebensepisode abrufen kann. Ihre entwicklungsgeschichtliche Hauptrolle, aus Gerüchen Handlungen abzuleiten, findet sich sprachlich in dem Ausdruck wieder, dass wir jemanden nicht riechen können. Dabei handelt es sich um sehr schnelle und unmittelbare Bewertungen, die noch vor jeder Überlegung feststehen und aus dem limbischen System kommen.

Wichtig für die Emotionsverarbeitung sind auch Kerne im Hypothalamus, eine nur wenige Millimeter große, an der Hirnbasis liegende Zusammenballung einzelner Zentren. Stimuliert man sie – beispielsweise mit stromführenden Elektroden –, so kommt es bei Tieren zu zwanghaften Gewaltausbrüchen, Tötungsreflexen und weiteren aggressiven Handlungen, wie der Schweizer Nobelpreisträger Walter Rudolf Hess vor fast 60 Jahren vor allem in Versuchen mit Katzen demonstrierte. Man kann aus seinen Experimenten schließen, dass eine Überaktivierung kleinster Areale im Hypothalamus zu automatisierten Verhaltensakten führt, die in Tötungsreflexen münden können. Deshalb beantragte zum Beispiel der Metzgergeselle Jürgen Bartsch (1946–1976), der in den 60er Jahren des zwanzigsten Jahrhunderts in Deutschland vier Sexualmorde an Kindern beging, eine Operation an seinem Hypothalamus, um von seinem Trieb befreit zu werden. Diese Möglichkeit schied aus technischen Gründen aus, und so musste er sich mit einer Kastration zufriedengeben. Bei dieser Operation starb er jedoch an einer zehnfachen Überdosis Betäubungsmittel.

Amygdala-Geschichten

In ihrem damals berühmten, in den 70er Jahren des letzten Jahrhunderts erschienenen Buch *Violence and the Brain* schildern die beiden Harvard-Ärzte Vernon Mark und Frank Ervin die Geschichten einet ganzen Reihe von Patienten, die die Bedeutung einer intakten Amygdala für den zwischenmenschlichen Umgang offenlegen.

Bei der 21-jährigen Julia hatten die Chirurgen zum ersten Mal telemetrische Hirnstimulation eingesetzt. Mit dieser vom US-spanischen Neurologen José Delgado eingeführten Technik ließ sich über gut 30 Meter hinweg die Hirntätigkeit eines Lebewesens per Knopfdruck beeinflussen. Delgado demonstrierte diese Technik bevorzugterweise in einer Stierkampfarena. Dem Tier waren zuvor Elektroden in Gehirn implantiert worden, und wenn der Stier stampfend auf Delgado zutobte, drückte der Neurologe, kurz bevor der Stier ihn erreichte, auf den Knopf, und das Tier sank vor ihm wie von einer unsichtbaren Faust getroffen auf die Knie. Eine derartige Demonstration überzeugte jeden Skeptiker von der Wirksamkeit elektrischer Hirnreizung.

Doch zurück zu Julia. Sie war als Kind an Hirnhautentzündung erkrankt und erlitt danach immer wieder epileptische Anfälle, die sie in gefährliche Situationen bringen konnten, denn sie verließ dabei oft ihre Wohnung und lief kilometerweit durch die Stadt, sodass sie sich nach Abklingen des Fluchtanfalls in fremden Stadtteilen wiederfand. Zu ihrem Schutz trug sie deshalb immer ein Messer bei sich, was Julia allerdings für ihre Mitmenschen zu einem Risiko werden ließ, denn insgesamt zwölf Mal griff sie unbeteiligte Personen an. Der schwerwiegendste dieser Zwischenfälle trat ein, als Julia im Alter von 18 Jahren mit den Eltern vor dem Fernseher saß. Sie spürte, dass sich ein Anfall anbahnte und ging vor die Wohnungstüre in den Hausflur. Dort hing ein Spiegel, worin sie zu sehen glaubte, dass ihre linke Gesichts- und Körperhälfte geschrumpft wäre und teuflisch aussehe. Im Gesicht und in der Hand, so berichtete sie später, spürte sie ein Ziehen. In diesem Augenblick betrat ein Mädchen den Flur und streifte unabsichtlich Julias linken Arm. In Panik rammte sie dem Mädchen ihr Messer in die Brust und fing an zu toben. Glücklicherweise überlebte die Angegriffene.

Julia entwickelte ein feines Gespür dafür, wann eine krampfartige Aggression bevorstand. Als sie zur Behandlung im Krankenhaus war, versuchte sie, eine Krankenschwester zu warnen. »Ich bekomme einen Anfall, bitte helfen Sie mir«, flehte sie. Doch schon kurz darauf sprang Julia auf, entwendete der Schwester die Schere aus der Manteltasche und stieß sie der Pflegerin in die Brust. Auch dieses Opfer überlebte zum Glück.

Vernon Mark und Frank Ervin implantierten Julia Elektroden im Gehirn, die immerhin die Ursache der ungezügelten Gewaltausbrüche zutage brachten: Während der Anfälle stieg die elektrische Aktivität in ihrer rechten Amygdala extrem an. Dies funktionierte auch in umgekehrter Richtung: Als die Mediziner leichte Stromstöße durch die Elektroden in die Amygdala schickten, unterbrach Julia abrupt ihr Gitarrenspiel und schlug mit dem Instrument ungebremst in Richtung der Psychiater. In einer Operation entfernten Mark und Ervin daraufhin Julias rechte Amygdala – und die Gewaltausbrüche wurden seltener.

Solche Beobachtungen haben Wissenschaftler mittlerweile in einer ganzen Reihe von Studien bestätigt. Ein Ungleichgewicht der Hirnaktivität im Bereich der Amygdala kann unkontrollierte Aggressionsschübe zur Folge haben. Bildgebende Verfahren deuten sogar an, dass die Anfälle umso intensiver sind, je kleiner die Amygdala ist.

Dies unterstreicht ein weiterer Fall von Mark und Ervin, der allein schon wegen seiner skurrilen Begleitumstände lesenswert ist. Ein 43-jähriger Mann wurde stramm in ein Fischernetz gewickelt ins Krankenhaus eingeliefert. Trotz der Verpackung war sein Auftreten extrem bedrohlich: Der kleine, aber muskulöse Herr schnaubte, bleckte seine Zähne und versuchte, sobald sich jemand näherte, seine Arme oder Beine aus dem Netz zu strecken. Seine Frau und seine Tochter, die ihn begleiteten, standen unter Schock und waren zu keinerlei Aussage fähig. Das ärztliche Personal fand lediglich heraus, dass der Vater plötzlich zum Fleischermesser gegriffen hatte, um seine Familie zu töten. Die alarmierte Polizei nahm ihn fest und brachte ihn ins Krankenhaus, nachdem sie festgestellt hatte, dass er nicht mehr normal sprechen konnte. Nach einer hohen Dosis an Beruhigungsmitteln wurde der Familienvater für eine neurologische Untersuchung zugänglich. Dabei zeigte sich, dass ein Tumor zwischen dem rechten Stirnhirn und dem vorderen Schläfenlappenbereich wucherte und auf den Mandelkern drückte. Nachdem die Geschwulst entfernt worden war, hörten die Gewaltausbrüche auf, und der Mann kehrte friedlich zu seiner Familie zurück.

Ein weiterer Fall von Mark und Ervin war die 62-jährige Clara T. Sie war 29 Jahre zuvor auf einer Eisplatte ausgerutscht und hatte sich schwer den Kopf angeschlagen. Seit diesem Unfall litt Clara an Epilepsie mit heftigen, immer wiederkehrenden Anfällen. Als Ärzte zehn Jahre nach dem Unfall Veränderungen im linken Schläfenlappen entdeckten und diesen entfernten, hatte das gravierende Folgen: Clara litt an teilweisem Gedächtnisverlust und zunehmend vehementer werdenden Wutattacken, die sich gegen die Schwiegermutter, Haushaltshelfer sowie den Ehemann richteten und auch im Krankenhaus zu schweren Angriffen gegen die Schwestern führten. Ursache war offensichtlich ein funktionelles Ungleichgewicht in der Aktivität beider Hirnhälften. Clara wurde erneut am Gehirn operiert. Da die Ärzte nicht auch noch ihren rechten Schläfenlappen entfernen wollten, entschlossen sie sich zu einer sogenannten stereotaktischen Operation. Hierzu implantierten sie insgesamt 40 dünne, wie Nadeln aussehende Elektroden ins Gehirn, um durch gezielte Stimulation herauszufinden, wo das Gebiet lag, das die Wutattacken auslöste. Als die Mediziner es schließlich in der rechten Amygdala aufgespürt hatten, zerstörten sie das Gebiet, indem sie die Enden der Elektroden erhitzten. Die epileptischen Anfälle kamen danach zwar wieder, aber die Wutausbrüche waren vorüber.

Thomas, ein beruflich sehr erfolgreicher, 34 Jahre alter Ingenieur, war in seinem häuslichen Umfeld der reinste Tyrann und Schläger. Primäre Ursache der Gewaltausbrüche war wohl ein Magendurchbruch 14 Jahre zuvor, dessen Folgen Thomas drei Tage ins Koma versetzt und Teile seines Gehirns durch Sauerstoffmangel geschädigt hatten. Seit diesem Vorfall jagte er Verkehrsteilnehmer, die, wie er dachte, sein Auto schnitten oder ihn behinderten, und verprügelte sie. Handelte es sich um Frauen, hielt er ihren Wagen an und beschimpfte sie aufs Unflätigste. Geradezu wahnhaft hielt er an der Vorstellung fest, seine Gemahlin hätte ein Verhältnis mit einem Nachbarn. Zunächst attackierte er sie deswegen nur verbal, schließlich auch körperlich. Noch als sie schwanger war, schleuderte Thomas seine Frau gegen eine Wand. Thomas' Kindern erging es nicht besser.

Da Medikamente keine Linderung seiner Epilepsie bewirkten, implantierten Mark und Ervin in seine beiden Amygdalae Elektroden. Diese stimulierten sie über zehn Wochen hinweg mit kurzen 50-Hertz-Pulsen eines schwachen elektrischen Stromes. Dabei entstand eine Art Gefühlskartierung der Amygdala, eine Landkarte intimster Emotionen. Denn je nachdem welche Region die Ärzte stimulierten, berichtete Thomas von ganz unterschiedlichen Eindrücken, die sich seiner bemächtigten (Abbildung 16). Einmal hatte der Patient »Zahnweh«, dann ein »Nirwana-Gefühl«, ein andermal den Eindruck »tiefer Gedanken« oder die Empfindung, »an einen neuen Ort zu gehen, mit Zuversicht in die Zukunft«. Er spürte »Radiowellen in der Brust«, hatte die Vorstellung »von oben auf etwas hinab zu schauen« oder fühlte sich urplötzlich,

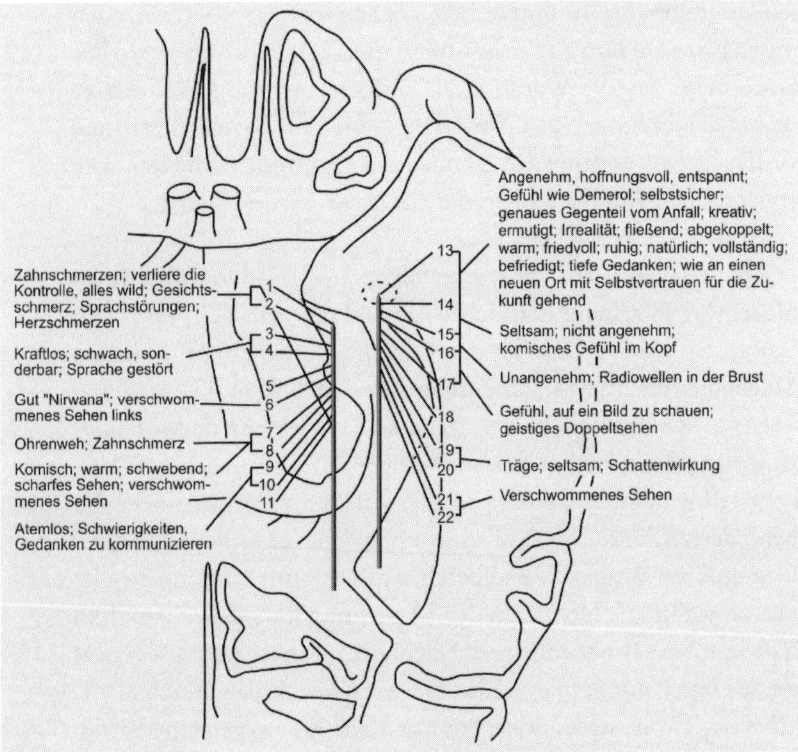

Abbildung 16: Lage der Reizelektroden im Gehirn von Thomas (Horizontalschnitt durch das Gehirn). Die Empfindungsäußerungen bei elektrischer Reizung sind angegeben.

wie er sagte, »kreativ«. Dann wieder war er »tief entspannt« oder glaubte, »dahinzutreiben«. All diese Emotionen und noch viele mehr sind also an verschiedenen Orten der Amygdala repräsentiert.

Durch die täglichen Hirnstimulationen blieben die Wutanfälle drei Monate lang aus. Dann entschieden sich die Ärzte zu einer »destruktiven Läsion der medialen Anteile beider Amygdalae«. Mit anderen Worten: Sie zerstörten die mittleren Bereiche dieses paarig angelegten Nervenknotens. Danach geriet Thomas nie wieder grundlos in Rage. Die Frage bleibt natürlich, ob er jemals wieder begründet Wut empfinden konnte – davon berichten aber Mark und Ervin nichts.

Die Zellen des Terrors

Es ist ein ganz typisches Reaktions- und Verhaltensmuster, das mit einer Schädigung im limbischen System einhergeht. Die betroffenen Menschen sind aufbrausend, tendieren in Situationen zu Wutausbrüchen, die andere völlig gelassen erleben. Man könnte sagen, ihr Gefühlshaushalt ist nicht im Gleichgewicht. »Dies kann zur Folge haben, dass selbst geringfügige Reize, auf welche Individuen mit gesunder Hirnphysiologie nicht reagieren, bei limbisch geschädigten Patienten Gewalttaten auslösen«, erklärt der Magdeburger Psychiater Bernhard Bogerts. In seiner Übersichtsarbeit, die den Titel »Gehirn und Verbrechen: Neurobiologie von Gewalttaten« trägt, beschäftigt er sich mit zwei sehr prominenten deutschen Fällen einer Amygdala-Fehlfunktion: zum einen mit dem Hauptschullehrer Ernst Wagner, der im Jahr 1913 seine Frau, seine vier Kinder und mehrere weitere Menschen tötete, zum anderen mit Ulrike Meinhof, dem intellektuellen Kopf der »Rote Armee-Fraktion (RAF)«.

Wagner hatte in seinem Heimatdorf Mühlhausen bei Stuttgart ein wahres Blutbad angerichtet. Nachdem er seine Familie getötet hatte, lief der damalige Lehrer Amok und erschoss acht Männer. Zwölf weitere verletzte er schwer, und außerdem steckte er mehrere Häuser in Brand. Eigentlich wollte Wagner noch weit mehr Menschen töten, aber er wurde von Bürgern niedergeschlagen, als er die Magazine seiner beiden Pistolen leer geschossen hatte. Nur knapp entging der Amokläufer der Lynchjustiz der Dorfbewohner. Ein Tübinger Psychiater konstatierte schließlich Wahnideen – eine Paranoia, weswegen er als schuldunfähig in eine Heil- und Pflegeanstalt eingewiesen wurde. Wagner litt seit seinem 18. Lebensjahr an einem Onaniekomplex und hatte, wie Bogerts berichtet, Unzuchthandlungen mit Tieren begangen.

Das Gehirn des Serienmörders befindet sich heute konserviert im Vogt-Institut für Hirnforschung in Düsseldorf, benannt nach Oskar Vogt, dem deutschen Neurologen, der Lenins Hirn analysiert hatte. Dort begutachtete Bogerts das Organ und bemerkte nach dem ersten Augenschein keinerlei Auffälligkeit. Bei genauerer Prüfung des limbischen Systems entdeckte er einen etwa einen Zentimeter langen Riss, »an einer für alles sensorisch Wahrgenommene strategisch wichtigen Stelle (...), da dort der Input aus den kortikalen Assoziationsfeldern hin zum Hippocampus und Mandelkern umgeschaltet wird«. Die Läsion lag somit »in einer Region, die für die adäquate emotionale Einstufung und Realitätsbewertung der wahrgenommenen Umwelt von zentraler Bedeutung ist«. Die Schädigung war vermutlich die Ursache für Wagners Gräueltaten, denn der Defekt »liegt an der gleichen Stelle, bei der auch bei paranoid-halluzinatorischen Patienten Struktur- und Funktionsdefizite nachgewiesen werden konnten«.

Ulrike Meinhofs Gehirn war nicht in einer wissenschaftlichen Sammlung aufgehoben. Bogerts hatte es von dem Tübinger Pathologen Jürgen Pfeiffer bekommen. Was dieser schon im Gutachten zum Stammheim-Prozess diagnostiziert hatte, konnte Bogerts bestätigen: An der Basis des Meinhof-Gehirns zeigte sich ein Tumor sowie ausgedehnte Schädigungen des limbischen Systems, insbesondere der Amygdala. Die Verstümmelung rührte von einer Operation her, der sich die ehemalige Journalistin im Jahr 1962 unterzogen hatte. Ärzte hatten schon damals einen Tumor in den Blutgefäßen festgestellt. Weil die gutartige Wucherung jedoch schwer zugänglich war und nicht entfernt werden konnte, begnügten sie sich damit, die Geschwulst abzuschnüren.

Erst in den Jahren danach, stellt Bogerts fest, »kam es zu einer Persönlichkeitsveränderung mit wachsenden, aggressiv-gewalttätigen Zügen, die ihrem früheren Wesen fremd waren«. Aus der Journalistin, die sich »friedlich und mit bemerkenswerter sprachlicher Befähigung« für ihre politischen Ziele eingesetzt hatte, war eine Kriminelle und Ikone der RAF geworden. Die

Neurowissenschaftler Pfeiffer und Bogerts sind sich in ihrem Urteil über die ursächliche Bedeutung der Gehirnschädigungen für Meinhofs Gewaltakte bemerkenswert einig. Bogerts spricht von »erhöhter pathologischer Aggressivität«. Und schon im Gutachten zum Stammheim-Prozess hatte Pfeiffer mehr als deutlich festgestellt, dass bei der Terroristin Beeinträchtigungen vorlagen, um »im Gerichtsverfahren Fragen nach der Unzurechnungsfähigkeit zu begründen«. Warum Richter wie Staatsanwaltschaft die Einwendungen nicht berücksichtigten, ist weiterhin ungeklärt.

Bettina Röhl, Meinhofs Tochter, mutmaßte, dass ein krankes Gehirn des Terrors die Erwartungen der interessierten Parteien nicht erfüllt hätte. Die Öffentlichkeit hätte eine Schuldige für Schwerverbrechen verloren, den RAF-Sympathisanten wäre es wohl wie ein Witz erschienen, wären sie einer Zellwucherung aufgesessen. »Die einst so brillante Kolumnistin Ulrike Meinhof, von den Medien seit dreißig Jahren als überintelligent und übersensibel beschrieben, überdreht in den Terror abgeglitten, durfte alles, nur nicht geistig pathologisch krank gewesen sein«, schreibt Röhl.

Es ist also durchaus ein Motiv denkbar, Meinhofs Erkrankung nicht weiter zu thematisieren. Ob der Tumor indes tatsächlich ursächlich für die Gewaltkarriere der einstigen Journalistin war, ist damit längst nicht belegt. Um Anhaltspunkte dafür zu finden, wäre es nötig, nach unerwarteten Persönlichkeitsänderungen Meinhofs zu suchen. Das würde bedeuten, die fortschreitende Erkrankung einem zusehenden Wandel im emotionalen Verhalten gegenüberzustellen. Diese Forschungsaufgabe hat bis heute jedoch niemand zu Ende gebracht, auch Bogerts nicht, obgleich er wohl einen Anlauf dazu unternahm.

Bettina Röhl versucht sich zumindest auf anekdotische Weise an einem solchen Beleg. In einem Artikel auf ihrer Homepage schreibt sie, Renate Riemeck, Meinhofs Zieh-Mutter, hätte ihr gegenüber in einem Brief von deutlichen Auffälligkeiten nach der Kopfoperation berichtet. Sie, Riemeck, hätte »diese Persönlichkeitsänderungen ständig wahrgenommen und könnte dies belegen«. Meinhof sei nach 1962 regelmäßig mehrmals im Jahr zu längeren Besuchen zu ihr gekommen. »Ich habe eine Art von Selbstentfremdung an ihr erlebt, die den Stoff für einen Dostojewsky-Roman abgeben könnte«, so Röhl über Riemeck über Meinhof.

Auch der damalige Ehemann, Klaus Rainer Röhl, habe gemutmaßt, dass sich Ulrike Meinhof infolge der Operation stark verändert habe und dies eine Ursache für ihren Gang in den Terrorismus gewesen sei. Sie sei »gefühllos und sexuell wie abgeschnitten gewesen«.

Zu vermuten ist jedoch, dass Meinhofs Richter auf einer instinktiven Rechtsauffassung beharrten. Das Kreisen des Menschen um Sinn und Schuld, sein Bedürfnis nach Sühne, oder nennen wir es ruhig Rache, ist nicht vereinbar mit der zufälligen Fehlfunktion einer Handvoll von Nervenzellen. Es ist vielmehr unfassbar – oder lächerlich. Und es tröstet niemanden, der einen lieben Angehörigen oder Freund verloren hat, wenn Wissenschaftler erklären, ein Tumor hätte das Blutvergießen verursacht – selbst dann, wenn es die Wahrheit ist.

Der Amokläufer Charles Whitman tötete 1966 zunächst Frau und Mutter und schoss dann 90 Minuten lang vom Turm der Universität von Texas in Austin auf alles, was sich bewegte. Das Resultat waren 15 Tote, 31 Verletzte und sein eigener Selbstmord. In den Wochen und Monaten vor seiner Wahnsinnstat hatte Whitman, der bislang psychisch völlig unauffällig gewesen war, über unerklärliche emotionale Irritationen – vor allem eine wachsende Aggression – geklagt. In einem Brief, den er hinterließ, schrieb er: »Ich sollte ein durchschnittlich vernünftiger und intelligenter junger Mann sein. Doch in letzter Zeit (ich kann mich nicht erinnern, wann es begann), wurde ich Opfer vieler ungewöhnlicher und irrationaler Gedanken.« Die Hirnautopsie ergab einen walnussgroßen Tumor neben der rechten Amygdala. Das zu wissen hilft nicht. Aber über die rechtlichen und moralischen Folgen daraus sollten wir uns dringend klar werden.

Mord aus »ehrwürdigen« Motiven

Es sind nicht immer nur organische, also physikalisch meist exakt zu verortende Schäden, die eine gestörte Emotionsverarbeitung zur Folge haben. Nicht selten geht ein Fehlverhalten von einem aus dem Ruder gelaufenen Stoffwechsel aus, wie folgende Geschichte von Anna zeigen soll. Die Frau, Mitte vierzig, hatte ihre beiden Kinder umgebracht – zuerst betäubte und dann ertränkte sie sie. Sich selbst versuchte sie ebenfalls umzubringen, was ihr aber misslang. Anna litt unter lang anhaltenden Depressionen mit psychotischen Symptomen. Das kumulierte in der Annahme, sie und ihre Kinder litten an einem genetischen Defekt, der zu der Unfähigkeit führe, Emotionen zu empfinden. Anna war überzeugt, ihren Kindern zu helfen, denn sie war der Meinung, ein Leben ohne Freude und ohne die Möglichkeit, entsprechend mit anderen kommunizieren zu können, sei nicht lebenswert. Das Gericht stufte Anna als unzurechnungsfähig ein und ordnete ihre Überstellung in eine geschlossene psychiatrische Station an.

Anna las Fachbücher und sah sich im Fernsehen wissenschaftliche Sendungen zu den Themen Gehirn und Psychologie an. Sie wurde auf mich (Hans Markowitsch) aufmerksam, als ich in einem Bericht über meine Arbeiten zur Urbach-Wiethe-Krankheit referierte, die wir oben ausführlich dargelegt haben. Am Telefon schilderte sie mir wissenschaftlich detailreich ihre Befürchtung, ebenfalls daran zu leiden.

Anna bat mich, sie auf ihre kognitiven und emotionalen Leistungen hin zu untersuchen. Wie sich zeigte, war sie in Bereichen wie Intelligenz, Aufmerksamkeit, Schnelligkeit der Informationsverarbeitung, Vorausschau und Planungsfähigkeit, Neugedächtnisbildung, Abruf von abgespeichertem Allgemeinwissen normal, teils sogar überdurchschnittlich begabt. Probleme hatte sie allerdings mit dem Abruf autobiografischer Erinnerungen, insbesondere mit solchen, die sich auf die jüngere Vergangenheit bezogen. Es gelang ihr offensichtlich nicht, sich derartige Gedächtnisinhalte visuell vorzustellen, und wenn doch, dann geschah dies ohne emotionale Beteiligung. In einem Test konnte sie zwar Gesichtsausdrücke interpretieren, sich aber so gut wie gar nicht in andere Personen hineinversetzen: Sie konnte sich nicht vorstellen, was deren mögliche Gedanken, Intentionen oder Gefühle waren. Zwischenzeitlich hatte sich ihre Psychose in der Klinik stark gebessert, sie nahm an sozialen Veranstaltungen teil und war sogar zur Sprecherin der Patienten gewählt worden.

Um die Verarbeitung ihrer emotionalen Erinnerungen auf Hirnebene zu untersuchen, untersuchten wir zunächst ihr Gehirn im Kernspintomografen auf Veränderungen hin. Dann ging es mit funktioneller Bildgebung weiter: Während Anna im Tomografen lag, erzählten wir ihr unverfängliche Episoden aus ihrer Biografie, also Geschehnisse ohne Verbindungen zu ihrer Tat, zum Beispiel von ihrem Urlaub mit den Eltern an der Ostsee. In einer anderen Situation berichteten wir ihr von Erlebnissen einer ihr fremden Person, also etwa von den Ferien einer Irma Meier am Müritzsee. Unsere Erwartung war, entsprechend früherer Ergebnisse, dass eine Region im Gehirn vorne rechts während der Präsentation ihrer Biografie aktiv sein sollte. Auf die Fremdbiografie hingegen sollte sie eher gleichgültig reagieren und somit eine Hirnregion vorne links rege werden. Diese Hypothese wurde jedoch nicht bestätigt, da Anna auch beim Hören ihrer eigenen Lebensgeschichte Aktivierungen links zeigte, sie also neutral beurteilte. Wir folgerten aus den Ergebnissen, dass Anna ihre Erlebnisse nicht mit Emotionen verknüpfen konnte, ihren eigenen Erinnerungen gegenüber gefühllos blieb.

Fehlverarbeitungen der eigenen Biografie, insbesondere in Verknüpfung mit einer emotionalen Tönung, können zu Tötungsdelikten an den eigenen Kindern führen. Der Hamburger Sozialforscher Jan Philipp Reemtsma sagte einmal, dass dort, wo Empathie, also Mitgefühl, fehle, alles möglich sei. Das ist, wie wir inzwischen wissen, nur die halbe Wahrheit. Denn zu viele und ungehemmte Emotionen können genauso verheerend sein wie fehlende. Festzuhalten bleibt jedoch, dass im Gehirn eine Vielzahl von Regionen adäquat zusammenarbeiten und miteinander interagieren muss, damit Personen sich vernünftig verhalten, das heißt, ihr Gewaltpotenzial im Zaum halten. Dieses Geschehen ist so komplex, dass man sich wundern mag, warum der Großteil der Bevölkerung kriminalistisch gesehen zeitlebens weitgehend unauffällig bleibt.

Annas Beispiel zeigt zudem, dass auch die Hirnbiochemie – die Zusammensetzung und Verteilung von Botenstoffen und Hormonen – für das Verhalten von hoher Bedeutung ist. Gerät das fein austarierte Gleichgewicht der Denken und Stimmungen modulierenden Substanzen aus den Fugen, sind die Folgen für das Verhalten eines Menschen unabsehbar. Ein mehr oder weniger unbescholtener Bürger kann dadurch zu einem Amokläufer werden. Dass aber das zuständige Gericht in den USA einen Pharmahersteller großteils dafür verantwortlich macht und zur Rechenschaft zieht, ist ein bislang einzigartiger Vorgang in der Rechtsprechung.

Nebenwirkung Amoklauf

Am 13. Februar 1998 tötete der 60-jährige Donald Schell aus Gillette in Wyoming im urplötzlichen Furor seine Frau, seine Tochter, seine damals neun Monate alte Enkelin und am Ende sich selbst. Der Amokläufer hatte zuvor nur zwei Tage lang ein Präparat eingenommen, das seine anhaltenden Depressionen lindern sollte. Der US-Handelsname: Paxil. Das Medikament enthält einen Wirkstoff, der die Konzentration des sogenannten Glückshormons Serotonin im Gehirn erhöhen soll. Die Familie Schell verklagte daraufhin die Herstellerfirma GlaxoSmithKline und bekam großteils Recht. Der international tätige Konzern wurde von der Geschworenenjury für die Tötungen als zu 80 Prozent verantwortlich erklärt. Schell selbst, wiewohl handelnder Täter, schrieb das Gremium nur 20 Prozent der Schuld zu. Hier stellte also ein rechtmäßiges Gericht amtlich fest, dass ein Pharmazeutikum einen Menschen dazu bringen kann, zum Mörder der eigenen Familie zu werden. Folgerichtig erhielten die Hinterbliebenen in einer Entscheidung vom 7. Juni 2001 eine Entschädigung in Höhe von 6,4 Millionen US-Dollar zugesprochen. Anfänglichen Widerstand gegen das Urteil gab Glaxo schnell auf, offenbar in der Absicht, keine Details aus der Verhandlung öffentlich werden zu lassen und so Aufsehen zu vermeiden. In Großbritannien muss der Hersteller seitdem einen Verweis zur möglichen Nebenwirkung Selbstmord auf die Verpackung drucken. Betrachtet man Schells Geschichte, wäre wohl eine generelle Warnung vor unkontrollierten Tötungen korrekter – aber was sollte das für ein Heilmittel sein, auf dem ein solcher Satz stehen muss?

Angebracht ist auf jeden Fall eine zulassungsrechtliche Überprüfung der Substanzklasse. Denn die Gruppe der Serotonin-Wiederaufnahme-Hemmer, so die Fachbezeichnung der Medikamente, steht generell in einem zwielichtigen Ruf. So wurde im Schell-Prozess bekannt, dass Paxil bei freiwilligen Testpersonen nicht nur Ängstlichkeit, Albträume und Halluzinationen hervorgerufen hatte, sondern auch Bewegungsunruhe auslöste. Diese erhöht das Risiko für Gewalt- und Selbstmordtaten. Tatsächlich versuchten zwei der Testpersonen, sich 11 beziehungsweise 18 Tage nach Beginn der Medikamenteneinnahme umzubringen. Es sind insgesamt 14 Fälle aktenkundig, die alle sehr ähnlich verliefen.

Im Mai 1998 erschoss ein 14-Jähriger US-Amerikaner seine Eltern und zwei Mitschüler – er stand unter dem Einfluss der »Glücks-« und Szenepille Prozac, ebenfalls ein Serotonin-Wiederaufnahme-Hemmer. Schon in den frühen 90er Jahren des vergangenen Jahrhunderts waren die Morde eines Kaliforniers bekannt geworden, der sechs Menschen und sich selbst umgebracht hatte. In seinem Körper wurde Fluctin gefunden, ein Serotonin-Wiederaufnahme-Hemmer. In Japan erstach ein

Amokläufer 2001 acht Kinder und verletzte 15 weitere. Er hatte das gleiche Mittel eingenommen, das Donald Schell zum Verhängnis geworden war.

Und auch der Fall des 16-jährigen Mike P., der am 26. Mai 2006 während des Feuerwerks zur Eröffnung des neuen Berliner Hauptbahnhofs festgenommen wurde, weil er wahllos 37 Passanten mit einem Taschenmesser angegriffen und zum Teil schwer verletzt hatte, könnte auf den Einfluss eines Medikaments zurückzuführen sein. Der Junge, der danach angab, sich an nichts erinnern zu können und den ein Beamter als »durchaus liebenswert« beschrieb, nahm Ritalin. Dies ist das am häufigsten gegen das Aufmerksamkeitsdefizit/Hyperaktivitätssyndrom (ADHS, ADS) verschriebene Medikament. Zu seinen Nebenwirkungen gehören Aggressivität und gewalttätiges Verhalten. Angesichts der Hinweise hat der Verein »Kommission für Verstöße der Psychiatrie gegen Menschenrechte in Deutschland« die Berliner Mordkommission aufgefordert, zu untersuchen, ob Mike P. zum Tatzeitpunkt unter dem Einfluss von Psychopharmaka stand. Gleichzeitig warnt die Gemeinschaft vor einer »neuen Kategorie von Straftätern, die bislang nicht nennenswert in Erscheinung getreten sind, kein fassbares Motiv aufweisen und scheinbar urplötzlich besonders schwere oder brutale Gewalttaten ausüben«. Jugendlichen massenhaft Psychopharmaka zu verabreichen, die in jene Gehirnprozesse eingreifen, die das Gefühlsleben beeinflussen, kann kaum folgenlos bleiben.

Empfindet ein Mensch Glück, führt dies bei Gesunden in manchen Teilen des Gehirns zur Ausschüttung des Botenstoffes Serotonin. Die Konzentration der Substanz bleibt jedoch nur vorübergehend erhöht, denn die Nervenzellen nehmen sie auf und bringen so den Serotonin-Spiegel wieder auf Normalniveau. Noch ist nicht ganz geklärt, ob Depressionen oder Angststörungen von einem regelrechten Mangel an Serotonin im Gehirn verursacht werden. Gesichert ist jedoch, dass die Symptome dieser Störungen durch eine Steigerung des Serotonin-Spiegels deutlich gelindert werden können. Die Serotonin-Wiederaufnahme-Hemmer tun dies, indem sie, wie der Name sagt, die Resorption des Stoffes durch die Nervenzellen verzögern.

Aufschlussreich ist, dass der Botenstoff gerade in jenen Regionen des Gehirns wirkt, die mit gewalttätigem oder kriminellem Verhalten assoziiert sind: In den hemmenden Regionen des Stirnhirns, im benachbarten vorderen limbischen Kortex und in weiteren limbischen Arealen, insbesondere der Amygdala. Forscher nehmen an, dass zu wenig Serotonin die Neigung zu aggressivem Verhalten in einem komplizierten Regelprozess steigert, der in seinen Details noch nicht entschlüsselt wurde. Das Ergebnis ist jedenfalls, dass sich der hemmende Einfluss des Kortex verringert, was die Impulskontrolle senkt.

Gene und die Evolution der Gewaltbereitschaft

Biologisch macht es durchaus Sinn, dass das Verhalten eines Lebewesens durch Botenstoffe modulierbar ist, denn so bleibt der Organismus flexibel. Es handelt sich also um eine Anpassung an wechselnde Umweltbedingungen. In gewissen Situationen ist Friedfertigkeit angebracht, während in anderen Aggressivität eher zum Ziel führt. Das soll nun gerade nicht heißen, dass Gewalt eine erlaubte Strategie sei, um soziale Konflikte zu lösen. Die Aggression erfüllt, wie schon Konrad Lorenz in seinem Buch *Das sogenannte Böse* feststellte, in der Biologie eine Aufgabe: das Überleben des Individuums und den Fortbestand der Art zu sichern. Ein etwas überspitzt konstruiertes Beispiel macht die positive Bedeutung klar: Hätte ein Hominide in der afrikanischen Savanne versucht, den Hyänen zuzureden, doch bitte die Finger von einem toten Gnu zu lassen, hätte er sich vermutlich nicht fortpflanzen können. Der Nobelpreisträger Lorenz zählte deshalb den Aggressionstrieb neben dem Nahrungstrieb, dem Fortpflanzungstrieb und dem Fluchttrieb zu den vier wichtigsten Eckpfeilern menschlicher Handlungsweisen.

Dass also nur der Homo sapiens böse sein kann, die Natur dagegen, oder konkreter: die Tierwelt, ohne Argwohn und List auskommt, ist eine romantische Verblendung. Man könnte auch sagen, es handelt sich um die Rückseite jenes Spiegels, in dem wir uns arrogant über die belebte Umwelt erheben. Der Mensch ist Natur, und wenn er ein Mörder ist, so ist es der Schimpanse ebenfalls – oder umgekehrt. Unser behaarter Vetter kennt die auf die günstige Gelegenheit wartende Niedertracht.

Wer sonst als der niederländische Verhaltensforscher Frans de Waal vom Yerkes Forschungszentrum an der Emory University könnte uns davon berichten? Sein ganzes Leben hat er mit der Beobachtung von Schimpansen und Bonobos zugebracht – Letztere sind für ihr freizügiges Sexualleben bekannt. In seinem Buch *Der Affe in uns. Warum wir sind, wie wir sind* schildert de Waal, wie er jahrelang einem alten und absteigenden Alpha-Männchen namens Yeroen bei seinen Ränkespielen und taktischen Manövern zusah. Erst brachte Yeroen im Team mit Nikkie, einem anderen Männchen, Anführer Luit im Kampf tödliche Verletzungen bei. Später nutzte er eine Panikattacke Nikkies und ließ ihn im Wassergraben ertrinken. De Waals Reflexionen sind sehr eindeutig: »Da dies schon der zweite durch Yeroen mitverursachte Todesfall war, muss ich zugeben, dass ich Schwierigkeiten habe, diesen alten Ränkeschmied zu beobachten, ohne einen Mörder zu sehen.«

Aus der Evolutionsgeschichte sind zahlreiche Beispiele für Gewaltbereitschaft bekannt. Man findet Tötungsverhalten bei vielen Säugetierarten: Löwen töten Leopardenbabys und umgekehrt Leoparden Löwenbabys. Auch Gorillaweibchen töten manchmal die Babys anderer Weibchen. Und der umgangssprachliche Ausdruck »Mörderwal« für den Orka deutet schon an, dass diese Tiere nicht zimperlich im Umgang mit anderen sind – auch wenn menschliche Moralbegriffe für ein Lebewesen, das seinem Nahrungserwerb nachgeht, gänzlich unangebracht sind.

Es versteht sich von selbst, dass ein derart elementares Verhalten wie die Aggression uralt ist und fest im Erbgut der Lebewesen verankert. Die Bereitschaft zur Gewalt ist ein in der Evolution herausgezüchtetes, natürliches Verhaltensrepertoire auch des Menschen. Genetiker schätzen die Vererbbarkeit von aggressivem Verhalten auf rund 50 bis 75 Prozent. Allerdings gibt es nicht ein oder drei Gene, die für Aggressivität verantwortlich sind, sondern ein ganzes Bündel davon. Die meisten sind unbekannt, doch einen zentralen Akteur konnten die Wissenschaftler immerhin identifizieren. Es ist die Familie der Monoamino-Oxidase-Gene, oder kurz und einfach MAO-Gene.

Gibt es den geborenen Verbrecher?

Nach allem, was wir bisher über die Biochemie der Gewalt gehört haben, wird die Funktion der MAO-Gene nicht verwundern: Es handelt sich um ein Schlüsselenzym für den Abbau des Botenstoffs Serotonin. Und genauso wenig überraschend sind folgende Zusammenhänge: Die Gewaltbereitschaft von Männern hängt davon ab, welche Variante des MAO-Gens sie in ihrem Erbgut tragen. Produziert der Körper MAO in niedrigen Dosen, neigen Männer zu Gewaltausbrüchen, im schlimmsten Fall sogar zu einer Verbrecherlaufbahn. Ist der Spiegel des Enzyms dagegen hoch, überstehen sie sogar schlimme Misshandlungen und entwickeln sich normal. Das Erbgut entscheidet also mit darüber, welche Auswirkungen ein antisoziales Milieu hat. Das konnten mehrere Studien mittlerweile eindeutig belegen.

Die einzigartige Erbkrankheit einer Familie in den Niederlanden beleuchtete wie ein Schlaglicht die Funktionsweise der MAO-Gene. In dieser Familie neigten die Männer – und zwar nur die Männer – zu spontanen Gewaltausbrüchen. Einer vergewaltigte seine Schwester. Einer anderer versuchte, seinen Chef zu überfahren, weil dieser seine Arbeit kritisiert hatte. Zwei weitere Männer wurden der Brandstiftung überführt. Viele waren wegen Exhibitionismus aufgefallen. Die Verfehlungen waren ruchbar geworden, als eine Tochter der Familie schwanger geworden war, aber auf keinen Fall einen Sohn zur Welt bringen wollte. Die Frau suchte eine genetische Beratung bei Han Brunner vom Universitätskrankenhaus Nimwegen auf, weil sie befürchtete, ihr noch ungeborenes Kind könnte später ebenfalls zu Gewaltschüben neigen wie so viele Männer in der Familie zuvor. Zu ihrem Termin brachte sie ein Heft aus dem Nachlass des Großonkels mit, der die betroffenen Männer detailgenau geschildert hatte: Sie seien zwar schüchtern und reserviert, sonst aber ganz normale Menschen. Unerklärlich sei jedoch, dass sie von Zeit zu Zeit einfach den Kopf verlören.

Die Familienchronik belegte, dass 14 der insgesamt 33 Männer ungewöhnlich auf Stress reagierten. Der Genetiker Brunner nahm fünf dieser Männer genauer unter die Lupe. Er untersuchte den Urin auf Nervenchemikalien und fand eine erste Spur: Die Herren schieden außerordentlich viele Neurotransmitter wie Dopamin, Adrenalin und Serotonin aus. Dies ließ auf eine hohe Konzentration der Substanzen auch im Blut schließen. Die aufwändige genetische Analyse brachte zutage, dass bei allen betroffenen Männern ein winziger Abschnitt des X-Chromosoms defekt war. Diese Familienmitglieder produzierten extrem wenig MAO, sodass Hormone wie Dopamin, Adrenalin und Serotonin nicht abgebaut werden konnten und ihr Spiegel im Blut erhöht war. Die Folge waren jene unkalkulierbaren Aggressionsschübe, an denen die 14 Männer litten. Bei Frauen wirkte sich der Schaden nicht aus, weil sie auf dem zweiten X-Chromosom eine intakte Kopie der MAO-Gene zur Verfügung hatten. Sich ein Kind zu wünschen oder gar einen Sohn zu erwarten, ist für die Familie mit dem Brunner-Syndrom, so heißt die Erbkrankheit heute, eine noch größere Herausforderung als ohnehin schon.

Nach den wegweisenden Arbeiten des niederländischen Genetikers wurden die MAO-Gene und ihre Rolle bei der Entstehung von Gewalt zum Gegenstand zahlreicher Analysen. Aufschlussreich sind vor allem die Ergebnisse der sogenannten Dunedin-Studie in

Neuseeland. In der alten Universitätsstadt findet seit Jahren ein Groß- und Langzeitprojekt statt, zu dem bislang fast 1000 Einzelstudien vorliegen: Rund 1000 junge Erwachsene, allesamt zwischen April 1972 und März 1973 geboren, werden seit Jahren regelmäßig auf ihre psychische, soziale und gesundheitliche Situation hin untersucht. Die Durchhaltequote ist erstaunlich hoch, fast 97 Prozent der Teilnehmer kommen noch heute regelmäßig zu den Befragungen. Es geht beispielsweise um die Entwicklung der Persönlichkeit im Verlauf des Lebens, den Zusammenhang von Fernsehkonsum und Schulerfolg – und darum, ob die Gene eine Tendenz für kriminelles Verhalten bestimmen. Beobachtungen bei den männlichen Probanden gaben in diesem Zusammenhang Anlass für einen schwerwiegenden Verdacht: Etwa 10 Prozent der Männer fielen schon früh durch antisoziales Verhalten auf und begingen auch in der dritten Lebensdekade mehr und schwerere Straftaten als andere.

In einer Studie deckten Avshalom Caspi vom King's College in London und seine Frau Terrie Moffitt die Hintergründe dafür auf. Verantwortlich war durchaus eine bestimmte Gen-Konstellation. Diese allein vermochte jedoch niemanden in einen geborenen Verbrecher verwandeln. Moffitt und Caspi stellten fest, dass die Schwach-Variante des MAO-Gens (eine das Verhalten wenig determinierende Form) Menschen für negative Einflüsse besonders empfindlich macht.

In Zahlen liest sich der Zusammenhang wie folgt: 80 Prozent derjenigen, welche die Schwach-Variante in sich trugen und zudem misshandelt worden waren, verhielten sich als Jugendliche selbst antisozial. Dies traf jedoch nur auf 20 Prozent der als Knaben misshandelten, aber genetisch völlig unauffälligen Probanden zu. Das bedeutet: Es gibt zwar nach allem, was bisher bekannt ist, keinen geborenen Verbrecher. Doch wer mit einer bestimmten genetischen Disposition zur Welt kommt, der hat ein höheres Risiko, zu einem Täter zu werden, falls er zuvor selbst Opfer von Gewalt wurde. Ungünstige Umweltbedingungen und ein nachteiliges

Erbgut – beides muss zusammenkommen. Wächst eine Person hingegen in einer wohlbehüteten Umgebung auf, so wirkt sich die Schwach-Variante der MAO-Gene nicht aus. »In einer förderlichen Umgebung«, erklärt Moffitt, »werden die Probleme eines Kleinkindes häufig korrigiert. In benachteiligten Elternhäusern, Schulen und Wohngebieten werden sie dagegen eher verstärkt.«

Umgekehrt ist durchaus denkbar, dass Gewalttäter mit einer zerrütteten Kindheit eine bestimmte Variante der MAO-Gene tragen, die sie besonders anfällig gegenüber deviantem Verhalten macht. Beispiel hierfür ist der Vierfachkindermörder Jürgen Bartsch, der 1966 festgenommen wurde, nachdem sich sein fünftes Opfer befreien konnte. Als nichteheliches Kind, dessen Mutter kurz nach der Geburt starb, verbrachte er fast sein gesamtes erstes Lebensjahr bei Krankenschwestern und wurde dann adoptiert. Seine Stiefmutter litt unter einem Sauberkeitszwang, der so weit ging, dass sie den fast Erwachsenen noch mit 19 Jahren in der Badewanne wusch. Mit zehn Jahren kam Bartsch in ein katholisches Internat, in dem er von einem Pater sexuell missbraucht wurde, als er fieberkrank im Bett lag.

Forscher konnten inzwischen in zahlreichen Studien überprüfen, welchen nachhaltigen Einfluss Erlebnisse in Kindheit und Jugend auf das spätere Leben haben. So scheint Vernachlässigung und Gleichgültigkeit den Spiegel der Bindungshormone Oxytocin und Vasopressin dauerhaft zu senken. Das entdeckte eine Gruppe von Wissenschaftlern um die Psychologin Alison Fries von der Universität von Wisconsin. Kinder, welche die ersten drei bis vier Jahre ihres Lebens in russischen oder rumänischen Waisenhäusern aufgewachsen und anschließend von amerikanischen Eltern adoptiert worden waren, erreichten später nie mehr auch nur annähernd Normalwerte. Nicht, wenn sie drei Jahre in einer intakten Familie mit umsorgenden Eltern und deren Kindern hatten verbringen können. Und selbst dann nicht, wenn ihre Adoptiv-Mutter sich intensiv mit ihnen beschäftigte, sie also streichelte, auf den Schoß nahm oder mit ihnen spielte. Die Forscher um Fries verwenden ein drastisches Bild, um die Bedeutung der ersten Jahre zu beschreiben: Diese Zeit, meinen sie, sei mit einer Kugel im Lauf einer Pistole vergleichbar. Habe diese die Mündung einmal verlassen, sei es kaum mehr möglich ihre Flugrichtung zu verändern.

Das heißt: Vernachlässigte Kinder schleppen ihre Bindungsdefizite ihr Leben lang mit, und vereinzelt wird sie das in Konflikt mit ihrer Umgebung bringen – wie ein Experiment belegt. 50 Paare bekamen nach dem Zufallsprinzip ein Spray mit oder ohne das Kuschel-Hormon Oxytocin in die Nase gesprüht. Danach sollten sie ein Thema ihrer Partnerschaft behandeln, worüber sie aufgrund unterschiedlicher Ansichten regelmäßig in Streit geraten. Doch die Paare mit der Zusatz-Dosis Oxytocin tendierten eher dazu, gemeinsam nach Lösungen zu suchen. Das Hormon vermittelt also so etwas wie Vertrauen und Kooperationsbereitschaft. Fehlt das eine, mangelt es auch am anderen und jemand wird zu Misstrauen neigen sowie konfrontativ und aggressiv auftreten.

Ein weiteres Beispiel dafür ist der Serienmörder Henry Lee Lucas, der einzige Todeskandidat, den George W. Bush als texanischer Gouverneur begnadigte. Seinen ersten Mord beging Lucas an seiner Mutter, einer Prostituierten, die ihn über Jahre mit dem Besen verprügelte, ihn als Schuljungen noch in Mädchenkleider steckte und ihn zwang, mit anzusehen, wie sie mit Männern Sex hatte.

Wie eine Arbeit von Forschern um den Deutschen Andreas Meyer-Lindenberg vom US-amerikanischen National Institute of Mental Health in Bethesda zeigt, hat die MAO-Variante auch Auswirkungen auf die Anatomie des Gehirns und seine Erregbarkeit. Gesunde Probanden, welche die Schwach-Version trugen, hatten ein beträchtlich kleineres limbisches System. Ihre Amygdala war während emotionaler Erregung ungewöhnlich aktiv. Gleichzeitig war die hemmende Funktion des Stirnhirns vermindert und dessen Volumen teils reduziert.

Bestätigt sich dieser Befund, käme das einem wissenschaftlichen Durchbruch gleich. Denn erstmals schlösse sich damit eine Indizienkette derjenigen Faktoren, die für kriminelles Verhalten verantwortlich sind. Um es noch einmal zusammenzufassen: Sie reicht, wie wir geschildert haben, vom Erbgut und dem Vererbungsmuster über die Stoffwechselenzyme und den Botenstoffhaushalt des Gehirns. Sie spiegelt sich aber auch in der Anatomie des Denkorgans sowie dem Erregungsmuster der darin enthaltenen Neuronen und endet schließlich bei Einflüssen aus der Umwelt, der Erziehung also, die ein Kind genießt, der Liebe, die ihm widerfährt. Geht, wie wir beschrieben haben, an irgendeiner dieser Stellen etwas schief, kann jeder Mensch zum Verbrecher werden.

Ein Abschnitt über die Hormone und die Biochemie der Aggression kann kaum enden, ohne das Risiko zu thematisieren, das davon ausgeht, ein Mann zu sein. Ein Stereotyp von der Biologie über die Soziologie bis zur Rechtsprechung ist nämlich, dass Gewalt männlich ist. Rund 90 Prozent der Gefängnisinsassen mancher Länder sind Männer, und Straftaten wie Mord und sexueller Missbrauch werden weitestgehend von Männern begangen.

Tatsächlich haben männliche Sexualhormone wie Testosteron auf das Gehirn einen sehr weitreichenden Einfluss. Androgyne Frauen zeigen schon als Kleinkinder das Verhalten von Jungen. Sie interessieren sich für Autos als Spielzeug, sind besser bei der räumlichen Orientierung, haben mehr sexuelle Fantasien und benehmen sich eher dominant.

Eine im Jahr 2006 publizierte Studie schwedischer Wissenschaftler belegt, dass die Einnahme von Anabolika, wie sie manche Sportler, insbesondere die meisten Bodybuilder praktizieren, kriminelles Verhalten ansteigen lässt und zu unkontrollierten, gewalttätigen Wutausbrüchen führen kann. Anabolika sind Verwandte der männlichen Sexualhormone. Die Forscher verglichen alle 241 in Schweden über sieben Jahre hinweg positiv auf die Aufbaumittel getesteten Menschen mit jenen 1 199, die keinen Befund aufgewiesen hatten. Waffenmissbrauchs- und Betrugsdelikte fanden sich signifikant häufiger bei den Anabolikanutzern. Die

Autoren sind daher der Meinung, dass die Anabolikanutzer zu einem antisozialen Lebensstil neigen.

Ein hoher Spiegel an männlichen Sexualhormonen scheint also tatsächlich eine gewisse Grunddisposition zur Gewalt herzustellen. Das mag auch der Grund dafür sein, dass in allen bekannten Völkern die Männer in den Krieg ziehen und aggressive Auseinandersetzungen mit anderen suchen. Das ist jedoch kein ethnologisches Naturgesetz: In Israel sind Soldatinnen im kämpfenden Einsatz. Ihre Entschlossenheit im Blick lässt kaum daran zweifeln, dass sie die Waffe im Ernstfall einsetzen.

Von der Idee zur Tat

Dass ein Übeltäter viel häufiger ein Mann ist denn eine Frau, kann auch Dorothy Lewis bestätigen. Die Professorin für Psychiatrie an den Universitäten von Yale (New Haven) und New York beschäftigt sich in zahlreichen Arbeiten mit Schwerverbrechern und deren Gehirn. In ihrem Buch *Guilty by Reason of Insanity: A Psychiatrist Explores the Minds of Killers* (»Schuldig wegen Unzurechnungsfähigkeit: Eine Psychiaterin erkundet den Verstand von Mördern«) schildert sie, wie sie sich mit Straftätern unterhielt, die auf ihre Hinrichtung warteten. Sie stieß dabei keineswegs auf Monster oder brillant-elegante Strategen, sondern auf Kranke, die obendrein von der Gesellschaft vergessen worden waren.

»Wir trafen unter den Insassen keine Jimmy Cagneys oder Robert Mitchums. Wir fanden uns stattdessen in Gesellschaft einer jämmerlichen Gruppe intellektuell beschränkter, gestörter, halb verrückter, gelegentlich explosiver Verlierer. Lange bevor diese Männer in der Todeszelle gelandet waren, hatten ihre ähnlich eingeschränkten, primitiven und impulsiven Eltern sie auf die einzige Weise erzogen, die sie kannten. Diese rohen Eltern hatten die Bühne bereitet, auf der unsere verurteilten Subjekte jetzt den letzten Akt spielten. Es war ein Drama, das seit Generationen geschrieben wurde.«

Fast alle dieser sogenannten schweren Jungs wiesen eine von drei Besonderheiten auf: Sie waren als Kind missbraucht oder vernachlässigt worden; sie hatten vom Missbrauch oder einem Unfall organische Hirnverletzungen davongetragen; oder sie litten unter psychotischen Symptomen, speziell Wahnvorstellungen. Wir behandeln Lewis' Ergebnisse hier noch einmal ausführlich, weil sie nicht nur die bisher geschilderten Forschungsarbeiten bestätigen, sondern exemplarisch die neuralgischen Punkte bloßlegen.

Je mehr dieser Risikofaktoren ein Kind ausgesetzt ist, umso wahrscheinlicher ist, dass es eine Verbrecherlaufbahn einschlägt. Dies konnten Lewis und ihre Mitarbeiter sehr deutlich herausstellen. Sie verglichen biologische, psychologische und soziale Charakteristiken von Heranwachsenden, die später zu Mördern wurden, mit denen von Personen, die ebenfalls früh in Justizvollzugsanstalten gelandet waren, aber später ihre kriminelle Karriere nicht fortsetzten.

Alle späteren Mörder waren männlich und wiesen als Heranwachsende psychotische Symptome auf. Sie hatten neurologische Defizite; direkte Verwandte, meist die Mütter und Väter, waren psychisch krank. Die Delinquenten hatten sich schon als Kinder gewalttätig gezeigt und waren schwer physisch missbraucht worden. Zwei Drittel hatten als Kinder schwere Schädelverletzungen erlitten, zum Beispiel bei Autounfällen oder äußerst schweren Stürzen.

Bei jenen, die nicht zu Mördern wurden, zeigten sich derartige Erscheinungen und Ausfälle nur teilweise und in einer weitaus geringeren Häufigkeit. Nur die Hälfte von ihnen war psychisch krank. Nur ein Viertel zeigte neurologische Ausfälle. Nur die Hälfte war physisch missbraucht worden. Und ebenfalls nur die Hälfte hatte direkte Verwandte mit Psychosen.

Während 75 Prozent der späteren Mörder in allen oben genannten Negativkategorien auffällig waren, galt dies nur für 9 Prozent derjenigen, die später ihre Verbrecherlaufbahn beenden konnten. Die meisten Morde wurden, wie die Autoren es formulierten, gedankenlos, impulsiv und unerwartet begangen. Die Opfer waren den Mördern bis vor der Tat unbekannt gewesen.

Die Ergebnisse dieser Untersuchung stützt eine weitere Studie, für die Dorothy Lewis und ihre Kollegen jeweils 31 junge Delinquenten mit 31 unauffälligen Kindern aus sozialen Brennpunkten beziehungsweise Unterschichtwohngegenden verglichen. Hierbei kam zutage, dass vor allem Gewalt und Missbrauch im Elternhaus mit einer hohen Wahrscheinlichkeit dazu führte, dass die Kinder eine kriminelle Karriere einschlugen.

Die Ergebnisse lassen nur die – im Prinzip banale – Schlussfolgerung zu, dass Gewalttäter nicht normal sind. Und dass es für ihre Anormalität auf Hirnebene und im Verhalten Korrelate gibt. Eine Matrix gewaltbereiten Verhaltens hat ihren Humus in der sich aufschaukelnden Trias von schwerwiegendem Missbrauch in der Kindheit, Wahnvorstellungen und neurologischen Störungen.

Trotz dieser schon fast erdrückenden Beweislast von neurowissenschaftlicher Seite dürfen wir nicht vergessen, dass es eine Reihe weiterer – primär in der sozialen und wirtschaftlichen Umwelt liegender – möglicher Risikofaktoren für die Entstehung kriminellen Verhaltens gibt: Armut, desolate Zustände im Elternhaus, mangelnde Erziehung und Suchtmittelkonsum sind hierfür nur Beispiele. Es finden sich immer mehr Belege dafür, dass die Einnahme verschiedenster Drogen – von Klebstoff bis Ecstasy – das Gehirn nachhaltig schädigen kann. Für Amphetamine ist zum Beispiel nachgewiesen, dass sie das Stirnhirn beeinträchtigen. Lebensstil und Hirnfunktionen können schließlich so in Wechselwirkung treten, dass sich die Schädigungen gegenseitig noch verstärken.

Doch die entscheidende – und vielleicht für viele verblüffend einfache – Frage ist: Wie kommt ein Mensch überhaupt auf die Idee, eine andere Person zu töten? Vordergründig ist ein Motiv schnell zur Hand. Womöglich will diese Person einen Raub vertuschen, sie empfindet Eifersucht oder will sich rächen. Manche Morde werden aus nichtigen Anlässen begangen, oft im Affekt oder weil der Täter keinen Ausweg aus einer prekären Situation sieht. Auch gibt es Tötungsdelikte aus Mitleid, auf Verlangen, wegen geistiger Verwirrtheit oder unter Drogeneinfluss.

Die Beispiele mögen so vielfältig sein wie die Prozessakten im Archiv eines beliebigen Landgerichtes in Deutschland. Ein gemeinsames Merkmal weisen sie alle auf: Morde entstehen nicht aus dem Nichts heraus, sondern weil sich in der Person Ideen gebildet und verfestigt haben, die auf eine Tötung abzielen. Diese Gedanken sind zum einen auf der Basis der körperlichen Grundlagen – insbesondere der Gene – entstanden und zum anderen durch die zwischen der Zeugung eines menschlichen Wesens und dem Zeitpunkt des Mordes auf sie einwirkenden Umwelteinflüsse. Unser Gehirn ist form- und veränderbar. Und was auf das Gehirn wirkt, sind die Geschehnisse, die für die Person bewusst oder unbewusst von Bedeutung waren.

Gewalt aus sozialem Beschluss

Ob Soldaten Mörder sind, ist eine Frage, die in Deutschland bereits die Gerichte beschäftigte. Krank sind die Kämpfer in aller Regel nicht, und dennoch töten sie Mitmenschen. Es handelt sich dabei um ein bizarres Phänomen und sicherlich eines, das für unsere Art besonders typisch ist: Ein und dieselbe Handlung wird in Friedenszeiten schwer bestraft, im Krieg jedoch belohnt – und das gleichsam per Beschluss. Krieg mag die Umwertung aller Werte bedeuten, wie der Philosoph Friedrich Nietzsche sagte. Da aber Moral nicht unabhängig von Gesellschaften entsteht, wäre eine andere Formulierung treffender: Krieg ist die Verwandlung der Menschen. Wie dies geschieht, wie aus normalen Bürgern aggressive Kämpfer werden, die auch vor massenhaften Tötungen nicht zurückschrecken, ist genauso unglaublich wie faszinierend.

Erinnern wir uns kurz an den Beginn dieses Kapitels, und zwar an den Versuch des Züricher Neuropsychologen Lutz Jäncke, Kategorien von Serienmördern aufzustellen: Von den drei Typen, die er beschrieb, haben wir uns bislang großteils mit dem des antisozialen Psychopathen beschäftigt. Nun geht es um die unter Typ eins und zwei umrissenen Personenkreise, die Jäncke als »Technokraten« und »Untergebene« bezeichnet. Das sind jene Anführer und Befehlsempfänger, die Gewalt ausüben oder in Kauf nehmen, um ein politisches oder wirtschaftliches Ziel zu erreichen. Sie sind nicht krank, sondern agieren, wie Jäncke betont, »gerade auf der Basis normal funktionierender Kontrollsysteme«. Sie sind sozusagen Experten in der sozialen Auseinandersetzung.

Man mag diese Einteilung von Tätern kritisieren, weil sie allzu simpel ist, um die komplizierte gesellschaftliche Wirklichkeit von Auseinandersetzungen wiederzugeben. So lässt sich unter den amerikanischen Besatzern des Irak sehr wohl eine klare Gliederung in Typ eins und Typ zwei erkennen – nicht jedoch bei ihren irakischen Gegnern. Jänckes Einteilung öffnet gleichwohl den Blick dafür, was die Neurowissenschaften zur Konfliktforschung beitragen können. Es ist die unbestreitbare Erkenntnis, dass Menschen über ein umfangreiches neuronales System zur Kontrolle des Sozialverhaltens verfügen. Passieren dort Fehlfunktionen, kann es, wie geschildert, zu schrecklichen Gewalttaten kommen. Das Netzwerk kann sich jedoch auch durch Lernen und Erfahrung verändern. Wie das im Detail funktioniert, wird wohl erst in Zukunft ein Thema in der Neuroforschung. Dass Modulationen in den sozialen Stellwerken des Gehirns zu Gewalt führen können, haben auch Sozialwissenschaftler überzeugend beschrieben.

Der Sozialpsychologe Harald Welzer von der Universität Witten/Herdecke, der sich lange mit der Nazizeit beschäftigte, legte in seinem Buch *Täter: Wie aus ganz normalen Menschen Massenmörder werden* dar, dass politische Umstände und sozialer Druck Durchschnittsmenschen zu Mördern machen können – ob im Dritten Reich, in Vietnam oder Ruanda. Wer nie etwas anderes gelernt hat, als dass Juden schlechte Menschen seien, wird diese zu bekämpfen trachten – ob als Pimpf im Dritten Reich oder als

Palästinenserkind, das Steine auf israelische Autos wirft. Auf bestimmte Reize hin wird das limbische System überreagieren, das Stirnhirn seine Hemmfunktion drosseln – es kommt zu Gewalt gegenüber Mitmenschen.

Die gleichen Mechanismen sind bei rassistischen Ausschreitungen am Werk. Oder bei aggressiven Konfrontationen, wie sie jeden Samstag in den Fußballstadien zwischen gegnerischen Fans zu beobachten sind. Der Fremde ist nicht einfach nur fremd, sondern oft nicht einmal mehr menschlich. Zwei Beispiele, wie nah sich etwa Sport und Krieg sind: Bei der Fußballweltmeisterschaft 1998 in Frankreich prügelten deutsche Hooligans den Polizisten Daniel Nivel zum Krüppel, einfach nur, weil er für sie ein feindliches »Bullenschwein« war – und damit sozusagen der dritten Kriegspartei zugehörig. Im Februar 2007 starb ein Polizist bei Kämpfen zwischen Fußballfans im sizilianischen Catania.

So können auch Menschen zu Massenmördern werden, die in einer gesunden, behüteten Umgebung aufwuchsen. Was sich im Gehirn an Positivem gefestigt hatte, wird durch die Hirnwäsche der Propaganda, durch sozialen Druck und ähnliche Faktoren gelöscht oder verdrängt. Welzer beschreibt in seinem Buch Menschen, die zuvor pflichtbewusste Bürger waren, sich in Massenmörder verwandelten und anschließend wieder in ihren Beruf als Postbeamter, Maschinenschlosser, Kranführer oder Kriminalkommissar zurückkehrten. Dass solche Veränderungen durchaus schnell vonstatten gehen können, zeigen Beispiele von Kriegsteilnehmern – ob aus dem Irak- oder Vietnamkrieg – immer wieder eindringlich. Welzer erklärt dazu: »Wir haben es in Massenmorden oder genozidalen Prozessen in der Regel nicht mit disponierten Mördern zu tun, sondern mit Menschen, die sich aus Gründen, die ihnen selbst plausibel waren, entschieden haben zu töten.«

Ein Charakteristikum der Naziverbrechen im Holocaust bestand gerade in der Auffassung, dass sich vor der Pflicht, die Juden zu töten, niemand drücken dürfe – auch wenn es noch so schwer falle. In einer Rede Heinrich Himmlers im Oktober 1943 in Posen bei einer SS-Gruppenführertagung über die Anstrengung des Mordens kommt die pervertierte Moral sehr deutlich zum Ausdruck: »Von euch werden die meisten wissen, was es heißt, wenn 100 Leichen beisammenliegen, wenn 500 daliegen oder wenn 1000 daliegen. Dies durchgehalten zu haben und dabei – abgesehen von Ausnahmen menschlicher Schwächen – anständig geblieben zu sein, das hat uns hart gemacht.«

Das Spiel der Untergebenen

Es ist erschreckend zu beobachten, dass jede harmlos wirkende Gruppensituation aus dem Ruder laufen kann. Während meiner Wehrdienstzeit bei der Bundeswehr nahm ich (Hans Markowitsch) an einem Einzelkämpferlehrgang teil. In der letzten Nacht der mehrmonatigen Ausbildung in Hammelburg erhielt meine Gruppe die Aufgabe, sich durch einen Wald zum Lagerstandort durchzuschlagen. Diejenigen Lehrgangsteilnehmer, die bereits ausgeschieden waren und nicht mehr um die »Eichel«, das Einzelkämpferabzeichen rechts auf der Brust, kämpfen konnten – die »Verlierer« –, hatten sich irgendwo im Wald verschanzt, um die, die noch im Spiel waren, am erfolgreichen Abschluss zu hindern. Zusätzlich aufgeheizt wurde die Situation durch eine Aussage der Kommandierenden, beim Lehrgang sei durchgefallen, wer von den Verlierern gefasst werde.

In der eisigen Februarnacht schien manchem Teilnehmer der Realitätssinn völlig abhanden zu kommen. Mehrere Angreifer drohten, jedem Verlierer mit dem Klappspaten aus Stahl auf den Kopf zu schlagen, der sich ihnen in den Weg stellen wollte. Aus dem ehrgeizigen Soldatenspiel drohte blutiger Ernst zu werden, obwohl in der Kaserne noch die beste Kameradschaft zwischen »Siegern« und »Verlierern« geherrscht hatte. Glücklicherweise passierte aber nichts bei diesem beim Militär üblichen Rollenspiel von Typ-eins- und Typ-zwei-Charakteren.

Dieses einfache Beispiel genügt, um zu zeigen, wie aus braven Menschen Ungeheuer werden können – gerade wenn in einer Gruppe eine vermeintliche Autorität Ziele vorgibt. Jene berühmt-berüchtigten Milgram-Versuche, die Jänckes »Technokraten« und »Untergebene« in einem Experiment versammelten, zeigen dies sehr deutlich.

Der New Yorker Psychologe Stanley Milgram ließ in rund 20 Experimenten zufällig ausgewählte Leute von der Straße an einer Spielsituation teilnehmen. Hierbei ging es angeblich darum, wie und ob die Versuchspersonen aus einer Bestrafung lernen. Eine Autoritätsperson im weißen Kittel überwachte, dass die Probanden, welchen das Los die Lehrerrolle zugedacht hatte, die scheinbar ebenso zufällig ermittelten Schüler mit angeblichen Elektroschocks bis maximal 450 Volt bestraften, wenn diese Fehler machten.

Jedem »Lehrer« versetzte der Wissenschaftler zu Beginn des Experiments einen schmerzhaften 45-Volt-Schock, um ihm verständlich zu machen, was hier passierte. Der »Schüler« war ein freundlicher 50-Jähriger, der ganz beiläufig seine Herzprobleme erwähnte. Er wurde in einem Nachbarzimmer an eine »elektrische Apparatur« gefesselt und hielt über Mikrofon Sprechkontakt mit seinem »Lehrer«.

Nach einem vorher festgelegten Plan beging der »Schüler« dann Fehler, woraufhin der »Lehrer« ihn bestrafen sollte – mit vorgeblich immer stärkeren Elektroschocks. Bei 75 Volt fing der »Schüler« an zu stöhnen, bei 150 Volt verlangte er, aus dem Experiment entlassen zu werden. Bei 180 Volt schrie er, verlangte dann bei zunehmender Voltstärke weiterhin, aus dem Experiment befreit zu werden. Beim 300-Volt-Schock verwies er auf seine Herzschwäche, schrie und brüllte. Zögerte der »Lehrer«, so wies ihn der in einen weißen Kittel gekleidete Experimentator daraufhin, dass »das Experiment erfordert, dass Sie fortfahren« oder »Sie haben keine andere Wahl. Sie müssen weitermachen«. Ein Großteil der Teilnehmer widersprach, Frauen begannen oft zu weinen, dennoch fuhren die meisten so lange mit der »Bestrafung« fort, dass im Ernstfall schwere Gesundheitsschäden zu befürchten gewesen wären.

Psychiater, denen Milgram die Experimentsituation schilderte, schätzten, dass weniger als 4 Prozent der Teilnehmer 300-Volt-Stöße verabreichen und nur weniger als 0,1 Prozent das Experiment bis zum lebensgefährlichen Ende fortführen würde. Eine viel zu freundliche Prognose, wie sich erwies: Tatsächlich beendete kein einziger der über 1000 Versuchsteilnehmer das Experiment, bevor die 300-Volt-Schwelle erreicht war, und 56 Prozent – also über die Hälfte – verabreichten die maximalen, lebensgefährlichen 450 Volt. Bei einer späteren Wiederholung der Versuche, in der die Teilnehmer einen Welpen sahen, der bei jedem Stromstoß hochsprang und quiekte, verabreichten drei Viertel der »Lehrer« die maximale Stromstärke. Sozialpsychologe Welzer erklärt:

> »Jenseits dieses experimentell erzeugten Verhaltens kann dieselbe Person durchaus jemand sein, der unter Lebensgefahr eine hilflose Person vor dem Ertrinken rettet, das behinderte Nachbarskind spazieren fährt, der Pazifist ist und im Großen und Ganzen an das Gute im Menschen glaubt (das er durch sein eigenes Verhalten im Versuch freilich widerlegt hat).«

Wir sind, so traurig dies ist, alle »Untergebene«. Wir lassen uns zu Gewaltakten verleiten, wenn wir nur gewiss sind, etwas Wichtiges und Richtiges zu tun. »Ist diese Überzeugung vorhanden, wird das eigene Verhalten, und seien es Morde, als gerechtfertigt aufgefasst«, folgert Neuropsychologe Jäncke. Menschen sind erschreckend manipulierbar und können sich vom vernünftigen Bürger zum Menschenquäler wandeln. Ansonsten nüchterne Individuen können sich mit einer grölenden Masse zu einer Front vereinigen, die den Fußballgegner als niederzustreckenden Feind betrachtet und entsprechend agiert.

Ein Biologe würde vielleicht von einem stammesgeschichtlichen Erbe sprechen, das den Menschen dominiert. Tatsächlich verfügen wir zwar über Selbstbewusstsein und die Fähigkeit zu rationalem Verhalten, aber nur in den seltensten Fällen handeln wir danach. Dies zeigt sich im Alltagsbereich bei ökonomischen Entscheidungen wie auch bei der Wahl des Lebenspartners oder des Autos. Wir entscheiden uns meist aus dem Bauch heraus. Dies heißt, wir benutzen nicht unsere entwicklungsgeschichtliche Neuerwerbung, die Großhirnrinde, sondern das evolutionär alte limbische System, das wir mit Amphibien und Raubtieren gemeinsam haben. Es reagiert auf einfache Reize mit einfachem Verhalten, und das ist seine Stärke. Den Frosch lässt es die Zunge herausstrecken, wenn er eine Fliege erblickt, beim Anblick des Adlers lässt es ihn einen Kopfsprung ins kalte Wasser vollführen. Das limbische System befindet sich zwischen der Hirnrinde und den noch älteren Stammhirnarealen, oft auch Reptilienhirn genannt. Diese sind fürs Überleben wichtig, weil sie zum Beispiel Herzschlag und Atmung steuern.

Ausdrücke wie »aus dem Bauch heraus«, »einem Gespür folgen«, »eine Entscheidung mit dem Herzen treffen« deuten auf die Macht der Gefühle und damit auf den Teil unserer Persönlichkeit hin, den Sigmund Freud »Es« nannte. Eine aktuelle Schätzung besagt, dass wir vom täglichen Informationsstrom 95 Prozent unbewusst aufnehmen und verarbeiten. Stimmt dieser Wert auch nur annähernd, signalisiert dies, was uns im Leben leitet: nicht die rationale Vernunft, nicht die Überlegtheit, die im Kantschen Sinne die Richtschnur für die Handlungen des Menschen sein sollte. Sondern seine animalischen Instinkte.

Es geht auch umgekehrt: vom Schläger zum Künstler

Im Jahr 2004 berichtete die renommierte britische Wissenschaftszeitschrift *Nature* von einem gewissen Tommy McHugh. Der 51-Jährige hatte gleichzeitig zwei kleinere Hirnblutungen in beiden Hirnhälften erlitten. Das Blut drang aus Arterien, die zwischen den Hirnhäuten und dem eigentlichen Gehirn lagen, zog aber dessen Gewebe in Mitleidenschaft. Eine rechtzeitige Operation konnte die Hirnschädigung allerdings auf einen kleinen Bereich eingrenzen, und der Maurer, der wegen Schlägereien und Heroinabhängigkeit schon mehrfach im Gefängnis gelandet war, kehrte wieder zurück ins Leben.

Zu Hause angekommen griff Tommy jedoch nicht zur Kelle, sondern zu Farbstift und Papier. Wie ein Besessener fertigte er künstlerische Arbeiten aller Art an. Einmal, erzählt er, habe er zehn Stunden eine Mauer bemalt, und es wäre ihm vorgekommen, als seien nur zehn Sekunden vergangen. Seine Kunstwerke finden sich gegenwärtig in Galerien und auf britischen Ausstellungen. Sämtliche Wände seiner Wohnung sind inzwischen als Leinwand oder zum Aufhängen eigener Bilder verwendet, in der Küche stapeln sich seine Sandsteinskulpturen. Dazwischen schreibt Tommy Gedichte.

Ursache für den veränderten Charakter ist vermutlich ein Enthemmungsvorgang, der durch die Stirnhirnschädigung ausgelöst wurde. Wie wir in vielen Beispielen geschildert haben, hemmt das Stirnhirn die Aktion anderer Regionen. Diese Prozesse wurden in den 40er und 50er Jahren des letzten Jahrhunderts als Ursache für Psychosen angesehen, sodass man die vom Stirnhirn wegführenden Fasern kappte und dadurch das Gehirn in eine neue Balance von Hemmung und Aktivierung zu bringen versuchte. Sterben durch die Einblutungen in das Stirnhirn Nervenzellen ab, können diese die Entladungen weiter hinten im Gehirn liegender Neurone nicht mehr bremsen. Ähnlich führt der Verlust an Nervenzellen bei manchen Demenzpatienten zur Freisetzung künstlerischer Aktivitäten.

Tommy McHugh beschreibt seine Denkaktivität nach der Blutung als chaotisch und wild. Es sei, als »explodiere der Ätna«, erklärt er. Flüssig wirkende Intelligenzblasen umgäben ihn ständig, und er versuche, eine davon zu ergreifen, ohne dass sie zerplatze. Seine Reflexionen vergleicht er mit einem Laubsägepuzzle. Er könne immer nur Bruchstücke zusammenfügen, dann zerfiele alles wieder. Es sei, als stünde er an der Kante eines bröckelnden Felsabgrunds. Trotzdem meint er unterm Strich: Was auch immer in seinem Hirn passierte, es sei »absolut fantastisch«. Er sei jetzt mit seinen weiblichen Persönlichkeitsanteilen in Kontakt, was ihn freudig stimme.

Der Neurowissenschaftler Mark Lythgoe vom University College London beschrieb 2005 McHughs Fallgeschichte und legte ein langes Gedicht sowie Beispiele von Hughs grafischer Kunst und Skulpturen bei. Der Intelligenzquotient des glücklichen Patienten liegt bei 93 Punkten und damit im durchschnittlichen Bereich. Schwierigkeiten hat er in solchen Testverfahren, die einen Denk- oder Perspektivenwechsel erforderten. McHugh bleibt an einmal Gewähltem hängen, auch wenn sich das inzwischen als irrelevant oder falsch erwiesen hat. Dieses Verhalten ist ein Zeichen für eine Stirnhirnschädigung. Gleichzeitig ist Hugh enthemmt, was sich darin äußert, dass er bei der Untersuchung fortwährend dazwischenredete. Was er sieht und hört, ruft in ihm einen Strom von Assoziationen hervor, den er nicht binden oder kanalisieren kann.

Hirnschäden können also nicht nur für kriminelle Taten der Betroffenen »verantwortlich« sein, sondern auch dafür, dass aus Kriminellen umgekehrt geläuterte Menschen werden. Beide Richtungsänderungen zeigen aber, dass ein geändertes Gehirn eine verwandelte Persönlichkeit nach sich ziehen kann. Der menschliche Körper und Geist wird – wie sollte es auch anders sein – getrieben von der Aktivität seiner Nervenzellen. Greifen Geschehnisse in deren Aktivitätsstruktur ein – durch eine Hirnschädigung beim Autounfall, durch elektrische Stimulation wie bei Julia, der jungen Epileptikerin, die mehrere Frauen niederstach, durch Geschwulste oder falsche Vorbilder –, so hat dies in jedem Fall Konsequenzen für Denken und Verhalten. Damit verbindet sich sowohl eine wichtige Hoffnung als auch eine ernst zu nehmende gesellschaftliche Verpflichtung: Der Mensch benötigt positive, liebevolle Erfahrungen, um möglichst ohne Gewalt durchs Leben zu kommen.

Kapitel 6

»Sonst schieße ich dich ab!«

Mario schlägt vor, den Dieb anzuschreien. Vanessa würde sich bei der Person entschuldigen, die ihr den Roller weggenommen hat. Sidal hält es für eine gute Idee, den Schuft zu schubsen oder zu schlagen. Ein Kind empfiehlt, einen erwachsenen Betreuer zu holen. Sam befürwortet die radikale Lösung: Dem Rollerräuber eine Pistole vor die Nase zu halten, ihm zu befehlen, er solle die Hände hoch nehmen: »Sonst schieße ich dich ab!«. Der Junge mit dem dunklen Teint ist wie die anderen Kinder acht Jahre alt.

»Wird das funktionieren?«, fragt Martin Bommel. Dabei bleibt die Stimme des Kursleiters völlig ruhig, und nicht eine Spur von Empörung schwingt mit. »Ja!«, beharrt der kleine Sam und nickt mit dem Kopf in der scheinbar festen Überzeugung, den Roller auf diese Weise ohne Schwierigkeiten zurückzubekommen.

»Ja?«, fragt Bommel die anwesende Gruppe. Fast im Chor rufen die Kinder darauf: »Nein!« und schütteln den Kopf. Es ist also keine gute Lösung, jemanden mit einer Waffe zu bedrohen, der etwas genommen hat, was ihm nicht gehört. Aber für Sam stellt es offenbar eine erwägenswerte Möglichkeit dar.

Es ist Faustlos-Stunde in einer Kindertagesstätte, die wir »Perspektive« nennen wollen und die in irgendeinem berüchtigten Viertel einer deutschen Großstadt steht. Die Kinder sind bereits Fortgeschrittene in dem Kurs, der sie hoffentlich lehren wird, ihr Leben ohne Gewalt zu meistern. Normalerweise werden die Sprösslinge dazu von ihren Müttern und Vätern angehalten, von Lehrern erzogen, vereinzelt auch von ihren Freunden auf der

Straße. Nicht so jedoch in diesem Stadtteil, wo andere Regeln gelten. Wirtschaftliche Not, Alkohol, Gewalt, Drogen und Familien ohne Väter bilden ein Unterschicht- und Kriminalitätsmilieu, das ein normales Aufwachsen nahezu unmöglich macht. Den Kindern fehlen die richtigen Vorbilder, und so halten sie eine Gesellschaft mit massiven Verwerfungen für völlig normal, weil sie in diese hineinwachsen. »Wir müssen mit unseren Kleinen korrekte gesellschaftliche Normen erst erarbeiten«, erklärt Bommel.

Dazu setzen die Pädagogen auf das Faustlos-Training. Es beruht auf dem amerikanischen Programm »Second Step«, das der Psychologe Manfred Cierpka, Direktor der Abteilung für psychosomatische Kooperationsforschung und Familientherapie des Universitätsklinikums Heidelberg, auf deutsche Verhältnisse anpasste. Mittlerweile ist Faustlos in über 4000 Kindergärten, Grundschulen und Tagesstätten hierzulande verbreitet, außerdem in der Schweiz, in Österreich und in Luxemburg. Es soll helfen, impulsives und aggressives Verhalten zu vermindern und sozial unterstützende Fertigkeiten zu schulen.

Zunächst üben die Kinder, die verschiedenen Gefühlsausdrücke des Menschen wahrzunehmen und voneinander zu unterscheiden. Von diesen Lektionen in Bommels Faustlos-Klasse – die sich selbst als »die Ritter« bezeichnet, wegen der positiven Werte, die sie vertritt – künden Fotos an der Wand: Sam stolz, Vanessa ängstlich, Christian traurig, Mario wütend mit zusammengekniffenen Augenbrauen, Sidal müde. Die Pose vor der Kamera soll die Kleinen schulen, sich in andere hineinzuversetzen und angemessen auf deren Stimmungen zu reagieren. Daneben hängen Plakate, die die Grundregeln der Ritter der »Perspektive«-Runde verdeutlichen: Die Zeichnung eines Händedrucks zusammen mit den Aufrufen: »Wir zeigen Respekt«, »Wir beleidigen einander nicht«, »Wir lachen einander nicht aus«. Oder: Das Bild eines Ohres mit den Grundsätzen »Wir hören einander zu«, »Wir melden uns, wenn wir was sagen wollen«, »Wir lassen die anderen ausreden«.

Auch altersgerechte Rollenspiele, etwa mit den Handpuppen

»wilder Willi« (ein kleiner Hund) und »ruhige Schneck«, dienen dem Empathietraining. Ein Betreuer spielt zum Beispiel folgende Szene: Der Vierbeiner bekommt zum Geburtstag ein Salatblatt, die Schnecke einen Ball. Beide sind mit den Geschenken nicht zufrieden und zeigen ihre Enttäuschung: Die ruhige Schneck zieht sich zurück, Willi stiert nur auf den Ball und wedelt aufgeregt mit dem Schwanz. Die kleinen Zuschauer im Emotionstheater können darauf überlegen, wie den Figuren zu helfen sein könnte.

In der zweiten Faustlos-Stufe lernen die Kinder, ihre Impulse zu kontrollieren, wenn ihnen Unrecht geschieht. Für das Planspiel »Konfliktlösung« hat Pädagoge Bommel ein großes Blatt mit einer Strichzeichnung auf den Tisch gelegt. Darauf ist ein Junge abgebildet, der auf einem Roller davonbraust und sich darüber diebisch zu freuen scheint – doch seinen Gesichtsausdruck sollen die Kinder selbst beschreiben. »Der ist zornig und lacht«, sagt Sam, wobei ihm der Widerspruch gleich auffällt. »Er hat den Roller genommen und verhöhnt die anderen auch noch«, springt ihm Bommel bei. Ali, der schon die ganze Zeit seinen Kopf sorgenvoll in die Armbeuge gelegt hat, fasst sich ein Herz und fragt, ob er die Lektion kurz verlassen darf, um sein Fahrrad abzusperren. Er hat Angst, dass mit seinem Fahrrad passiert, was auf dem Bild zu sehen ist – Alltag im Viertel. Die Ritter fahren damit fort, Ideen zu sammeln, wie man mit dem Konflikt umgehen könnte. Danach schließen sie sämtliche Anregungen aus, die gefährlich sein könnten, selbst nicht fair wären oder nicht funktionieren würden. Übrig bleibt schließlich der Vorschlag, einen Betreuer zu holen.

Die Frage ist durchaus gestattet, was eine Stunde Faustlos am Nachmittag in einer Umgebung ausrichten kann, in der jeder tagtäglich nur mit seinen eigenen Nöten beschäftigt ist. In der Alkohol, Gewalt und Kriminalität ein normaler Bestandteil des Lebens sind. Die Pädagogen von der »Perspektive« stellen sich dieser Herausforderung sehr offen. »Es ist nicht einfach, einem Kind klarzumachen, dass man nicht stehlen und hauen darf. Die antworten: ›Meine Mama klaut doch und mein Papa, der haut doch auch zu‹«, erläutert Helga Schwarz, Leiterin und Gründerin der Tagesstätte.

Während die Pädagogin spricht, schwebt ein Polizeihubschrauber niedrig über die Häuserblöcke. Nun drängt sich sein Brummen ins Bewusstsein. »Die suchen schon wieder jemanden«, murmelt Schwarz und fährt fort: »Bei den Kindern sind die sozialen Normen völlig verschwommen. Wir können ihnen nur beibringen, dass bei uns andere Regeln gelten«. Die Kleinen zu ändern, ist daher nicht das Ziel der Pädagogen, es geht vielmehr darum, ihre Handlungsflexibilität zu trainieren.

»Ich muss mich an die Regeln halten, die dort gelten, wo ich bin« lautet deshalb der wichtigste Grundsatz in der »Perspektive«. Das schlägt sich zum Beispiel darin nieder, dass die Kinder beim Anblick eines Fremden in den Räumen der Tagesstätte fast automatisch die Rechte zum Handschlag reichen. Freundlichkeit und Höflichkeit sind Tugenden, die sie im Elternhaus nicht vermittelt bekommen. Doch nur, wer fähig ist, sich den Normen der Gesellschaft entsprechend zu verhalten, hat überhaupt die Chance, eine kriminelle Karriere zu vermeiden. Nur wer auf Menschen zugehen kann, verlässlich, pünktlich ist und Durchhaltevermögen besitzt – und zwar nach den Maßstäben der Gesamtgesellschaft und nicht nach denen des Stadtteils –, der kann aus einem Teufelskreis ausbrechen, in dem über Generationen hinweg, vom Großvater bis zum Enkel, das Rollenmodell »Arbeitslosigkeit« weitaus weniger Angst einflösst als die ungewissen Anforderungen, die ein Arbeitsplatz mit sich bringen könnte.

In der »Perspektive« fangen sie deshalb sehr früh mit der Gewaltprävention an. »Mit neun Jahren sind die Kinder körperlich so weit, dass sie Schaden anrichten können und entsprechend mit Konsequenzen rechnen müssen. Was sich bis zu diesem Alter an Verhalten verfestigt hat, ist oft nur schwer wieder zu korrigieren«, legt Schwarz die Gründe dar. Am liebsten würde sie gar mit frischgebackenen Müttern und ihren Babys arbeiten, um die Mutter-Kind-Beziehung so früh wie möglich in die richtige Bahn zu lenken.

Für Schwarz ist das nicht nur ein pädagogisches Anliegen, sondern auch eine Herzensangelegenheit. Die »Perspektive«-Leiterin liebt ihre Schar, jeden Einzelnen. Immer wieder freut sie sich, wenn sie an den Bildern vorbeikommt, auf denen die Kinder Gefühle darstellen und etwa die Augenbrauen zornig kräuseln oder Müdigkeit simulierend die Augenlider fallen lassen. »Sind sie nicht süß!?«, fragt sie.

Auf der anderen Seite weiß Schwarz nur allzu genau, was auf der Straße und den Parkplätzen Sache ist. Und oft muss sie hilflos mitansehen, wie aus den netten Kindern Kriminelle werden. Dann erzählt sie die Geschichte von Achmet, damals neun Jahre alt. Bei ihm, sagt sie, wie man das so sagt, hätte man richtiggehend darauf warten können, »dass etwas passiert«. Sein Vater war Trinker mit immer wiederkehrenden Gewaltausbrüchen, seine Mutter litt an depressiven Schüben und lag zumeist im Bett.

Als der Tag gekommen war, erhielt Schwarz einen Anruf von der Polizei. Der Beamte am Apparat wollte wissen, ob ihr ein »Herr Achmet P.« bekannt sei. Einen Buben mit dem Namen kenne sie durchaus, entgegnete die Pädagogin voller Schreck, aber keinen Herrn, und musste trotz ihrer Befürchtungen lachen. Achmet hatte offenbar mit älteren Jungen die U-Bahn ins nahe Einkaufszentrum genommen. Dort schickten ihn die Größeren in einen Laden, um CDs zu stehlen. Prompt war der Kleine erwischt worden. Schwarz setzte sich ins Taxi und ließ sich schnellstmöglich auf die Wache fahren. Als sie ankam, fand sie ein Bild fast familiärer Eintracht vor: Achmet saß inmitten der Ordnungshüter mit Kakao und Keksen am Tisch und präsentierte sich selbst von seiner Schokoladenseite. Die Pädagogin klärte die Polizisten erst einmal darüber auf, dass dies wohl kaum die geeignete Reaktion sei, um Achmet vor weiteren Diebstählen abzuschrecken. Doch die Polizisten waren zutiefst überzeugt, dass dieser Junge keinen schlechten Charakter habe.

Kontrollierte Studien zur langfristigen Effizienz des »Faustlos«-Trainings belegen relativ deutlich, dass das Programm das Sozialverhalten von Kindern zwischen sechs und neun Jahren nachhaltig verbessert. Es verringert die Ängstlichkeit und steigert die emotionale Kompetenz der Teilnehmer – auch, und das ist besonders wichtig, außerhalb des Klassenzimmers. Die Erfolge von »Faustlos« liefern überzeugende Argumente dafür, dass Verbrecherkarrieren nicht vorprogrammiert sein müssen. Das macht Hoffnung. Auf therapeutischem Wege ist grundsätzlich eine Korrektur möglich. Und zwar selbst dann, wenn Umwelteinflüsse den Organismus schon ein Stück aus dem Gleichgewicht gebracht haben.

Wenn Neugeborene drogensüchtig sind

Es ist nicht nur der normierende Druck der Gruppe und der Umgang untereinander, dem ein Mensch ausgesetzt ist und der ihn prägt. Bereits unmittelbar nach der Vereinigung von Eizelle und Spermium beginnt die Außenwelt auf den Embryo einzuwirken. Das Verhalten der Mutter und was ihr selbst während der Schwangerschaft widerfährt, prägt die Entwicklung des Embryos nachhaltig und deutlich. Alkohol, Nikotin, Drogen und Mangelernährung sind die häufigsten schädigenden Einflüsse. So finden sich bei Kindern, deren Mütter einen hohen täglichen Zigarettenkonsum aufwiesen, Veränderungen im Gesichtsbereich. Die körperliche Verfassung der Babys ist schlecht, sie werden häufig zu früh geboren, wiegen zu wenig, sind immunschwach und minder intelligent. Auch offenbaren sie nach der Geburt ein »Cravingverhalten«. Das bedeutet, sie zeigen Symptome einer Suchtkrankheit.

Ebenso ist die Diagnose »fötales Alkoholsyndrom« weit verbreitet. In England gab es in der ersten Hälfte des 18. Jahrhunderts die sogenannte »Gin-Epidemie« – der Schnaps war im Überfluss vorhanden und wurde von allen Schichten konsumiert. Entsprechend finden sich aus dieser Zeit Bilder, die Kinder mit dem fötalen Alkoholsyndrom zeigen. Dazu gehören eine eingesunkene Nasenwurzel mit nach vorn aufgeworfenen Öffnungen und tiefliegende Augen mit geänderter Lidstellung. Häufig sind die inneren Organe geschädigt und das Gehirn verkleinert. Etwa 80 Prozent dieser Kinder weisen eine solche Mikrocephalie auf. Entsprechend ist oft die Intelligenz unterentwickelt.

Selbst psychischer Stress der Mutter beeinflusst die Entfaltung des Ungeborenen. Dies kann dazu führen, dass die Kinder später am AD- oder ADH-Syndrom leiden können, dem Aufmerksamkeitsdefizit-/Hyperaktivitätssyndrom. Betroffene verhalten sich wie der Zappelphilipp im *Struwwelpeter:* Ihnen fällt es schwer stillzusitzen, zuzuhören und zu beobachten. Sie werden durch alles und jeden abgelenkt und haben ständig neue Ideen, was sofort zu tun und umzusetzen sei. ADHS-Kinder gleichen im Alter von drei, vier Jahren ein bisschen gleichaltrigen Menschenaffen, die über Tische und Stühle turnen, statt durch Beobachtung und Imitation zu lernen – also es ihren Eltern und Geschwistern gleichtun zu wollen. Einige Hirnforscher vermuten sogar, dass hohe Stressbelastungen der Mutter während der Schwangerschaft für das Kind das erhöhte Risiko bergen, später an Altersdemenz zu erkranken.

Präventivmaßnahmen müssten folglich mit der Aufklärung der Eltern beginnen. Wer schwanger wird, sollte auf Alkohol, Nikotin und Drogen verzichten und diese Monate möglichst ruhig und frei von Druck gestalten – das ist natürlich leichter gesagt als getan für Frauen, die in prekären finanziellen Verhältnissen leben, womöglich mit einem gewalttätigen, suchtkranken Mann. Auch nach der Geburt wäre es am besten, wenn das Baby in einer ruhigen, reizkontrollierten Umgebung aufwachsen könnte – eine fortwährend hektische und lautstarke Umgebung ist genauso schädlich wie permanenter Fernsehkonsum. Alle Arten von Umweltreizen wirken sich auf die Arbeitsweise des Gehirns aus, führen also dazu, dass sich zum Beispiel Nervenzellverbindungen auf- oder abbauen. Fehlt eine adäquate Stimulation, wird dies Veränderungen im Gehirn zur Folge haben.

Komplikationen während der Geburt und mangelnde müt-

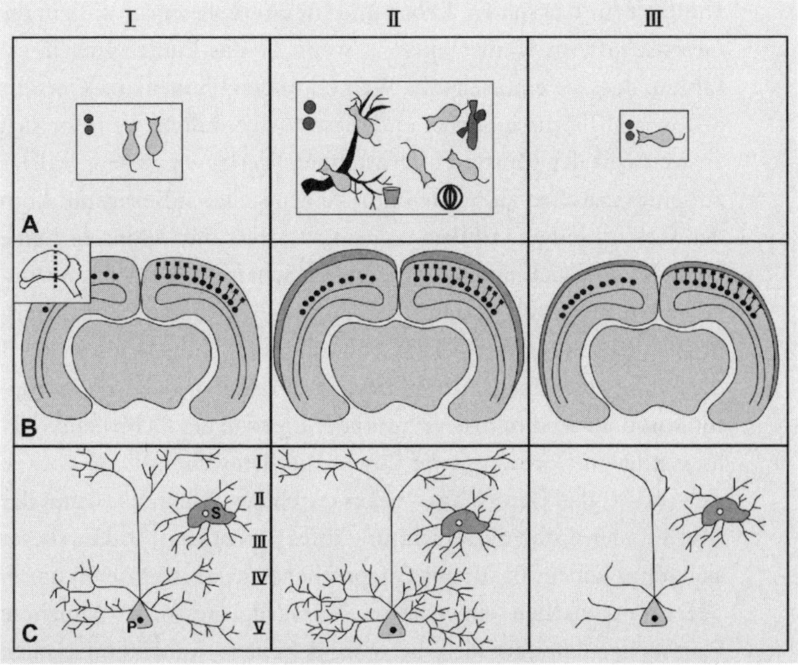

Abbildung 17: Die Hirnrinde von Ratten, die gegenüber der Standardbedingung A in einer angereicherten, sozialen Umgebung mit Explorationsmöglichkeiten aufwachsen (B), weist eine viel stärkere Verästelung der Nervenverzweigungen ihrer Pyramidenzellen auf; umgekehrt führt »Isolationshaft« (C) zu einer Verkümmerung der Verzweigungen (»Dendriten«).

terliche Zuwendung können – insbesondere dann, wenn beides zusammen auftritt – gewalttätiges Verhalten im Erwachsenenalter ebenfalls massiv begünstigen. Auch eine Unterbringung im Heim sowie Abtreibungsversuche der Mutter steigern das Risiko früher Gewalttätigkeit und krimineller Auffälligkeit. Im Kapitel »Ein Verbrechergehirn« haben wir die langfristig bestehen bleibenden negativen Auswirkungen auf die Produktion und Ausschüttung von Bindungshormonen bei Kindern beschrieben, die ihre ersten Jahre in ungünstiger Heimumgebung verbrachten.

Man kann gar nicht genug betonen, wie wichtig eine behütete

Kindheit für das spätere Leben und für eine gute Integration in die Gesellschaft ist. Kinder müssen, wenn sie das Laufen lernen, erfahren, dass sie einerseits die Welt erkunden können, andererseits aber um Hilfe rufen dürfen und diese auch erhalten, wenn sie sich zu weit von der Mutter entfernt haben. Verlassen zu sein, hilflos zu sein, verstoßen zu werden und keinen sicheren Bezugspunkt in der Welt zu haben, all dies verursacht Stress und verhindert eine adäquate Entwicklung der neuronalen Schaltkreise für das Sozialverhalten – und gehört damit zu den Katalysatoren für eine kriminelle Entwicklung (vergleiche Abbildung 17). So gesehen ist auch die häufig getroffene Differenzierung in rein neurologische Symptome und umweltinduzierte Veränderungen in der Gehirnentwicklung und -ausformung eine künstliche. Umwelteinflüsse wirken sich oft auf das Gehirn aus – sei es durch den Alkoholkonsum der Mutter oder durch die Ablehnung ihres Sprösslings, sodass dieser sich nicht seinem Bedürfnis entsprechend sozial integrieren kann.

Die inzwischen emeritierte Harvardprofessorin Anneliese Pontius hat sich über viele Jahre ihres Lebens mit dem möglichen Zusammenhang zwischen Hirnschäden und Verbrechen beschäftigt. Sie nahm in diesem Zusammenhang vor allem Epilepsie in den Blick. Epileptische Anfälle haben ihren Ausgangspunkt in eng umgrenzten Regionen des Gehirns, häufig in der Mitte des Schläfenlappens – also in dem Gebiet, in dem Hippocampus und Amygdala liegen, deren Bedeutung für ein sozial eingegliedertes und emotional ausgeglichenes Leben wir im letzten Kapitel beschrieben haben.

Pontius schildert in einer ihrer Veröffentlichungen den Fall eines scheuen Serienmörders von rund 40 Jahren, Mr. N., eines sozial ausgegrenzten Menschen, der Kopfverletzungen erlitten hatte und danach immer wieder von epileptischen Anfällen gepeinigt wurde. Alle seine Morde geschahen ungeplant, motiv- und weitgehend affektlos während eines anhaltenden psychotischen Zustands. N. wurde nie gefasst, sondern stellte sich nach 25 Jahren freiwillig. Nachdem er gelernt hatte, auf seine visuelle Aura – Arten von

Lichterscheinungen, die epileptischen Attacken unmittelbar vorausgehen – zu achten, lernte er seine Gewaltausbrüche zu vermeiden.

N.s erste Kindheitserinnerung zeigt das Bild einer jungen Frau, die ihm mehrere Einläufe verabreicht – für N. eine zutiefst quälende Erfahrung. Im Alter von sechs oder sieben Jahren vergewaltigte ihn ein Nachbar anal. Hiernach fühlte sich N. sehr isoliert und vollkommen einsam. Als er ungefähr zehn Jahre alt war, vertrieb ihn seine Mutter aus der Wohnung, nachdem ihr neuer Liebhaber eingezogen war. Um das eigene Überleben zu gewährleisten, war N. von nun an Männern sexuell zu Willen; mit 13 und 17 Jahren erlitt er Kopfverletzungen.

Wie epileptische Anfälle kriminelles Verhalten auslösen können, zeigen zwei besonders skurrile wie interessante Fälle von Bankräubern, denen es nicht ums Geld ging: Einem 40-jährigen Mann, der komfortabel von einem Treuhandfonds lebte, und einem 50-jährigen Mönch. Beide hatten eine höhere Schule besucht, und beide hatten als Kinder Hirnschäden erlitten. Als der Jüngere auf dem Weg zu einer Geburtsparty war, hörte er eine innere Stimme, die ihm einflüsterte, eine Bank auszurauben. Die Anweisung setze er prompt in die Tat um und wurde kurz darauf gefasst. Er gestand fälschlich, einen Wachmann niedergeschossen zu haben, hatte ansonsten aber kaum eine Erinnerung an den Vorfall. Der Mönch, der schon mehrmals versucht hatte, sich zu erhängen, beschloss spontan, eine Bank auszurauben, weil er kein Kleingeld dabei hatte. Er verlangte von der Kassiererin 100 US-Dollar, die er problemlos erhielt. Danach fühlte er sich unwohl, ging aber in eine Stripteasebar und näherte sich dort mehreren Frauen unsittlich. Nach etwa einer halben Stunde fiel ihm sein Vergehen von zuvor plötzlich ein. Er stürzte aus der Bar und stellte sich der Polizei, die ihm zunächst nicht glaubte. Seine Taten beschrieb er als Geschehnisse, die ihm gleichsam passierten, über die er aber keinerlei Kontrolle hatte, und die ihm danach als verdammenswert erschienen.

Aufgrund ihrer jahrzehntelangen Beschäftigung mit derartigen Verbrechern kommt Anneliese Pontius zu dem Schluss, dass aggressives Verhalten und selbst ein Mord die Folge epileptischer Anfälle sein können. Sie spricht von einer limbischen psychotischen Triggerreaktion. Dies bedeutet, dass ein bestimmter Anfallstyp die Aktivität der emotionalen (»limbischen«) Regionen des Gehirns plötzlich massiv ansteigen lässt, was den Verlust der Selbstkontrolle und des Ichgefühls zur Folge hat, aber die Erinnerung für die Handlung aufrechterhält. Das heißt: Mord kann eine unkontrollierte Handlung sein, ausgelöst durch eine zeitweise geänderte Hirnaktivität, welche die Einsicht und die Vorausschau der Person eintrübt oder verzerrt. In Pontius' Worten: »Die Akte geschehen unwillentlich, ungeplant, nicht intendiert, ohne Motiv und Zweck und ohne dem Charakter des Täters zu entsprechen. Sie reichen von sozial bizarrem, unangemessenem Verhalten bis hin zu Mord.«

Man sollte also zumindest ins Auge fassen, dass eine Straftat durch eine vorübergehend geänderte Aktivität von Nervenzellen verursacht sein kann. Da in der Wissenschaft das Krankheitsbild einer durch Aufregung bedingten epileptischen Hirnaktivität bekannt ist, besteht durchaus die Möglichkeit, dass durch bestimmte Situationen hervorgerufene Übererregungen rationale Gedankengänge blockieren und zu unüberlegten, mechanisch gesteuerten Verhaltensweisen führen können.

Wer geschlagen wird, schlägt

Die Beispiele verdeutlichen, wie notwendig es ist, über die langfristigen Konsequenzen von Misshandlungen und Missbrauch im Kindesalter aufzuklären und präventive Maßnahmen massiv zu fördern. Die in Deutschland zunehmend aufgedeckten Fälle, dass Kleinkinder von ihren Eltern massiv verletzt werden oder an Mangelernährung und Vernachlässigung sterben, offenbaren sehr deutlich, dass körperlicher Missbrauch weiter und stärker verbreitet ist, als viele das für möglich halten. Aufklärung über die Konsequenzen und eine kontrollierte Führung labiler Eltern sind dringend zu diskutierende Maßnahmen.

Körperlicher und seelischer Missbrauch gehen in der Regel Hand in Hand. Als Gedächtnisforscher begegnen mir (Hans Markowitsch) immer wieder Menschen, die ihr Leben lang schwer an den Konsequenzen zu tragen haben. So wurde zum Beispiel eine 57-jährige Apothekerin nicht damit fertig, dass sie bis zu ihrem 16. Lebensjahr bei einem gewalttätigen Vater aufwuchs. An die Zeit, als sie zwischen 10 und 16 Jahre alt war, hat sie keine bewussten Erinnerungen. Gleichwohl verspürt sie noch heute das Bedürfnis, ihre Vergangenheit zu erkunden. Deshalb begab sie sich jahrelang in psychotherapeutische Behandlung.

Ein 46-jähriger Ingenieur, der sich ebenfalls hilfesuchend an mich gewandt hatte, litt seit einigen Jahren an einer schweren Depression, die mit einem Gedächtnisschwund verbunden war. Es stellte sich heraus, dass der Mann als 5-Jähriger zusammen mit seinen Eltern aus Sachsen nach Schwaben gezogen war. Von seinen Klassenkameraden wurde er wegen seines sächsischen Dialekts gehänselt. Gleichzeitig setzten ihn seine ehrgeizigen Eltern unter Druck, die Schule mit guten Noten zu beenden und es im Leben »zu etwas Besserem zu bringen«. Mit Müh und Not schaffte er den Abschluss, und genauso beschwerlich und an der Grenze seiner intellektuellen Kapazität erkämpfte er sich das Diplom als Ingenieur – um danach eine Frau zu heiraten, die, ähnlich wie die Eltern zuvor, Druck ausübte, möglichst umgehend ein eigenes Haus zu bauen und eine eigene Firma zu eröffnen. Als der Mann in wirtschaftliche Schwierigkeiten geriet, gab es für ihn subjektiv kein Entkommen mehr aus seiner vertrackten persönlich-familiären wie beruflichen Situation. Er brach zusammen und wurde auf eine geschlossene Krankenhausstation eingeliefert, wo er über Jahre hinweg blieb. Schließlich kannte er nicht einmal mehr den Vornamen seiner Frau, intellektuell wie emotional war er völlig zerstört.

Diese Fälle dokumentieren nicht nur, wie subtil Missbrauch sein kann, sondern wie wichtig eine stabile, gesunde Eltern-Kind-Beziehung ist, und wie sich im Leben rächen kann, wenn die erste Phase des Lebens nicht in liebevollen und geordneten Bahnen verlief. Auf die außerordentliche Bedeutung der frühen Kindheit hatte schon Sigmund Freud hingewiesen. Welche Konsequenzen Gewalt gegenüber Kindern für deren spätere Gewaltbereitschaft hat, belegen die Studien von Dorothy Lewis und ihren Mitarbeitern sehr eindrücklich. Ihre Ergebnisse lassen sich auf die einfache Formel bringen: Wer geschlagen wird, schlägt.

Ein junger Mann, der an einem Anti-Aggressionstraining teilnahm, beschrieb, dass er als Kind von seinem Stiefvater immer wieder verprügelt wurde, wenn dieser betrunken war. Als er körperlich in der Lage war, sich zu wehren, tat er genau das, war er jahrelang selbst erfahren hatte: Als sein Vormund ihn wieder einmal betrunken bedrohte, schlug er ihn nieder, und zwar so stark, dass der Stiefvater daran starb.

Um Gewalt gegen Kinder zu verhindern, müssten Präventivmaßnahmen in erster Linie bei der Erziehung der Eltern beziehungsweise der Stiefeltern, Großeltern und älteren Geschwister ansetzen, um diese von tätlichen Übergriffen auf die Kleinen und Wehrlosen abzuhalten. Vorstellbar wäre auch eine Art »Frühwarnsystem«, also zum Beispiel Routineuntersuchungen auf blaue Flecken und Wundmale in Kindergarten und Schule, Gespräche mit den Eltern oder Kontrollen durch die Sozialämter. Theoretisches Wissen über Maßnahmen zur Verhinderung von Gewalt ist in unserer Gesellschaft durchaus vorhanden, doch die praktische Umsetzung stellt sich eher problematisch dar.

Natürlich ist es nicht immer eine schwierige Kindheit, die Menschen zu Straftätern werden lässt. Drogen- und Alkoholmissbrauch können ebenso eine Rolle spielen wie manchmal schlicht das direkte Umfeld Kriminalität begünstigt. Schon in den 1990er Jahren erklärte eine Theorie kriminelles Verhalten durch mangelnde Selbstkontrolle und Gelegenheit – was die Ergebnisse der

Hirnforschung weitgehend bestätigen. Sexualstraftäter berichten häufig, dass die aufreizende Erscheinung anderer Personen oder die Abgeschiedenheit des Ortes sie erst zur Tat verführte – allerdings begeben sie sich möglicherweise bevorzugt in derartige Situationen. Der Fähigkeit, das eigene Verhalten zu kontrollieren, kommt deswegen eine hohe Bedeutung zu. Und in der Tat finden sich in Studien der Psychologin Elizabeth Cauffman und ihrer Mitarbeiter von der Temple University in Philadelphia Hinweise dafür, dass mangelnde Selbstkontrolle bei Schülern im Highschool-Alter ein gutes Indiz war, ob die Jugendlichen für leichtere Straftaten anfällig waren.

Schwerere Straftaten dagegen gehen laut Cauffman zusätzlich mit verschiedenen deutlichen physiologischen Besonderheiten einher. Dazu gehören ein niedriger Pulsschlag und schwache Leistungen in Aufgaben, die eine Verarbeitung durch das Stirnhirn erfordern. Das heißt, dass ernsthaftere Formen der Delinquenz bei solchen Jugendlichen zu finden sind, bei denen entweder die Ausreifung mancher Hirnstrukturen nur unzureichend erfolgt ist, oder die durch negative Umwelteinflüsse so abgestumpft sind, dass sie nichts mehr aus der Ruhe bringt. Die Wechselwirkung beider Faktoren – der fehlgeleiteten oder fehlenden Erziehung und des fehlprogrammierten Gehirns – entscheiden vermutlich mit darüber, ob ein Mensch dazu tendiert, eine kriminelle Karriere einzuschlagen.

Offenbar trägt aber auch der Vater hierfür eine besondere Verantwortung, wie eine aufschlussreiche Arbeit von Joseph Murray und David Farrington von der Universität Cambridge belegen konnte. Die beiden Kinderpsychologen stellten fest, dass eine Haftstrafe des männlichen Elternteils und die damit verbundene Trennung für Heranwachsende einen der höchsten Risikofaktoren darstellten, später ebenfalls kriminell zu werden. Die Studie basiert auf einer Stichprobe von 411 Jungen aus London, welche die Forscher in vier Kategorien unterteilten: Kinder, deren Väter im Gefängnis saßen, während sie noch nicht älter als zehn Jahre waren; Buben, die von ihren Vätern wegen Tod, Krankheit oder anderer Gründe getrennt waren; Jungen, deren Väter vor deren Geburt im Gefängnis saßen; und schließlich solche, die von einer Trennung verschont geblieben waren. Das sehr eindeutige Ergebnis: Antisoziales, delinquentes Verhalten zeigten als Erwachsene nur jene Jungen, deren Väter eine Haftstrafe verbüßt hatten, während sie bis zu zehn Jahre alt gewesen waren.

In einem weiteren Projekt analysierten die Forscher das Verhalten der Großeltern- und Elterngeneration. Dabei wurde offenkundig, dass sich antisoziales Verhalten wie ein Muster über die Generationen hinweg weiterträgt. Zum Teil ist dafür sicherlich das verantwortlich, was man gemeinhin als Familientradition bezeichnet, also das Lernen der Kinder von den elterlichen und großelterlichen Vorbildern. Dem Phänomen liegt aber wohl auch eine genetische Komponente zugrunde – wie die bereits im Kapitel »Ein Verbrechergehirn« geschilderten Ergebnisse hinsichtlich der MAO-Gene und die neuseeländische Dunedin-Studie bestätigen: Wenn eine bestimmte Erbgutkonstellation und Misshandlungen zusammenkommen, ist kriminelles Verhalten fast unausweichlich.

Grundsätzlich eröffnen die Erkenntnisse eine auf den ersten Blick unkomplizierte Maßnahme der Prävention: Per Speicheltest ließe sich schon beim Neugeborenen herausfinden, wer Träger ungünstiger Erbanlagen ist. Die Konsequenz daraus? Betroffene Kinder sollten nicht etwa besser überwacht werden, sondern bei Betreuern, Pädagogen, Eltern eine besonders hohe Aufmerksamkeit und Zuwendung genießen – gerade weil sie Missbrauch gegenüber besonders sensibel sind. Wie die wissenschaftlichen Erkenntnisse ja belegen, wirken sich die nachteiligen Effekte der Gene nur in einer ungünstigen Umwelt aus, Pädagogik kann also korrigierend entgegenwirken. Ein Gentest, verantwortungsvoll angewandt, könnte Gutes bewirken. Doch gegenwärtig erscheinen die gesellschaftlichen Widerstände gegen alles, was mit genetischen Vorhersagbarkeiten zu tun hat, immens. Es widerstrebt offenbar weiten Teilen der Gesellschaft, Datenbanken einzurichten, die das Gewaltpotenzial oder das Gewaltrisiko einzelner Menschen – und seien es verurteilte Kriminelle – anhand von DNA-Proben erfassen. Auf der anderen Seite erwüchse die Gefahr, dass eine entsprechend resultierende Gewaltbewertung erwachsene Täter kaum mehr motivieren würde, sich überhaupt noch an gesellschaftliche Spielregeln zu halten. Gleichwohl wagen wir an dieser Stelle eine Prophezeiung: Die Gesellschaft wird es sich in Zukunft kaum leisten können, auf das Wissen zu verzichten, das genetische Tests bieten.

Großbritannien hat in dieser Hinsicht bereits Neuland betreten. In Konsequenz der mutmaßlichen Al-Kaida-Terrorakte in Londoner U-Bahnen und Bussen im Juli 2005 wurde die staatliche Überwachung intensiviert. Die britische Regierung plant, sie dahingehend auszuweiten, dass nun auch alle Kinder in Großbritannien auf ihr kriminelles Potenzial untersucht werden. Indizien seien zum Beispiel, dass ein Elternteil im Gefängnis säße oder Drogen nähme. Auch genetische Untersuchungen sind vorgesehen. Die Regierung ist offenbar überzeugt, auf diese Weise das Abgleiten auffälliger Jugendlicher in eine kriminelle Laufbahn verhindern zu können. Hat ein Kind eine kurze Aufmerksamkeitsspanne oder lebt in einer sozial schwachen Umgebung, gilt es grundsätzlich als gefährdet. Wer bereits kriminell auffällig geworden ist, wird schon heute besonders überwacht, zum Beispiel im Rahmen einer Datenbank mit persönlichen Informationen. Die Strafverfolger nehmen an, dass für die meisten krimineller Taten relativ wenige Personen verantwortlich sind, die anhand der Datensammlung mit hoher Wahrscheinlichkeit leicht zu identifizieren sind.

Der Lebensrucksack

Wer über Verbrechensprävention nachdenkt, wird kaum bemängeln können, dass es nicht genug Ansatzpunkte und Möglichkeiten gäbe, deren Wirksamkeit häufig auch sehr gründlich belegt ist. Oft erfordern die Verfahren jedoch eine intensive und langfristige Beschäftigung mit einem Menschen, der soziopathisch gefährdet ist. Und spätestens hier erscheint der eigentliche Bremsklotz sichtbar, der eine effektive Prävention und damit einen Schutz der Bevölkerung meist verhindert: Geld.

In keinem Staat der Welt werden für präventive Maßnahmen ausreichend finanzielle Mittel bereitgestellt. Die Gesellschaft wartet in aller Regel, bis das sprichwörtliche Kind in den Brunnen gefallen ist. Dass diese Haltung eher unklug ist, beschrieb auch ein Artikel in der *Frankfurter Allgemeinen Sonntagszeitung*: »Bei Kindern und Jugendlichen, die als Mitglieder von Risikogruppen identifiziert sind, muss früh eingegriffen werden«, erklärte der Autor, der britische Journalist David Rose. »Das erfordert umfangreiche Investitionen, aber sie versprechen wirklichen Erfolg und eröffnen kostengünstige Möglichkeiten, enormen individuellen und gesellschaftlichen Schäden vorzubeugen. Hingegen gibt es keine guten Argumente dafür, tatenlos zuzusehen, bis solche antisozial veranlagten Kinder sich zu erwachsenen Gewaltkriminellen entwickelt haben.«

Klar ist aber auch, dass derartige Präventionsprogramme auf Kritik stoßen werden und Ethiker auf den Plan rufen: Soll man »unschuldige« Kinder, die noch keinerlei Straftaten begangen haben oder begehen konnten, vorverurteilen und diskriminieren? Kann man Trainingsprogramme etablieren und anwenden, ohne dass die Eltern entsprechend stigmatisiert werden? Wie weit muss die Gesellschaft einbezogen und aufgeklärt werden, den Nutzen präventiver Maßnahmen zu erfassen und deren Anwendung zumindest zu tolerieren? Sollte sich die Strafjustiz nach wissenschaftlichen Erkenntnissen richten oder sollte sie zunächst abwarten, ob Gesellschaft und Politik hier an einem Strang ziehen? Die aktuelle Diskussion um die »Verwahrung« von Sexualstraftätern stellt einen Vorgeschmack auf die Überlegungen dar, mit denen wir zukünftig auf breiterer Ebene konfrontiert sein werden.

Mancher wird an dieser Stelle einwenden, dass es unzählige Erwachsene gibt, die als Kinder allen möglichen Risikogruppen angehörten und trotzdem nie kriminell auffällig wurden, die keinerlei Straftat begingen. Das ist richtig. Die Welt wäre voller Verbrecher, wenn aus jedem frühkindlich Geschädigtem ein Krimineller würde. Es gibt ein Leben lang Möglichkeiten zur Korrektur. Allerdings ist die Wirksamkeit dieser Mechanismen um so begrenzter, je länger und je intensiver jemand schon den falschen Weg verfolgt und je mehr die zerstörerischen gegenüber den schützenden Faktoren die Oberhand gewonnen haben. Deswegen sollte es oberstes Ziel aller Prävention sein, so frühzeitig im Leben eines Individuums wie möglich negative Einflüsse fernzuhalten und positive Erlebnissen für die Entwicklung hin zu einem sozial verantwortlichen Wesen zu stärken.

Wie auch in allen anderen Bereichen ist weder die Sozialisation noch die Biologie allein entscheidend. Und nicht nur die immer wieder zitierten mangelhaften Ergebnisse der PISA-Studien sprechen für eine veränderte Erziehung, die schon im Vorschulalter ansetzen sollte. Ähnlich müsste die Prävention von Delinquenz in diesem Alter ihren Anfang nehmen.

Die Neurowissenschaften lehren, dass unser Gehirn plastisch ist, die Formbarkeit aber Grenzen hat und ihr Maximum in den ersten Lebensjahren erreicht. Jeder weiß, dass man Sprachen am besten von Geburt an lernt, je später man damit anfängt, umso mehr behält man einen Akzent und um so weniger gelingt es, bestimmte Konsonanten zu formulieren, die Kleinkindern noch locker von den Lippen gehen – die Schnalzlaute namibischer Volksstämme oder das mitteleuropäische ›r‹ bei kleinen Japanern und Chinesen. Solche sogenannten kritischen Zeitfenster finden sich in vielen Bereichen von Wahrnehmung und Kognition. Schon vor Jahrzehnten zeigten Tierforscher, dass Nervenzellen in engen Zeitfenstern auf visuelle Reize »programmiert« werden; erleben Tiere zu dieser Zeit eine sehr eingegrenzte Reizumgebung, etwa nur senkrechte schwarz-weiße Streifenmuster, werden die Zellen der Sehrinde allein darauf geprägt. Die Konsequenz war, dass die Tiere später runde Objekte nicht mehr erkennen konnten.

Mit zunehmendem Alter schleifen sich Denk- und Verhaltensweisen immer tiefer ein. Das Sprichwort »Was Hänschen nicht lernt, lernt Hans nimmermehr« hat zwar keine absolute Gültigkeit, aber es beschreibt die Situation durchaus korrekt, was emotionales Verhalten angeht. Helga Schwarz, die Gründerin der Tagesstätte »Perspektive«, drückt es bildlich aus: »Wir geben den Kindern einen Lebensrucksack mit auf den Weg, an dem sie zu tragen und von dem sie zu zehren haben – für den Rest ihrer Tage.«

Das Mörderprojekt

Wollen erwachsene Straftäter zurück in die Gesellschaft finden, so ist die ehrliche Einsicht, Fehler gemacht zu haben, nur der Anfang einer Umkehr. Weitaus schwieriger fällt es ihnen meist, sich von eingefahrenen Denk- und Handlungsschemata wieder zu verabschieden. Auch wenn der Verstand sich bereits einsichtig zeigt, so müssen Menschen doch beständig gegen etwas ankämpfen, das ein Teil von ihnen ist, aber nicht länger sein soll, das in ihnen rumort, sich Bahn zu brechen droht, auch wenn es nicht darf. Dieses Etwas, das sind die Gefühle, die wie eine Welle aus dem Nichts zu kommen scheinen, in der Körpermitte anbranden, scheinbar unaufhaltsam für einen Moment lang alles überspülen, alles umwerfen, was gerade noch in Ordnung war. Dieser Welle gilt es zu entkommen, es geht darum, »nicht auszuflippen«, wie es Michael, ein Häftling im Hochsicherheitsgefängnis von Celle, formulierte.

Zusammen mit anderen verurteilten Totschlägern und Mördern nahm der Neonazi an einem Anti-Aggressionstraining teil, abgekürzt AAT, das ihn lehren sollte, seine Gefühle unter Kontrolle zu halten. Ein Team des Südwestfernsehens begleitete einen solchen Lehrgang unter der Leitung des Trainers Ingo Bloess und machte daraus einen 45-Minuten-Film mit dem Titel *Das Mörderprojekt.* »Harte Brocken«, »Mörderseelen«, also schwere Gewalttäter, die den Vater, die Mutter erschlagen, den Freund erschossen oder Unschuldige totgeprügelt hatten, wollten lernen, faustlos zu leben.

Im Mittelpunkt der Gruppentherapie steht der sogenannte »heiße Stuhl«, auf dem sich der Straftäter niederlässt, um anschließend von anderen Teilnehmern und den Therapeuten in die Mangel genommen zu werden. Sie berühren ihn, attackieren ihn verbal, im Extremfall auch körperlich. Die Schwerverbrecher sollen so mit ihren Widersprüchen und Schwächen konfrontiert und provoziert werden. Ziel ist es, dabei einen kühlen Kopf zu bewahren. Deswegen wird das AAT auch »Coolness Training« genannt.

Es gliedert sich in vier Phasen. In der ersten steht die Information über die Inhalte des Trainings im Vordergrund, und die Gruppe lernt sich kennen. Die zweite Phase dient der Vorbereitung zur Konfrontation, parallel sollen die Kursteilnehmer lernen, anderen Menschen zu vertrauen. Sie üben beispielsweise Empathie für das Opfer, indem sie seine Perspektive einnehmen: Die Männer legen sich auf den Boden, links und rechts von ihnen ein Schaumstoffkissen. Anschließend treten ausgebildete Kampfsportler mit den Füßen auf die gepolsterten Mörder und Totschläger ein. Die dritte Phase dann findet auf dem heißen Stuhl statt und umfasst die Provokation des Täters, die Konfrontation mit seinen Versuchen, seine Gewaltausbrüche zu rechtfertigen. Für Michael, den Neonazi und Menschenjäger, waren manche der Aufgaben eine besondere Herausforderung, denn er wollte weder einen Sexualstraftäter anfassen noch einen Sinto, beides Mitglieder der Gruppe.

Gegen Ende des Kurses lernen die Teilnehmer, wie sie konfrontative Situationen entschärfen können, zum Beispiel im Rahmen eines Planspiels: Sie stehen vor der einfachen Aufgabe, von der einen Seite des Raumes auf die andere zu gelangen. Zwei ausgebildete Kampfsportler nehmen die Rolle von Randalierern ein und versuchen, die Kursteilnehmer dabei zu stören, sie pöbeln und rempeln sie an, schubsen sie herum und bespucken sie. Was im wirklichen Leben unweigerlich zu einer wüsten Schlägerei führen würde, meisterten die Lehrgangsteilnehmer – zumindest im Film. Manche konnten gleichwohl kaum verbergen, wie schwer es ihnen fiel, ruhig zu bleiben, die Welle in ihrem Inneren zu bändigen.

Das »Coolness Training« ist in seiner Idee und theoretischen Fundierung sehr begrüßenswert. Es setzt auf positive Emotionen, basiert auf vielfältigen – bewussten wie unbewussten – Lernprozessen und ebnet somit die Bereitschaft, gewaltlos zu handeln. Teilnehmer berichten entsprechend von einer offeneren, ruhigeren Stimmung in der Gruppe. Und es macht Mut zu sehen, dass sich »schwere Jungs« umarmen, die ihr Leben lang keinem anderen vertraut haben. Dennoch sind Untersuchungen darüber, wie nachhaltig und langfristig das Training hilft, bislang wenig überzeugend. Eine Studie kam zu dem Schluss, dass sich die Rückfallquote der AAT-Absolventen kaum von der einer Kontrollgruppe ohne Lehrgang unterschied. Dies kann daran liegen, dass die Therapie spät einsetzte, aber eine Rolle mag auch spielen, dass sich das im Gefängnis Erlernte offenbar nur schwer ins reale Leben übertragen lässt.

Therapien wie das AAT weisen dennoch den richtigen Weg. Denn das Ziel, besonders des Jugendstrafvollzugs, liegt ja gerade in der Erziehung der Insassen, »künftig einen rechtschaffenen und verantwortungsbewussten Lebenswandel zu führen«, wie Joachim Walter, Leiter der Justizvollzugsanstalt Adelsheim, in seinem Artikel »Jugendvollzug in der Krise?« schreibt. Laut einer Übersicht der Kriminologischen Zentralstelle in Wiesbaden empfiehlt die Justizverwaltung Sportkurse, Besuche von KZ-Gedenkstätten, Aufenthalts- und Umgangsverbote oder erzieherische Gespräche. Man legt Wert darauf, Tätowierungen unkenntlich zu machen, verbietet bestimmte Kleidung wie etwa Springerstiefel, fördert Besinnungsaufsätze, Arbeitsleistungen in Kindergärten mit hohem Ausländeranteil und Asylbewerberheimen. Auch die schulische und berufliche Aus- und Fortbildung wird gefördert, und Gesinnungstäter werden getrennt inhaftiert. Auf dem Papier liest sich das recht gut. Die Praxis ist eher traurig, denn die Tendenz geht angesichts der Überbelegung in den Strafanstalten eher zu einer harten Linie. Statt überzeugender Erziehung prägen militärischer Drill und blinder Kadavergehorsam die Gefängnispädagogik.

Keine Chance für oberflächliche Charmeure

Bei der Beurteilung eines Antrags auf vorzeitige Entlassung oder Begnadigung fällt eine Teilnahme an der einen oder anderen Maßnahme durchaus positiv ins Gewicht. Das mag für manchen Häftling das Hauptmotiv sein, nach außen hin motiviert bei etwas mitzumachen, was er vielleicht für sich als das Gewäsch gutmütiger Sozialpädagogen einschätzt. Wer jedoch die Chance nutzt und seine Haltungen sowie Handlungen überdenkt, dessen Chancen steigen, wenn es um die entscheidende Frage nach der Prognose geht, also darum, ob ein Straftäter, der vor der Zeit frei kommt, rückfällig werden könnte oder gar eine Gefahr für die Allgemeinheit darstellt und in Sicherungsverwahrung zu bleiben hat.

Hinsichtlich von Sexualstraftätern und Pädophilen ist hier ein besonders heikler Punkt angesprochen. Denn kaum etwas schlägt in der Öffentlichkeit so hohe emotionale Wellen, als wenn ein Kinderschänder nach seiner Freilassung erneut unschuldige Mädchen oder Jungen überfällt. Im Grundsatz ist die Empörung gerechtfertigt, nur beruht sie auf einer verzerrten Wahrnehmung. Es ist in der Regel nämlich nicht so, dass Gutachter zu lasch oder fehlerhaft arbeiten. Tatsächlich ist das psychologische Instrumentarium sehr ausgefeilt und ermöglicht sehr gründliche Vorhersagen darüber, ob ein Mensch erneut zum Straftäter wird. Mit der kleinen

Einschränkung: Gänzlich fehlerfreie Prognosen sind unmöglich, jedoch bei Weitem häufiger, als die Öffentlichkeit vermutet.

Gerade weil die Arbeit von Gutachtern immer wieder zum Gegenstand von hitzigen Diskussionen wird, wollen wir hier in groben Zügen darstellen, auf welche Instrumente sie sich stützt. Ziel aller testpsychologischen Untersuchungen ist es, zukünftiges Verhalten möglichst exakt, (im Fachjargon: »valide«) und bei Wiederholung reproduzierbar (im Fachjargon: »reliabel«) vorherzusagen. Die mehr als 100 Jahre zählende Geschichte der Verfahren hat ein nicht zu unterschätzendes Repertoire an Möglichkeiten und Untersuchungsinstrumenten geschaffen. Dies reicht von eher gewöhnlichen Instrumenten zur Messung von Intelligenz und zur Bestimmung von Aufmerksamkeit und Konzentrationsfähigkeit, Sprachverständnis und Sprechfähigkeit, Planung und Handlungssteuerung über Persönlichkeitstests bis hin zu Verfahren, die das Emotionsverhalten, die Stimmung, die Befindlichkeit und die Tendenz zu schummeln und zu lügen messen. Weitere spezielle Tests können die Fähigkeit erfassen, sich in andere hineinzuversetzen, Mitleid oder Humor zu empfinden oder Ironie und Sarkasmus zu verstehen. Grafologische Gutachten und Verfahren, die parallel sogenannte periphere und zentrale Körper- und Hirnfunktionen messen, können hinzukommen.

Aus allen diesen Werten erstellen Gutachter ein Profil, das die Höhen und Tiefen in den Bereichen von Persönlichkeit, Intellekt, Können und kognitiver Flexibilität einer Person abbildet. Für diesen Bereich gibt es inzwischen eine beträchtliche Anzahl speziell zugeschnittener Verfahren. In Band drei des *Handbuchs der forensischen Psychiatrie* gibt Klaus-Peter Dahle einen Überblick über Methoden der Kriminalprognose. Er unterscheidet zwischen statistischen, intuitiven und klinischen Prognosen. Ziel der Instrumente ist, die Risikobereitschaft abzuschätzen, also die Wahrscheinlichkeit, mit der eine (erneute) Straftat begangen wird.

Die statistischen Prognosen gehen von bestimmten Regeln aus, nach denen methodisch vorgegangen wird und Informationen ausgewählt und verknüpft werden. Die intuitiven Prognosen orientieren sich ausschließlich am Individuum, sind mehr oder weniger unabhängig von Regeln und Theorieannahmen und lassen sich primär von den individuellen Gegebenheiten der zu beurteilenden Person leiten. Klinische Prognosen kombinieren Anteile der beiden anderen, indem sie sich einerseits an der zu beurteilenden Einzelperson orientieren und andererseits nach wissenschaftlichen Standards, also nach festen Regeln, vorgehen.

Ein Beispiel für ein statistisches Verfahren ist das nordamerikanische System »Level of Service Inventory-Revised«, kurz LSI-R. Die Prozedur selbst haben Psychologen an bislang 4 579 Personen getestet. Es basiert auf 54 Merkmalen und ist, wie Autor Dahle schreibt, auch auf deutsche Verhältnisse übertragbar. So geht es beispielsweise um die strafrechtliche Vorgeschichte einer Person, die Themen Ausbildung/Beruf/Arbeit, seine finanzielle Situation, um Familie und Partnerschaft, die Wohnsituation, die Freizeitgestaltung, Freundschaften und Bekanntschaften, Alkohol und Drogen, emotionale und psychische Probleme und die generelle Orientierung, worunter die Einstellungen zu Gesetzesübertritten, Werthaltungen und das Verhältnis zu Normen fallen.

Dies hört sich einigermaßen kompliziert an und zeigt, dass ein enormer intellektueller, zeitlicher und finanzieller Aufwand betrieben wird, um Opfer zu schützen. Den Gutachtern stehen zudem spezielle Instrumente für einzelne Straftatbestände zur Verfügung. Der Gewaltprognose dient zum Beispiel das »Historical-Clinical-Risk-Management-20-Item-Schema«, kurz HCR-20, sowie der »Violence Risk Appraisal Guide« (VRAG). Für beide Verfahren wurden Varianten für den deutschsprachigen Raum entwickelt, die im Internet fortlaufend aktualisiert werden. Bestimmte Instrumente dienen jeweils der Vorhersage der Rückfallwahrscheinlichkeit von Sexualstraftätern, der Durchleuchtung jugendlicher Rechtsbrecher, der Analyse von Psychopathen oder von Personen mit antisozialem Verhalten.

So kann ein Fachmann recht genau beurteilen, ob er es beispielsweise mit einem trickreich-sprachgewandten Blender mit oberflächlichem Charme zu tun hat, mit einer Person, die ein erheblich übersteigertes, grandioses Selbstwertgefühl hat, die krankhaft lügt, die betrügerisch-manipulative Verhaltensweisen an den Tag legt, der Reue, Gewissensbisse und Schuldgefühle fehlen, die gefühlskalt ist und einen Mangel an Empathie zeigt, einen parasitären Lebensstil an den Tag legt, sich durch ein promiskuitives Sexualverhalten auszeichnet, impulsiv ist, sich verantwortungslos verhält oder eine mangelnde Bereitschaft zur Verantwortungsübernahme für eigenes Tun offenbart.

In einer neuen Studie nutzten Michael Doyle und Mairead Dolan eine Kombination mehrerer Verfahren, um zu prognostizieren, ob aus psychiatrischen Kliniken entlassene Patienten erneut gewalttätig würden. Sie konnten zeigen, dass speziell hohe Werte beim Risikoverhalten, der Psychopathie, der Impulsivität und Wut mit einer hohen Rückfallwahrscheinlichkeit einhergingen.

Dieses Ergebnis steht mit der Ansicht von Klaus-Peter Dahle in Einklang, der betonte, dass eine Kombination mehrerer, insbesondere an der Statistik und der Klinik ausgerichteter Verfahren individuelle Prognosen von hoher Güte ermöglicht, dass aber »irrtumslose Prognosen schon aus theoretischen Gründen nicht denkbar« sind. In Zukunft sollten Straftäter, insbesondere Wiederholungstäter, routinemäßig solchen umfassenden Analysen unterzogen werden. Die Ergebnisse sollten für die Entscheidung herangezogen werden, wie sie verurteilt werden, ob sie in eine Sicherungsverwahrung genommen werden müssen oder in eine forensisch-psychiatrische Anstalt eingewiesen werden sollen. Auch therapeutische Maßnahmen, wie zum Beispiel ein Anti-Aggressionstraining, ließen sich so begründeter verordnen. Denn das sollten wir nicht vergessen: Auch die Verbrechensbekämpfung und die Prävention muss den Grundsätzen der Rechtssicherheit folgen.

Bei Sexualstraftätern erschwert ein Sachverhalt allerdings eine verlässliche Prognose: Sie sind in der Regel höchst begabt, Verhalten und Einsichten vorzutäuschen. Diese Strategie haben sie bereits früh erlernen müssen, um ihre eigentlichen Bedürfnisse zu verbergen und einigermaßen überleben zu können. Und diese Taktik wenden sie später auch gegenüber den Gutachtern sehr erfolgreich an.

Warum, werden sich viele fragen, sind diese Menschen so veranlagt? Man wird gewiss nicht von einer »Spielart der Natur« ausgehen wollen, wenngleich der Sexualtrieb wahrscheinlich der mächtigste menschliche Trieb ist. Stattdessen – und dies zeigen die Schicksale der überwiegenden Mehrheit der fast immer männlichen Delinquenten – finden sich die Ursachen häufig in der kindlichen Entwicklung, die eine Prädestination fördern. Wir haben dies anhand des Kindermörders Jürgen Bartsch bereits geschildert. Er ist nur ein Beispiel. Verbrecherkarrieren, die mit einer in der Kindheit massiv unterdrückten Persönlichkeitsentwicklung und einer Existenz als Opfer einhergehen, finden sich unter Sexualstraftätern immer wieder. Beispiel ist der als »Rhein-Ruhr-Ripper« bekannt gewordene Dachdeckermeister Frank G., der vier Frauen ermordete und zum Teil bestialisch zerstückelte. Schon als Kind quälte er kleine Tiere und schlachtete später grausam Schafe und Pferde.

Wenn für Straftäter insgesamt die Aussage zutrifft, dass Erfahrungen in Kindheit und Jugend entscheidend ihr Verhalten als Erwachsene prägen, dann gilt das für Sexualstraftäter ganz besonders. Im Einzelfall liegt womöglich zusätzlich eine genetische Disposition zugrunde, die – wie geschildert – eine besondere Sensibilität gegenüber schädlichen Umwelteinflüssen aufbaut. Deswegen sind gerade Sexualstraftäter ein Beleg für die Aussage, dass kein Mensch als Verbrecher geboren wird, die Umwelt ihn aber durchaus dazu machen kann. Um Missverständnissen vorzubeugen: Der nachteilige Lebenslauf eines Einzelnen darf nie eine Entschuldigung für begangenes Unrecht darstellen und soll auch kein Verständnis für Gräueltaten wecken. Vielmehr muss es darum gehen, die Ursachen für menschliches Verhalten klar zu erkennen, zu benennen und entsprechend früh gegenzusteuern.

Den Erlebnishunger bremsen

Ist ein rechtzeitiges Eingreifen zur Verhinderung von Straftaten nicht möglich, hilft bei erwachsenen Delinquenten oft nur noch die chemische Keule – und nicht selten begrüßen Sexualstraftäter deren Einsatz aus eigener Einsicht in die Verwerflichkeit ihrer Taten. Medikamente bewirken eine Erniedrigung des Spiegels der männlichen Sexualhormone, also des Testosterons. Manchmal ist es ebenso sinnvoll, den Serotonin- und Dopaminspiegel zu ändern. Die Gabe selektiver Serotonin-Wiederaufnahme-Hemmer reduziert die Reizbarkeit und bessert Symptome zwanghaft-süchtigen Verhaltens bei Paraphilen. So werden sexuell von der Norm abweichende Menschen genannt, die bei anderen Leiden verursachen, also etwa Pädophile und Vergewaltiger.

Eine erhöhte Aktivität des Hormons Dopamin im Gehirn gilt als Indiz für »erlebnishungriges« Verhalten – etwa dem Suchen nach Opfern zur Befriedigung sexueller Begierden, das Therapeuten mit Neuroleptika, also Beruhigungsmitteln, bremsen können. Auch das Mittel Cyproteronacetat (CPA) ist seit den 70er Jahren des zwanzigsten Jahrhunderts bei Sexualstraftätern fester Bestandteil einer pharmazeutischen Therapie. Dieses Medikament hemmt die Ausschüttung von Sexualhormonen in der Hirnanhangdrüse und führt dadurch zu einer Senkung des Testosteronspiegels. Im Gehirn verdrängt das CPA Testosteron an den entsprechenden Rezeptoren und senkt damit das sexuelle Verlangen. Andere Medikamente, wie die sogenannten synthetischen LHRH-Agonisten (LHRH steht für »luteinising hormone releasing hormone«), greifen auf übergeordneten Hirnebenen in den Regelkreislauf der männlichen Sexualhormone ein. Da sie kontinuierlich und nicht stoßweise ausgeschüttet werden, vermindern sie anhaltend die Aktivität der Hirnanhangdrüse. Dies bremst die Triebhaftigkeit der Täter meist sehr effektiv.

Wissenschaftler versuchen seit einiger Zeit, »Gedächtnispillen« zu entwickeln und auf den Markt zu bringen, die die Einspeicherung neuen Wissens erleichtern und den Abruf abgespeicherter

Informationen fördern sollen. Ganz ähnlich beziehungsweise dem konträr setzen Ärzte heute schon Medikamente ein, um die Persönlichkeit zu verändern oder eine zerrüttete Vergangenheit wenigstens teilweise dem Bewusstsein zu entziehen. Eine solche Vergessenspille ist in den USA bereits regelmäßig im Einsatz. Zum Beispiel wird sie Frauen unmittelbar nach einer Vergewaltigung verabreicht, um die Ausbildung einer traumatischen Erinnerung zu verhindern.

Die Pharmaindustrie wartet mit einer ganzen Reihe von Medikamenten auf, die sich auf die Persönlichkeit auswirken – Stimmungsaufheller und -stabilisierer, Antidepressiva, Tranquilizer, Angstlöser, Beruhigungsmittel, Antipsychotika, Neuroleptika. Im Verbund mit kommunikativen Therapien können diese die Ausbildung einer antisozialen Persönlichkeit verhindern.

Naturgemäß erfordert der Einsatz von Medikamenten eine intensive Überwachung bis hin zum »drug monitoring«. Darunter verstehen Experten das regelmäßige Erfassen des Wirkstoffspiegels im Blut. Es ist durchaus vorstellbar, dass Ärzte in Zukunft – ähnlich wie in psychiatrischen und teils in forensischen Kliniken heute schon – den Insassen von Justizvollzugsanstalten Medikamente verabreichen, die sich auf ihren Hormonhaushalt und ihre Psyche auswirken. Im Verbund mit anderen Therapien sind so Eingriffe in die Persönlichkeit möglich. Beispielsweise gibt es Straftäter, die sich unter normalen Umständen keinem Anti-Aggressionstraining unterziehen würden, die aber nach der Gabe von Tranquilizern oder Stimmungsstabilisatoren hierzu bereit sein könnten. Wie in den meisten anderen therapeutischen Situationen ist damit aber eine ethische Frage verbunden: Kann die Einnahme von Medikamenten noch freiwillig sein, wenn damit die Aussicht auf Hafterleichterungen verbunden ist?

Unser Alltag ist unsere Schule

Der Frankfurter Hirnforscher Wolf Singer stellte einst einen auf den ersten Blick sonderbaren Vergleich an, der aber die Erkenntnisse der Neurowissenschaften recht gut beschreibt: Erziehung ist mit mikrochirurgischen Eingriffen ins Gehirn vergleichbar. Das bedeutet: Nicht nur manche Pharmazeutika oder gar Operationen am Denkorgan können unsere Persönlichkeit, unser moralisches Verhalten verändern. Die Einflüsse aus der Umwelt, denen wir täglich ausgesetzt sind, tun dies ebenso – und zwar auf einer stofflichen und organischen Basis.

Unser Gehirn wird materiell ein anderes durch das, was wir tun und was uns widerfährt. Es schließt zum Beispiel neue Schaltkreise beziehungsweise trennt nutzlos gewordene Kontakte. Die Neuronenverbände in unserem Kopf befinden sich in einem fortwährenden Umbau. Das wird zum Beispiel am Ergebnis bemerken, wer heute ungelenk mit dem Tischtennisspielen beginnt und in den folgenden Tagen und Wochen immer präziser zu schlagen lernt.

Die Einflüsse aus der Umwelt nehmen wir weitgehend unbewusst auf, wir erkennen höchstens das Resultat. Das betrifft alle Handlungen unseres Lebens, jede Sekunde unseres Alltags. Das Bild an der Wand, die Zeitung, die wir lesen, der Eierbecher im Schrank, die Gespräche, die wir führen, unsere gesamte Umwelt formt das Gehirn, bildet Geisteshaltungen heraus und entscheidet damit auch über unsere Handlungen und Verhaltensmöglichkeiten. Ja, es ist sogar so, dass die unbewusst aufgenommene Information für unser zukünftiges Leben weit größere Bedeutung hat als die bewusst wahrgenommenen Reize.

Wie Neurowissenschaftler schätzen, nehmen wir 95 Prozent des täglichen Informationsstroms unbewusst auf. Im Grundsatz ahnte dies schon Sigmund Freud, der darauf basierend die Idee vom Unbewussten entwickelte. Da aber das Nicht-Bewusste per Definition unseren Überlegungen nicht zugänglich ist, erkennen wir dessen Wirksamkeit nur in Ausnahmefällen – insbesondere dann, wenn unbewusste Vorgänge experimentell erzeugt und überprüft werden.

Zusammen mit den Schweizer Neurowissenschaftlern Katrin Henke und Theodor Landis habe ich (Hans Markowitsch) hierzu eine Studie konzipiert und veröffentlicht, in der wir gesunden Versuchspersonen zehn Millisekunden lang unterschiedliche Gesichter zeigten, allerdings jeweils 40 Mal wiederholt. Die Personen mussten währenddessen ein Fadenkreuz auf der rechten Seite fixieren, wodurch es uns gelang, die Bilder nur in die rechte Hirnhälfte zu projizieren. Fragte man sie anschließend, ob sie etwas gesehen hätten, war die Antwort unisono: »Nein, ganz bestimmt nicht«. Dies entspricht den Erkenntnissen aus Wahrnehmungsexperimenten, denn der Mensch benötigt mindestens 100 Millisekunden, um eine Information bewusst visuell aufzunehmen. Das Frappierende ist nun, dass die Reize, wiewohl wir sie extrem kurz eingeblendet hatten, später die bewusste Wahrnehmung beeinflussten. Die Versuchspersonen wählten nämlich in einem anschließenden Experiment genau jene Gesichter aus, die wir ihnen zuvor extrem kurz präsentiert hatten.

Dieses Phänomen ist in den Neurowissenschaften auch als »Blindsight-Phänomen« bekannt. Menschen, die zum Beispiel aufgrund eines Hirnschadens auf der bewussten Ebene nichts mehr erkennen, sind dennoch unbewussten Wahrnehmungen ausgesetzt. Der Nachweis dafür gelang Forschern, indem sie diese Blinden vor eine Leinwand setzten, wahllos darauf Lichtpunkte für Sekundenbruchteile projizierten und die Probanden schlichtweg raten ließen, wo die Lichtpunkte gewesen sein könnten. Wie durch ein Wunder erzielten die Blinden hohe Trefferraten, die weit über dem Zufallsniveau lagen. Sie hatten die Lichtpunkte also gesehen, wussten aber nichts davon.

Die einzig denkbare Erklärung dafür ist unsere grundsätzliche doppelte visuelle Wahrnehmung: eine bewusste und eine unbewusste. Heute wissen die Neurowissenschaftler, dass Erstere an die Hirnrinde, den Kortex, gebunden ist – die bei den Patienten zerstört war –, die unbewusste in den stammesgeschichtlich alten, tief im Gehirn befindlichen Strukturen indes noch funktionieren kann. Hier werden ganz einfache Reiz-Reaktions-Muster verschaltet, die keine differenzierte, sondern eine schnelle Reaktion erfordern, wie sie zum Beispiel in der Lebenswelt eines Frosches vorkommt: Kommt etwas Großes auf das Tier zu, springt es blitzschnell ins Wasser, um sich vor dem Raubvogel zu retten. Kommt etwas Kleines daher, streckt der Frosch die Zunge heraus und schnappt das Insekt. Das Wirbeltier erkennt vermutlich nicht bewusst, dass es sich bei dem einen um einen Adler, beim anderen um eine Mücke handelt. Es verhält sich einfach so, dass sein Überleben gesichert ist. Hierfür genügt ein Sehsystem, dass zwischen groß und klein, schnell und langsam, hell und dunkel unterscheiden kann. Eine differenzierende Kodierung »Mücke oder Fliege?«, »Adler oder Bussard?« ist einerseits nicht erforderlich und würde andererseits viel zu viel Zeit in Anspruch nehmen.

Eine Forschergruppe um Udo Dannlowski von der Psychiatrischen Universitätsklinik Münster bestätigte in einem Anfang 2007 veröffentlichten Experiment die Bedeutung der unbewusst wahrgenommenen Reize für die nachfolgende Bewertung bewusster Informationen. Sie zeigten – ähnlich wie in unserem Experiment – Probanden Gesichter mit positiv, neutral oder negativ wirkender Mimik »maskiert«, also äußerst kurzfristig. Daraufhin ließen sie die Probanden neutrale Gesichter bewerten. Hierbei zeigten sich sehr subtile Unterschiede im Urteil: Hatten die Forscher »maskiert« ein Gesicht mit positivem Ausdruck präsentiert, bewerteten die Probanden auch solche mit einem neutralen Ausdruck eher positiv. Hatten sie umgekehrt erst ein Gesicht mit negativer Miene gezeigt, erweckte ein folgendes Bild eher einen negativen Eindruck, selbst wenn darauf ein neutrales Gesicht zu sehen war. Man kann das nun umgangssprachlich als Einbildung bezeichnen. Doch der Unterschied in der Wahrnehmung manifestiert sich organisch. Denn der Hirnscanner brachte zutage, dass die unterschiedlichen Bewertungen mit einer veränderten Aktivität der Amygdala einhergingen.

Dieses und eine Vielzahl ähnlicher Experimente zeigen, dass Reize, die wir nicht bewusst wahrnehmen, dennoch auf Hirnebene zu Veränderungen führen und uns – und das ist sehr wichtig – darin beeinflussen, wie wir uns in Zukunft verhalten. Der dafür in den Neurowissenschaften und in der Gedächtnispsychologie verwendete Fachausdruck heißt Priming. Der Definition nach bedeutet das Phänomen, dass jedes Lebewesen Reize, denen es zuvor schon in gleicher oder ähnlicher Form begegnet ist, mit einer höheren Wahrscheinlichkeit wiedererkennt. Auch der Mensch ist auf eine ganz subtile Weise den Einflüssen des Primings ausgesetzt. Ein Beispiel: Wer als Kind in einer Umwelt aufwächst, in der er oder sie von Beginn an erlebt, wie seine Volkgruppe Steine auf Autos anderer Nationen wirft, wird dieses für ein selbstverständliches Tun halten und davon auch in Zukunft nur schwer ablassen. Wer in den Medien von klein an die Darstellung von Pornografie und Kriminalität erfährt, wird dies als wesentliche Elemente der Welt begreifen.

Verallgemeinert heißt das: Was die Umwelt bietet, bewirkt automatisch Änderungen im Menschen. Kinder brauchen eine adäquate und harmonische Reizumgebung, damit sich ihr Gehirn – Stirnhirn, Amygdala und weitere Regionen – so ausbilden und vernetzen können, dass ein Erkennen gerechter wie ungerechter Zusammenhänge möglich wird. Der Mensch handelt nach dem, was er erlebt hat – bewusst wie unbewusst.

Diese Erkenntnisse betonen noch einmal die Notwendigkeit, für jedes Kind eine Umwelt zu schaffen, die exakt derjenigen entspricht, die wir als Erwachsener vorzufinden hoffen. Man kann dies als kategorischen Imperativ der Pädagogik oder der Verbrechensprävention bezeichnen, angelehnt an Immanuel Kant: »Handle stets nur nach derjenigen Maxime, von der du zugleich wollen kannst, dass sie ein allgemeines Gesetz werde.« Vermutlich werden weder die präventive noch die Kantsche Utopie jemals Wirklichkeit werden. Dennoch sollten die Überlegungen nicht ad acta gelegt werden: Wie können also realistische Ziele für die Erziehung unserer Kinder formuliert sein und was davon wäre besonders dringlich umzusetzen?

Eine schwierige Frage ist, inwieweit man aggressives Verhalten gerade von Jugendlichen und jungen Erwachsenen lenken und kanalisieren sollte. Akzeptiert man, dass gerade junge Männer aufgrund ihrer Hormonlage und ihres sozialen Umfelds mehr als Frauen und ältere Männer zu impulsivem Aggressionsverhalten neigen, so ergibt sich hieraus fast natürlich, dass gesellschaftlich anerkannte Aggressionsventile zu schaffen und zu fördern sind. In der öffentlichen Diskussion wird Mannschaftssport wie etwa Fußball meist als positiv gewertet, Individualsport wie Bodybuilding eher zwiespältig und der unkontrollierte Konsum Gewalt darstellender Filme und Videospiele eher negativ. Ob diese Bewertungen zutreffen, ist aus wissenschaftlicher Sicht nur schwer zu entscheiden. Daraus ergibt sich, dass auf dem Gebiet der Aggressionskanalisation noch sehr viel an Forschung notwendig ist, um geeignete von ungeeigneten Instrumentarien und Szenarien trennen zu können.

Kinder sollten so aufwachsen, dass sie in ihrer unmittelbaren Umgebung – angefangen von den Eltern und Geschwistern sowie weitergehend über die Erziehung und Betreuung in Kindergarten und Grundschule – die Werte erlernen können, die ihnen die Unterscheidung von Gut und Böse, Recht und Unrecht ermöglichen, und die sie Gefühle von Mitleid, Verantwortung und Nächstenliebe entwickeln lassen. Wie das gehen kann, haben wir oben geschildert. Das Ziel zu erreichen erfordert indes gemeinsame Anstrengungen vom Elternhaus bis in die Politik hinein. Darüber hinaus ist aber auch ein gesellschaftlicher Konsens unentbehrlich, welche Korrekturmaßnahmen und Interventionen notwendig sind, wenn die primären Erziehungs- und Bildungsmaßnahmen nicht funktionieren oder einfach ersatzlos ausfallen. Die Erkenntnisse aus den Neurowissenschaften bilden hierzu ein nicht zu unterschätzendes Fundament.

Eines ist sicher: Das menschliche Gehirn bietet von Natur aus sämtliche Voraussetzungen dafür, das Rechtswidrige und das Rechtskonforme der eigenen Handlungen zu erkennen. Das allein sollte als Argument genügen, dass einzelne Menschen nie für ihr

Fehlverhalten stigmatisiert werden. Verbrecherkarrieren sind kein unabwendbares, auf alle Zukunft zementiertes und unkorrigierbares Schicksal. Ohne jeden Zweifel weist diese wissenschaftlich fundierte Erkenntnis der Gesellschaft eine große Verantwortung zu.

Kapitel 7

Aus dem Kernspin vor den Kadi

Drehen wir den Spieß einmal um. Nehmen wir an, Erziehung hätte in einem Fall nicht das Ziel, einen guten Menschen heranzubilden, sondern einen schlechten. Grausam, aber insofern nicht ohne Vorbild, als der Film *The Boys From Brazil* dieses Gedankenexperiment schon einmal durchgespielt hat. Darin wird eine Gruppe Alt-Nazis gezeigt, die die Wiedergeburt ihres Führers anstrebt. Den Männern gelingt es, aus den DNA-Spuren Adolf Hitlers einen Embryo zu produzieren und ein Kind in die Welt zu setzen, das mit seinem genetischen Vorbild bis in die kleinste Zelle hinein identisch ist. Dieser Klon wächst in genau jener Umgebung auf, in der Hitler selbst seine Kindheit verbrachte. Zum Beispiel wird der Ziehvater des Wesens umgebracht, weil auch Hitler seinen Vater als Kind verlor. Kurzum: Die fanatischen Protagonisten des Films tun alles, um den größten Verbrecher der Weltgeschichte wieder zum Leben zu erwecken – seinen Körper ebenso wie seine Gesinnung.

Gehen wir nun davon aus, der Klon – Adolf Puppe – plant, im Verlauf eines schlecht laufenden Drogendeals einen seiner Gegner zu töten. Anschließend setzt er seine Absichten in die Tat um. Ist Herr Puppe für seine Handlung verantwortlich? Oder sind es die Alt-Nazis, die ihn ja zu diesem Wesen machen wollten? Er wurde schließlich exakt so kreiert, wie er sich später auch entpuppte, nämlich als verbrecherisch und böse. Adolf Puppe hatte, wenn man so sagen will, kaum eine andere Wahl.

Die meisten Menschen sähen dies wohl ebenso und plädierten als Geschworene in einer imaginären Verhandlung auf nicht schuldfähig. Folgt man jedoch der gegenwärtigen Praxis der Rechtsprechung, so wäre der Hitler-Klon wegen Mordes schuldig. Er würde verurteilt, müsste eine Haftstrafe verbüßen, in verschiedenen Ländern dieser Welt würde er sogar hingerichtet werden.

Stellen wir für einen Augenblick zurück, was richtig und was falsch ist. Verlassen wir die Ebene der Vorstellung und sehen uns noch einmal für einen Augenblick an, was real ist, also in der Wirklichkeit des Verbrechens passiert. In Todeszellen von texanischen Gefängnissen sitzen zum Beispiel 18 minderjährige Jugendliche. Sie warten auf ihre Hinrichtung, weil sie einen Menschen umgebracht haben. Alle weisen Gemeinsamkeiten mit dem Klon aus obigem Beispiel auf.

Die Jugendlichen wuchsen in Familien auf – wenn man dieses Wort dafür überhaupt benutzen will –, die zerrüttet waren, in denen sie regelmäßig Gewalt oder gar sexuellen Missbrauch erfuhren. In den Sippen waren über Generationen hinweg psychische Erkrankungen eher die Norm als die Ausnahme, Alkohol- und Drogenmissbrauch gehörten zum Alltag. Die Mutter eines Mörders hatte ihn bei einer Vergewaltigung empfangen, ein anderer war zu früh zur Welt gekommen. Ein Dritter hatte eine Abtreibung überlebt. Fast alle erlitten als Kinder, teils sogar mehrfach, bei Unfällen oder Schlägen ärgste Schädelverletzungen, sodass die Funktion ihres Stirnhirns schadhaft ist. Viele sind selbst psychisch erkrankt, drogensüchtig, rauchen Marihuana, schnüffeln Klebstoff, nehmen LSD, Kokain oder Crack. Einer der Todeskandidaten – sein Vater war ermordet worden, seine Mutter selbst erst 13 Jahre alt, als er zur Welt kam – hat einen Intelligenzquotienten von 61 Punkten, was im Bereich des Schwachsinns liegt. Psychische Tests bestätigen die Ergebnisse aus dem Hirnscanner: Die meisten dieser jungen Mörder haben ihr Impulsverhalten nicht unter Kontrolle – diese Befähigung setzt ein intaktes Stirnhirn voraus.

Was ist der Unterschied zwischen Herrn Puppe, dem imaginären Klon von Adolf Hitler, und den 18 zum Tode verurteilten Jugendlichen? Diese 18 jungen Delinquenten stehen stellvertretend für all jene, die eines Schwerverbrechens angeklagt sind. Einen Unterschied gibt es ganz sicherlich: Kein böser Wille ließ die jungen Menschen zu Mördern werden. Es geschah, weil diese Kinder in der falschen Umgebung aufwuchsen. Ist es richtig, sie zu töten? Sie sind Killer, zweifellos, aber sind sie schuldig, sind sie überhaupt schuldfähig?

Die Neuropsychiaterin Dorothy Lewis von der Yale University in New Haven war es, die diese Jungendlichen in ihren Todeszellen besuchte. Durch Lewis' Studie aus dem Jahr 2004 erfuhren die verurteilten Mörder wohl mehr Aufmerksamkeit als jemals zuvor in ihrem Leben. Noch nie hatte sich jemand für sie interessiert, für ihre Familien, für ihre Erkrankungen, ihr Denken. Nicht einmal das Gericht wollte während der Verhandlung davon erfahren, es zählte nur die schiere Straftat. Dabei wäre doch die Erfassung der Daten für die Bewertung ihrer Schuld und möglicher mildernder Umstände entscheidend gewesen.

Lewis kritisiert das massiv: »Man muss sich fragen, wieso diese schwerwiegenden Störungen und Verletzlichkeiten zuvor übersehen oder ignoriert wurden«, so die engagierte Forscherin. Und weiter:

»Die Neurowissenschaften, die Neuropsychiatrie und die Neuropsychologie haben uns gelehrt, dass die behinderten Jugendlichen möglicherweise eine theoretische Vorstellung von richtig und falsch haben. Ihnen fehlt indes die Kapazität, über ihre aggressiven Gefühle nachzudenken und diese zu kontrollieren.«

Wir haben in den vorherigen Kapiteln erläutert, dass Fehlfunktionen des Gehirns, die Veranlagung zu psychischen Erkrankungen sowie eine nachteilige Umwelt verbrecherisches Verhalten begünstigen. Sind mehrere Faktoren vorhanden, verstärken sie sich gegenseitig, was die Gefahr abzugleiten noch einmal erhöht. Bei Jugendlichen kommt erschwerend hinzu, dass das Modul für das soziale Miteinander, also das Stirnhirn, noch nicht ausgereift ist. Dies passiert erst mit dem Ende der Pubertät und teils auch noch Jahre danach. Man kann also mit Fug und Recht davon ausgehen, dass die Verurteilten Opfer waren, bevor sie zu Tätern wurden. Womöglich deswegen gab Lewis dem Buch, das sie über ihre Arbeiten mit Schwerverbrechern verfasste, den aufrüttelnden Titel *Schuldig wegen Unzurechnungsfähigkeit* (*Guilty by Reason of Insanity*).

Sie schildert darin, wie es ist, in einem kleinen Zimmer einem mehrfachen Frauenmörder gegenüberzusitzen und ihn zu seiner Vergangenheit zu interviewen, und wie es sich anfühlt, wenn der Wachmann draußen vor der Glastür in die Mittagspause gegangen ist. Lewis erzählt von dem Zwiespalt, der sich auftut, wenn ein Verurteilter von den Schlägen seines Vaters berichtet, die Narben an Fußsohlen und Gesäß zeigt, von denen das Gericht aber offenbar nichts wusste: Stimmt die Geschichte? Wer auf den Henker wartet, muss ja nicht unbedingt die Wahrheit sagen. Oder sollte sie die Misshandlungen umgehend zur Sprache bringen – sie könnten schließlich ein Milderungsgrund sein? Diese Arbeit sei für den nicht gefährlich, so Lewis, der seinem Instinkt folge, die Befragung so rechtzeitig zu beenden, dass die Situation nicht eskalieren könne. Ihre Einsichten münden in ein flammendes Plädoyer – anders kann man es nicht formulieren – für eine grundlegende Reform der Gesetze:

»Unsere Daten stellen die Frage nach der Ethik: In welchem Ausmaß muss unser Rechtssystem seine Kriterien für Schuldfähigkeit und mildernde Umstände modifizieren und Regeln annehmen, die mit den Befunden der Neurowissenschaft des 21. Jahrhunderts in Einklang stehen?«

Sicher, die 18 minderjährigen Todeskandidaten sind schwerwiegende Fälle. Es sind zudem Jugendliche, die weder im deutschen Kulturkreis aufwuchsen noch dem deutschen Recht unterliegen. Wir führen das Beispiel dennoch an und illustrieren so unser Anliegen und das der meisten Hirnforscher. Denn weltweit gibt es kein Konzept, wie mit Kriminellen umgegangen werden soll, die klare Beeinträchtigungen der sozialen und emotionalen Funktionen ihres Gehirns aufweisen – sei es auf der organischen oder sei es auf der psychischen Seite.

Wir sind der Überzeugung, dass der Gesellschaft aus dem Wissen um die Funktionsweise des menschlichen Gehirns, aus den Erkenntnissen, die wir in den vorangegangen Kapiteln dargelegt haben, eine neue Verantwortung erwächst. Natürlich kann man naturwissenschaftliche Erkenntnisse ignorieren und Recht und Hirnforschung als nicht interaktionsfähige Disziplinen ansehen. Rechtsprechung existiert auf der Basis des Volksglaubens und damit allenfalls der Alltagspsychologie. Man kann aber auch – und das tun wir – die Ansicht vertreten, dass man wissenschaftliche Erkenntnisse, die das Menschenbild und das Handeln von Individuen betreffen, nicht auf Dauer ignorieren darf. Die Erkenntnis lautet: Die allermeisten Verbrecher sind in ihrer Psyche und damit in ihrem Sozialverhalten gestört – sie sind Psychopathen, Soziopathen oder leiden an einer antisozialen Persönlichkeitsstörung.

Vom anders Können und anders Wollen

Wir haben hier dargelegt, dass es Bestimmungsgründe gibt, die eine Verbrecherlaufbahn begünstigen und haben auch erläutert, dass die Anzahl der eine Verbrecherlaufbahn begünstigenden Variablen die Wahrscheinlichkeit erhöht, dass der schlimmste Fall tatsächlich eintritt. Wer männlich ist, bestimmte Gen-Varianten und Gen-Kombinationen in seinem Erbgut trägt, wer kein adäquates Elternhaus mit entsprechender Erziehung und Führung hatte, wer psychiatrisch erkrankt ist oder eine Hirnschädigung aufweist (wobei eine psychiatrische Erkrankung immer eine Veränderung des Hirnstoffwechsels mit sich bringt), der trägt ein hohes Risiko in sich, soziopathisch kriminell zu werden. Wer einmal straffällig war, wird mit hoher Wahrscheinlichkeit rückfällig, sodass sich ein Teufelskreis auftut. Die Wahrscheinlichkeit, dass jemand trotz widrigster Lebensumstände auf dem Pfad der Tugend bleibt, ist nicht gleich null – es gibt immer die Möglichkeit korrigierender Einflüsse –, sie liegt aber sehr nahe bei null. Auf der anderen Seite bildet die soziale Formbarkeit eines Menschen auch seine Chance. Wer ein behütetes Elternhaus hat, eine Ausbildung genießt, der verfügt über alle Möglichkeiten, unbescholten zu bleiben.

Diese Art der Argumentationskette wird in vielen gesellschaftlichen und medizinischen Bereichen akzeptiert: Wer keine Schulbildung hat, wird es nur in den seltensten Fällen zum Universitätsprofessor bringen. Wer einen Schaden im visuellen Kortex hat, sieht nicht mehr richtig. Wer sich regelmäßig mit Alkohol vollständig betäubt, wird eine Reihe körperlicher und geistiger Probleme davontragen. Wer zu wenig des Botenstoffes Dopamin im Gehirn produziert, wird – abhängig von der Hirnregion des Mangels – zu einem Parkinsonpatienten oder erkrankt an Schizophrenie.

Was jedoch die Bereiche von Persönlichkeit und Charakter angeht, so vollziehen die meisten Menschen eine Trennung zwischen dem Geist, früher auch die Seele genannt, und dem Gehirn. Damit verbinden sie, dass der Geist eines Menschen über seinem Körper und seinem Gehirn stehe und beides kontrollieren könne. Die Alternativansicht, dass das Gehirn Teil des Körpers und der Geist Produkt des Gehirns ist, will nur eine Minderheit nachvollziehen.

Ende 2006 legten Marc Miresco und Laurence Kirmayer von der Psychiatrischen Universitätsklinik der Montrealer McGill University dazu einen aufschlussreichen Artikel vor. Sie ließen 270 Kollegen an der Universität einen Fragebogen ausfüllen, der erheben sollte, was die Befragten an Symptomen bei ihren Patienten jeweils als geistig und was als dem Gehirn zugehörig ansahen. Aus den Antworten schlussfolgerten die Autoren: Je mehr eine Störung als psychischer Prozess interpretiert wird, desto stärker wird der Patient als dafür verantwortlich und schuldig angesehen;

ebenso umgekehrt: Je mehr Verhaltensänderungen neurobiologische Ursachen zugrunde gelegt werden, um so weniger gilt der Betroffene als dafür verantwortlich.

Das erlebe ich (Hans Markowitsch) bei nahezu allen Patienten, die ihre eigene Biografie vergessen haben. Dankbar ergreifen sie die Möglichkeit, ihr Gehirn mit statischer und funktioneller Bildgebung untersuchen zu lassen, um so eine Schädigung oder zumindest eine Stoffwechseländerung festzustellen. Die meisten Menschen wollen jedoch nicht akzeptieren, dass Umweltreize und Umwelterfahrungen sich direkt auf das Gehirn auswirken und dessen Verdrahtung verändern – also ebenfalls neurobiologische Auswirkungen haben. Dabei ist es gerade diese Dynamik, die uns von Robotern und Computern unterscheidet. Die doppelte Beeinflussbarkeit – des Gehirns durch Verhalten beziehungsweise Umwelt sowie des Verhaltens beziehungsweise der Umwelt durch das Gehirn – ist für uns Menschen Kern der Existenz. Wir sind abhängig von unserer sozialen Umgebung und von unseren kulturellen Errungenschaften.

Wenn Juristen also den Satz akzeptieren, dass ein verändertes Gehirn verändertes Verhalten zur Folge hat, dann müssen sie sich notgedrungen für das Gehirn zu interessieren beginnen. Sie müssen aber auch aus den Erkenntnissen Konsequenzen ziehen, dass Straftäter in der überwiegenden Mehrzahl nachweisbare Hirnstörungen aufweisen, die zu einer Soziopathie führen. Nicht nur die Straftat, wie der Mensch sich also verhält oder verhielt, nämlich im Sinne des Gesetzes oder nicht, sondern warum er dies tat, muss zukünftig im Zentrum des juristischen Interesses stehen. Die Forderung stellte übrigens auch Cesare Lombroso, der Erfinder der Kriminologie vor mehr als 100 Jahren.

Manche Fachvertreter wie die Juraprofessorin Erin Ann O'Hara von der University Law School der Vanderbilt University in South Nashville haben diese Notwendigkeit begriffen. Unter der Überschrift »How neuroscience might advance the law« (Wie die Neurowissenschaft das Recht voranbringen könnten) erklärt sie, warum Juristen sich nicht nur um das Verhalten von Menschen kümmern dürfen, sondern auch ihre Hirnfunktionen einbeziehen müssen. Ein tieferes Verständnis des Gehirns kann nämlich dazu beitragen, die Gültigkeit von sich widerstreitenden und sich ergänzenden Theorien über menschliches Verhalten zu erkennen. Pragmatischer betrachtet, meint sie, sind die Neurotechnologien dazu geeignet, mehr Gerechtigkeit innerhalb des Justizsystems zu erzielen.

Ganz ähnlich argumentieren die Hirnforscher Joshua Greene und Jonathan Cohen, beide zum Zeitpunkt des Erscheinens ihrer sehr lesenswerten Abhandlung an der Princeton University tätig. Die beiden sind der Ansicht, dass die Neurowissenschaften die Rechtsprechung transformieren werden, auch wenn manche Juristen meinten, sie könnten innerhalb ihres Denkgebäudes ungestört weiterarbeiten. Insbesondere die Mehrheitsmeinung darüber, was ein freier Wille und was Verantwortlichkeit sein könne, wird sich demnach bedeutend verändern. Als Konsequenz werde es eine Abkehr vom System von Bestrafung und Vergeltung geben und eine Hinwendung zu einem fortschrittlicheren, auf der Individualgeschichte fußenden Rechtssystem.

In ihrem Artikel mit dem Titel »For the law, neuroscience changes nothing and everything« (Für die Rechtsprechung ändert die Neurowissenschaft nichts und alles) werfen sie der jetzigen Jurisdiktion vor, sie gehe im Grundsatz davon aus, dass der Täter eine rationale Wahl treffen könne. Diese generelle Fähigkeit bestreiten Greene und Cohen und belegen ihre Ansicht mit guten Beispielen. Daraus leiten sie ab, dass die Legitimität des Rechtssystems selbst davon abhängt, dass es die Moralvorstellungen der Gesellschaft reflektiert. Diese aber würden sich angesichts der Erkenntnisse der Hirnforschung zukünftig ändern. Die lange Ehe zwischen kompatibilistischen Rechtsprinzipien – das sind solche, die einerseits Entscheidungen und Handlungen als unfrei ansehen, andererseits aber den Menschen als für sein Tun verantwortlich betrachten – und freiheitsbezogenen Moralinstitutionen werde in die Brüche gehen.

Die traditionellen juristischen Fragestellungen – »War *er* es, oder seine *Sozialisation*«, »War *er* es, oder seine *Gene*?«, »War *er* es, oder die *Begleitumstände*?«, »War *er* es oder sein *Gehirn*?« – sind sinnlos, weil es eben kein »er« ohne die anderen Dinge gibt.

Der Dualismus ist passé. Die Wissenschaft ist so weit, für den ganzen Menschen Aussagen treffen zu können, und speziell die Neurowissenschaften zeigen mit sich beschleunigendem Tempo auf, was die mechanischen Bestimmgründe für das »wann«, »wo« und »wie« von Verhalten sind und wie es in den Nervenzellen auf- und abgebaut wird: Wann Nervenzellen feuern, wo im Gehirn dies passiert und wie die Abläufe und Synchronisationen auf Hirnebene vonstatten gehen, wird nachvollziehbar und damit auch vorhersagbar. Das heißt, die Neurowissenschaften machen aus dem Menschen ein erklärbares und in seinem Verhalten bestimmbares Individuum. Selbst die Grundlage unseres Rechtssystems, unser subjektives Gefühl, einen freien Willen zu haben, lässt sich durch unsere Biologie erklären – durch, wie Greene und Cohen es nennen, unsere kognitive Architektur: Wir möchten schlichtweg, dass jemand etwas verursacht hat, jemand schuldig ist für seine Handlungen. Das war wohl der Grund dafür, dass im Mittelalter sogar Tieren der Prozess gemacht wurde, wenn sie einen Menschen geschädigt hatten.

Die Argumentationsweise von Greene und Cohen ist unverschlungen, geradlinig und logisch. Sie steht im deutlichen Gegensatz zu der anderer Hirnforscher, die sich in Begründungen versteigen, die bizarr anmuten. Ein Beispiel: Michael Gazzaniga vom Dartmouth College in Hanover und Megan Steven vom Physiologischen Labor der Universität Oxford etwa greifen etwa zu Formulierungen wie der, Hirne seien zwar automatisch, Personen aber frei. »We conclude that brains are automatic but people are free«, schreiben sie und vertreten die Ansicht, dass erst zukünftige Forschungen zeigen werden, wie viele Schädigungen im Stirnhirn bei Kriminellen notwendig sind, um von einer Verantwortlichkeit des Täters nicht mehr sprechen zu können. Wir denken, wir haben solche schrägen, um nicht zu sagen dummen Aussagen mit sehr vielen Daten widerlegen können.

Ein bisschen schwanger geht nicht

Es ist frappierend, sich vor Augen zu führen, auf welchen tönernen Füßen die Auffassung von der Schuldfähigkeit im deutschen Strafrecht steht. Nach Paragraf 19 des Strafgesetzbuches (StGB) ist schuldunfähig, wer zur Tatzeit das 14. Lebensjahr nicht vollendet hat. Nach Paragraf 20 StGB handelt ohne Schuld, wer bei Begehung der Tat wegen einer krankhaften seelischen Störung, wegen einer tiefgreifenden Bewusstseinsstörung, wegen Schwachsinns oder einer schweren anderen seelischen Abartigkeit unfähig ist, das Unrecht der Tat einzusehen oder nach dieser Einsicht zu handeln. Und nach Paragraf 21 StGB kann Strafmilderung bei erheblich verminderter Einsichts- oder Steuerungsfähigkeit gewährt werden.

Leider lässt dies einiges an Spielraum, der bisher zulasten des Angeklagten ausgelegt wird. Weil die Richter einem Straftäter nicht ins Hirn schauen konnten – zumindest war das bis jetzt nicht der Fall –, fiel es ihnen schwer, zu entscheiden, und das ist der springende Punkt, ob jemand sich nicht anders entscheiden *wollte*, oder ob er sich nicht anders entscheiden *konnte*. Grundlage für die Schuldfähigkeit ist also die Frage nach dem Willen des Täters. Dieser ist im Einzelfall schwer ermittelbar, deshalb regiert in der Praxis eher ein pragmatisch-sozialer Schuldbegriff, wie die Juristen das nennen. Das heißt, einem Täter wird nicht zur Last gelegt, dass er auch anders hätte handeln können, so er es denn gewollt hätte. Ihm wird stattdessen vorgeworfen, dass ein anderer an seiner Stelle anders gehandelt hätte. Da dies einer Binsenweisheit gleicht und das eigentliche Problem recht unbefriedigend löst, gestehen führende Rechtswissenschaftler wie Reinhard Merkel durchaus eine »Erklärungslücke« zu. Das Schuldprinzip ist nicht wirklich begründbar, aber dennoch sei es in der Rechtsprechung unverzichtbar, erklärt der Strafrechtler und Rechtsphilosoph an der Universität Hamburg.

Hinzu kommt, dass die meisten Hirnforscher gänzlich bestreiten, der Mensch könne sich frei entscheiden. Sie glauben vielmehr, dass seine Handlungen determiniert sind, also unfrei. Merkel erklärt: »Möglicherweise gehört dies einfach zur *Conditio humana*: Wir können das Schuldprinzip nicht restlos legitimieren. Aber wir haben auch keine vernünftige Alternative«.

Die Bevölkerung sei es, fährt Merkel fort, die mit einer Aufweichung der Schuldfrage nicht einverstanden wäre:

»Es genügt nicht, nach einer Straftat den Leuten zu sagen: ›Wir sorgen schon dafür, dass dieser Mensch das nie wieder macht – entweder ist er hinreichend abgeschreckt, oder wir halten ihn in Sicherheitsverwahrung.‹ Die Reaktion der Leute wäre: ›Dass er das nie wieder tut, ist ja schön und gut, aber er hat die Tat nun einmal begangen, da ist noch etwas offen in der Rechnung.‹«

Es müsse also etwas hinzukommen, so der Rechtsphilosoph, damit die vom Täter gebrochene Norm in ihrer Geltung wieder hergestellt werden könne. Die Justiz gleiche in dieser Hinsicht einer Reparaturanstalt für verletzte Normen. »Wer eine Norm bricht, muss für ihre ›Reparatur‹ bezahlen.« Den Menschenfresser also doch henken – auch wenn es sich um ein vierbeiniges Schwein handelt? Die Justiz, die eigentlich Gerechtigkeit und Fairness garantieren will, also doch Vollstrecker des Volkszorns oder, netter formuliert, Erfüllungsgehilfe der Volkspsychologie?

Wenn in unserem Rechtssystemen jemand schuldig gesprochen wird, dann in erster Linie zur Abschreckung des Täters und weiterer potenzieller Täter und in zweiter Linie zum Schutz der Gesellschaft. Die Bevölkerung besitzt dieses Recht auf Sicherheit – das steht zweifelsfrei fest und diese Tatsache sollte beim Umgang mit Verbrechern oberste Priorität haben. Keiner darf Opfer einer kriminellen Tat werden, die nach menschlichem Ermessen hätte verhindert werden können. Deswegen wird es zur Sicherungsverwahrung bei schweren Straftaten keine Alternative geben, analog wie sie heute im Fall von Sexualstraftätern bereits angewandt wird. Sicherheit sollte die Begründung dafür sein, wenn jemand ein Leben lang eingesperrt wird – nicht Bestrafung oder Rache.

Kein Wunder, dass mancher Rechtsphilosoph die windelweiche Begründung der Schuldfrage genüsslich zerlegt. Sehr umfassend setzte sich zum Beispiel der Jurist und Buchautor Gunnar Spilgies mit den Fragen von Willensfreiheit und Strafrecht auseinander. Im Jahre 2004 veröffentlichte er ein Werk mit dem Titel *Die Bedeutung des Determinismus-Indeterminismus-Streits für das Strafrecht*. Im Jahr 2005 schrieb er unter dem Titel »Die Kritik der Hirnforschung an der Willensfreiheit als Chance für eine Neudiskussion im Strafrecht« in einer Online-Fachzeitschrift. Spilgies verdeutlicht in klarer und scharfer Analyse, welche Konsequenzen ein auf Willensfreiheit gegründetes Schuldstrafrecht hätte, verhielte sich der Gesetzgeber konsequent danach.

Denn wenn der Mensch frei wäre, wären präventive Maßnahmen, auch im Gefängnis, völlig überflüssig. Dazu wäre jede Forschung zu den Ursachen von Kriminalität widersinnig, denn der Mensch könnte sich ja in jeder Situation neu frei entschieden. Auch eine Entschuldigung wegen eines Motivationsdrucks zu unrechtmäßigem Verhalten wäre nicht mehr möglich, sonst wäre der Täter ja durch Motive determiniert. Weiter dürfte die Strafbarkeit einer Tat aufgrund einer Nötigung nicht ausgeschlossen sein, denn der Mensch ist frei. Schließlich dürfte die Willensfreiheit keine Grundlage dafür sein, die Höhe der Strafe zu bemessen – obwohl das in der Praxis passiert und in einer Reihe von Paragrafen als Norm beschrieben ist, zum Beispiel in Paragraf 21 oder in Paragraf 46 I 1 StGB. Die Abschnitte nutzen Juristen, um zu bestimmen, in welchem Ausmaß der Täter ihrer Meinung nach anders hätte handeln können.

Gerade bei der Frage nach dem Grad der Willensfreiheit hakt Spilgies ein, und dies ist tatsächlich sehr zentral. Denn die meisten

Strafrechtler und viele, die sich mit der Willensfreiheit im Strafrecht befassen, stellen fest, dass es gewisse Bestimmungsgründe gibt, die einen Täter so handeln ließen, wie er es tat, dass es aber gleichzeitig einen Spielraum der Freiheit gab, der ihn auch anders hätte handeln lassen können. In der Fachsprache ist hier von einem relativen Indeterminismus die Rede, also einer relativen Freiheit oder Unfreiheit – je nachdem. Der Mensch wäre demnach grundsätzlich frei, manchmal weniger, manchmal mehr. Betrüblich nur, dem Leser wird es aufgefallen sein: Ein solcher Standpunkt trägt einen Widerspruch in sich. Entweder sind Entscheidungen frei und man kann etwas anderes beschließen oder eben nicht. *Tertium non datur*, wie die Philosophen sagen, ein Drittes ist ausgeschlossenen, ein bisschen schwanger geht nicht. Aus dieser Argumentation folgt: Der Mensch ist nicht frei, er ist determiniert.

Spilgies wiederholt damit, was Sigmund Freud schon im Jahr 1919 als die »Illusion des freien Willens« bezeichnete. Gleichwohl scheint, wie die meisten Gegner der Auffassung vom freien Willen zugestehen, die Illusion eine im Alltag nützliche zu sein. Wir fühlen uns als frei handelnde Akteure und haben damit wahrscheinlich einen evolutionär erworbenen Überlebensvorteil. Wir haben jedoch Mittel und Wege gefunden, das Gefühl zu hinterfragen, und dieses Wissen um die Bedingtheit unserer Freiheit sollte das Strafrecht beeinflussen. Niemand möchte von frei herumlaufenden Mehrfachmördern umgeben sein, deswegen ist es eine gesellschaftliche Notwendigkeit, Menschen, die sich nicht angepasst an die von einer Mehrheit aufgestellten Regeln verhalten, so zu behandeln, dass die Mehrheit nach ihren Grundsätzen leben kann. Die Frage ist aber, ob dies nach traditionellen, auf einem weitgehenden Indeterminismus beruhenden Maßstab zu geschehen hat oder ob eine Reform des Strafrechts notwendig wird.

Die Debatte um die Willensfreiheit einmal außer Acht gelassen – sie ist ja Gegenstand einer laufenden Meinungsbildung –, liefert unser neues Wissen um die soziopathischen Gehirne von

Straftätern das wohl wichtigste Argument. Das so unscharf begründete Konzept der Schuld mag in Zeiten der Unwissenheit noch erlaubt gewesen sein, weil der daraus entstehende Nutzen eindeutig überwog und wir es gleichzeitig nicht besser wussten. Wenn – wie wir dies sehr klar dargelegt haben – nachvollziehbare Gründe erkennbar werden, weswegen ein Straftäter sich nicht anders entscheiden konnte, so darf sich die Schuldfrage nicht stellen. Aus dieser Aufweichung im Einzellfall ergäbe sich eine veränderte allgemeine Norm, was nur eines bedeuten kann: Unser Rechtssystem bedarf einer neurowissenschaftlichen Reform.

Ähnlich argumentierte übrigens schon vor gut drei Jahrzehnten der Philosoph und Rechtswissenschaftler Arno Plack in seinem Werk *Plädoyer für die Abschaffung des Strafrechts*. Einer seiner Kernsätze ist der folgende: »Wenn Strafen Abhilfe brächten und sie Gewalttätigkeit eindämmten, sie müssten nach über achthundert Jahren Kriminalgeschichte längst das Verbrechen aus der Welt geschafft haben.« Individuelle Schuld und Verantwortung werde von Juristen gesucht, jedoch könne sie nicht gefunden werden, weswegen grundsätzlich der Gedanke der Vergeltung im Vordergrund stünde. Ähnlich wie Freud spricht er von individueller Schuld und Verantwortung als einer Illusion. Heilung statt Strafe ist deswegen seine Empfehlung zur Überwindung des Strafrechts. Er schließt sein Plädoyer mit den Worten »Das Strafrecht ist ein unzulängliches Heilmittel, weil es nur einen geringen Teil der destruktiven Kräfte erfasst, die in unserer Gesellschaft wirksam sind. Das ist die tiefere Ungerechtigkeit des Strafrechts.«

Straftäter schon als Kinder erkennen

So, wie das Wissen in den weltlich-technisierten Gesellschaften der Industrieländer ansteigt, ist zu erwarten, dass auch die Aufklärung über die Determiniertheit des menschlichen Seins Eingang in breite Schichten der Gesellschaft finden wird. Damit werden sich die Fragen nach einem zeitgemäßen Strafrecht ohnehin stellen. Da sich – von wenigen perversen Ausnahmen vielleicht abgesehen – niemand Mördern, Sexualverbrechern oder anderen Straftätern aussetzen will, müssen Überlegungen in den Vordergrund rücken, wie Straftäter isoliert und von einer Wiederholung ihrer Taten abgehalten werden können. Außerdem gilt es, vermehrt über präventive Möglichkeiten und Maßnahmen nachzudenken, die sich durch das neue Wissen der Neurowissenschaften ergeben.

Die Psychiater Harald Dressing und Dieter Braus vom Zentralinstitut für Seelische Gesundheit in Mannheim konnten etwa Hinweise finden, dass sich die Gehirnaktivität eines Pädophilen ganz deutlich von der einer Person mit normalen sexuellen Neigungen unterscheidet. Die Forscher hatten – leider nur einer einzigen – Versuchsperson Bilder eines Buben in Unterhosen aus dem Versandhauskatalog vorgelegt. Darf ein Angeklagter in Zukunft also mit einem Hirnscanner seine Unschuld beweisen, indem er auf sein normal reagierendes Gehirn verweist? Dürfen Behörden auf dieselbe Weise potenzielle Straftäter ausselektieren, womöglich schon vor der ersten Tat? Wer wird zum Mörder, wer bleibt ein »guter Junge«? Welche Rolle spielen die Gene? Das Y-Chromosom weist hier die Personen mit dem höchsten Risiko aus. Welche Verantwortung hat die Umwelt? Gibt es eine Wahrscheinlichkeit oder gar eine Determiniertheit zum Straftäter? Wenn ja, wie muss sich die Jurisprudenz darauf einstellen? Die Fragen, die sich hier auftun, sind nicht banal, denn es gilt jeweils das Schutzbedürfnis der Allgemeinheit gegenüber dem des Individuums abzuwägen.

Es wäre sicher ganz verkehrt, aufgrund der Erkenntnisse, dass Schwerkriminelle häufig psychotisch sind, Hirnschäden haben und der Unterschicht entstammen, diese Personengruppen zu stigmatisieren. Wer psychisch erkrankt ist, bedarf des besonderen Schutzes und der besonderen Hilfe seiner Mitmenschen. Dennoch sollten wir so gut es geht verhindern, dass sich negative Faktoren gegenseitig verstärken, was natürlich am sichersten und zuverlässigsten im Rahmen früh einsetzender Präventionsmaßnahmen geschehen könnte.

Prävention ist leider ein Wort, das auch in der Medizin nicht den besten Klang hat. Man will damit der Möglichkeit des Eintretens einer Schädigung entgegenwirken, meist ist es aber für den Einzelfall nicht vorhersagbar, wer genau in 10 oder 30 Jahren betroffen sein wird. Jeder Raucher denkt: »Mein Opa hat ebenfalls geraucht und ist 85 Jahre alt geworden, ohne Lungenkrebs bekommen zu haben.« Hier flackert erneut die Irrationalität und Emotionalität unseres Denkens auf.

Es sollte dennoch möglich sein, nicht nur die Kosten zukünftiger Straftaten gegen diejenigen präventiver Maßnahmen abzuwägen, sondern überlegt zu handeln. Sinnvoll wäre es, genetische Analysen mit dem Wissen um das soziale Umfeld eines Kindes zu kombinieren und so dem Auftreten zusätzlicher negativer Faktoren, zum Beispiel psychiatrischen Erkrankungen oder riskantem Verhalten, entgegenzuwirken. Menschen mit Hirnschäden, Spielsüchtige, Depressive und Alkoholiker offenbaren allesamt eine erhöhte Neigung zu unüberlegten und für sie eher nachteiligen Entscheidungen. Da sich diese Risikoneigung mit relativ einfachen, spielerischen Tests und Fragebögen ermitteln lässt, sind recht eindeutig jene Kinder und Jugendliche identifizierbar, die eine Tendenz zu delinquentem Verhalten aufweisen.

Den Mut zu solchen Maßnahmen sollten wir aufbringen – so wie heute ja auch niemand etwas dagegen hat, wenn Kinder in der Schule auf ihre Zahngesundheit untersucht werden. Da darüber hinaus durchaus bekannt ist, aus welchen sozialen Gruppen Jugendliche stammen, die als Heranwachsende und junge Erwachsene hinter Gefängnismauern landen, sollten folglich gerade für diese sozial wenig Gefestigten präventive Programme aufgelegt werden. Dies stellt den besten und gründlichsten Schutz für die Bevölkerung dar. Gleichzeitig bedeutete ein solches Vorgehen eine Integration sozialer Randgruppen in die Gesellschaft. Ob dies die billigste Methode ist, lassen wir dahingestellt, gesellschaftspolitisch ist es allemal von Vorteil, der Kriminalisierung unserer Umwelt entgegenzusteuern.

Jeder weiß, welche positive Rolle Fußballclubs, Musik- oder Theatergruppen spielen, um ansonsten ins Destruktive ausartende Energien zu kanalisieren. Auch scheint eine frühe Erziehung in sozialen Gruppen, also in Kindergärten oder Vorschulen, wie sie in den skandinavischen Ländern an der Tagesordnung ist, wie sie aber auch Frankreich und Großbritannien zunehmend anstreben, einen positiven Effekt auf das Erlernen sozialen Verhaltens zu haben. Die PISA-Studien haben gezeigt, dass das finnische Modell, in dem pädagogisch hoch versiertes, teilweise sogar akademisch ausgebildetes Personal bereits in Kindergärten tätig ist, einen nachhaltig förderlichen Effekt auf die kognitiven und sozialen Fähigkeiten unserer Nachkommen ausübt. Nicht zufällig ist die Quote der Studierenden in Finnland mehr als doppelt so hoch wie in Deutschland.

Prävention muss nicht als Belehrung und Zwang daherkommen, sondern kann durchaus mit Anreizen für das Individuum verbunden werden. Jeder möchte seinen Kindern einen optimalen Lebensstart ermöglichen, und so, wie es heutzutage Sonderschulen und Fördermaßnahmen für Kinder mit Handicaps gibt, sollte in sozialen Brennpunkten eine intensivere Betreuung von Kindern und Jugendlichen erfolgen. Wir sind überzeugt, dass es volkswirtschaftlich ökonomischer ist, mental und sozial gesunde Erwachsene heranzubilden, als eine zunehmende Zahl gewaltbereiter Jugendliche ohne Berufs- und Lebensperspektive.

Da die Bevölkerung weltweit wächst und die Vermischung von Menschen unterschiedlichster soziografischer Herkunften steigt, wird es vermutlich zukünftig fast zwangsläufig zu derartigen Präventionsmaßnahmen kommen. War es Mitte des letzten Jahrhunderts noch Standard, dass Röntgenreihenuntersuchungen gegen Tuberkulose stattfanden und Kinder eine Vielzahl an Impfungen über sich ergehen lassen mussten, die heute obsolet geworden sind (zum Beispiel die Pockenschutzimpfung), so wird es in wenigen

Jahren vielleicht Reihenuntersuchungen geben, die sich auf die in den Neurowissenschaften ausgearbeiteten Verfahren stützen und die in gezielte Förderprogramme für Risikogruppen münden. Ob dann tatsächlich genetische Reihenuntersuchungen oder solche mittels funktioneller Hirnbildgebung zu den Standardverfahren gehören werden, oder ob man delinquenzgefährdeten Kindern Pillen verschreiben wird, wie sie gegenwärtig Kinder mit Aufmerksamkeitsdefizit-/Hyperaktivitätssyndrom erhalten, ist noch nicht absehbar.

Die andere Seite eines derartigen Szenarios ist natürlich die Einschränkung liberaler Ideale und die Frage, wie viel Zwang man sich durch ein erhöhtes Bedürfnis nach Sicherheit einhandelt. Ich (Hans Markowitsch) erinnere mich noch an den brasilianischen Ranchero, der auf einem kleinen innerbrasilianischen Flughafen die Metalldetektorschranke einfach außen umging, während sein Revolver sichtbar an seinem Gürtel hing – das Flughafenpersonal wagte offensichtlich nicht, ihn zurückzuholen oder ihm die Waffe abzunehmen. Derartige »Freiheiten« sind uns fremd, andere werden uns vielleicht zukünftig so fremd werden, wie dies gegenwärtig schon das Rauchen in öffentlichen Räumen ist oder wie es die zu Beginn meiner Autofahrzeit noch fehlende Geschwindigkeitsbeschränkung auf deutschen Landstraßen war. Verschweißte Flughafen- und Bahnhofschließfächer zur Hochzeit des RAF-Terrorismus gehören wieder der Vergangenheit an, aber weiß man, für wie lange? Auf alle Fälle muss eine verstärkte Ethikdiskussion sich mit diesen Zukunftsfragen unserer Gesellschaft auseinandersetzen.

Infrarotdetektoren, Röntgensysteme, die eingesetzt werden, um unter Kleidern verborgene Waffen zu entdecken und Lügendetektoren sind gegenwärtig vor allem in den USA in Planung, aber man kann sich denken, dass vieles, was dort jetzt en vogue ist, auch sehr bald für Europa gefordert wird. Schon heute ist es bei der Einreise in die USA obligatorisch, seine biometrischen Daten abnehmen zu lassen. Das ist insgesamt gesehen noch relativ harmlos im Vergleich zu Verfahren, die in naher Zukunft verwirklicht werden könnten. Wir haben uns seit der Beschreibung von Relativitätstheorie, Unschärferelation und Gödelschem Unvollständigkeitssatz daran gewöhnt, dass es nicht immer letzte Sicherheiten gibt. Entsprechend begnügt sich auch die Rechtsprechung häufig mit Wahrscheinlichkeiten und Plausibilitäten. Wahrscheinlichkeitsaussagen, gemacht auf der Basis von Screening- und Diagnostikverfahren, werden aber – wie Näherungsschritte in der Mathematik – zu einer zunehmend engmaschigen Eingrenzbarkeit von tatsächlichen oder potenziellen Delinquenten führen. Grenzen werden dann nicht durch die verfügbaren Methoden und Techniken gesetzt, sondern durch das, was Menschen tolerieren wollen oder anderen anzutun bereit sind.

Der Hirnblick um jeden Preis?

Die Möglichkeiten der funktionellen Bildgebung stehen hier im Grunde nur als *pars pro toto*: Die gegenwärtigen und in naher Zukunft verfügbaren Technologien, mit denen Zusammenhänge zwischen Physiologie, Denken und Verhalten erfasst werden können, sind und werden in ihren Möglichkeiten so umfassend, dass man tatsächlich in nicht allzu ferner Zukunft vom »gläsernen Menschen« wird reden können. Sicher sind gegenwärtig noch viele Fragen offen, wie die Juristin Susanne Beck von der Universität Tübingen in ihrer Arbeit mit dem Titel »Unterstützung der Strafermittlung durch die Neurowissenschaften?« treffend anmerkt: die gegenwärtige »Grobkörnigkeit« der bildgebenden Verfahren, die Komplexität von Lügen, die teilweise mit Wahrheit vermischt sein können, die Art der Lügen, neutrale gegenüber emotionalen Antworten, die Frage, ob die Person sich schuldig fühlt. Auch die Tatsache, dass sich Inhalte der Lüge mit anderen, wie etwa der Beklemmung und Angst mischen könnten, bildet eine Fehlerquelle.

Dennoch haben schon jetzt Buchverlage erkannt, wie die *Wiley*

Series in the Psychology of Crime, Policing and Law zeigt, dass die Verbindungen zwischen der Rechtswissenschaft und anderen Disziplinen wie der Psychologie und den Neurowissenschaften zentral für die Rechtsprechung der Zukunft sein wird. Zusammen mit Elke Kalbe habe ich (Hans Markowitsch) in einem dieser Fachbücher ein Kapitel zum Thema »Neuroimaging and Crime« verfasst, in dem wir die Bedeutung der Hirnbildgebung für die Juristik herausarbeiteten.

Damit die Gesellschaft weiß, was auf sie zukommt, und damit man zumindest grundsätzlich die einzelnen Techniken und Verfahren bewerten und in ihrer Tragweite für die eigene Person abschätzen kann, ist eine Aufklärung der Bevölkerung nicht nur sinnvoll, sondern dringend notwendig. Gerade der »Blick ins Gehirn« ist ein Verfahren, dem auch Laien viel Potenzial und Glaubwürdigkeit beimessen. Einfach deswegen, weil ein Betrachter nirgendwo näher am psychischen Geschehen ist, als dann, wenn er den Nervenzellen gleichsam bei der Arbeit zusehen kann.

Juristen orientieren sich am Bestehenden. Da zu den Menschenwürdegarantien auch das Recht zählt, über sich und sein zukünftiges Schicksal selbst entscheiden zu können, argumentieren sie beispielsweise, dass man Betroffenen nicht die Möglichkeit entziehen dürfe, ihr Einverständnis zur Verwendung eines Lügendetektors zu geben. Dies wird auch für zukünftige Lügendetektoren wie etwa Hirnscanner gelten müssen. Ein Einsatz würde wohl nicht gegen die Menschenwürdegarantie verstoßen, da die Prozedur nicht auf bewusst suggestive und auf Verunsicherung des Probanden abhebende Kontrollfragen baut und damit nicht als eine gezielte Täuschung zu bewerten ist. Auch liegt in der Verwendung derartiger Apparaturen und Methoden kein unzulässiger mittelbarer Zwang zur Aussage, da eine Ablehnung beziehungsweise fehlende Beantragung eines Tests durch den Beschuldigten vom Gericht ebenso wenig wie dessen Schweigen zu seinem Nachteil verwendet werden dürfte. Nach Auffassung des Bundesgerichtshofs erreicht der Lügendetektor außerdem nicht den Schweregrad verbotener Vernehmungsmethoden – dies wird man analog auch auf die funktionelle Bildgebung übertragen können. Bedenkenswert bleibt allenfalls, dass man sich als Jurist auf den Sachverständigen als den eigentlichen »Lügendetektor« verlassen muss und somit nicht direkt auf ein Gerät oder den Körper des Untersuchten verlassen kann. Hier Kompetenz abzugeben, ist allerdings nichts, was Juristen mit Freude tun werden.

Susanne Beck betont in der Zeitschrift *Jurion* einen weiteren Punkt. Bei den bildgebenden Verfahren besteht gegenüber den traditionell eingesetzten Polygrafen eine qualitativ andere Mittelbarkeit. Denn bei jenen schließt ein Gutachter nicht von einer physiologischen Reaktion auf ein Gefühl und in der Folge auf eine Lüge, sondern von einer physiologischen Hirnfunktion auf die Qualität des erfolgten Gedankens. Das heißt, das Gerät visualisiert die Hirnaktivität jeweils in den für Lüge oder Wahrheit maßgeblichen Arealen. Infolgedessen sei die Richtigkeit der dadurch erhaltenen Resultate plausibler mit Erfahrungswissen und höherer statistischer Wahrscheinlichkeit zu begründen, als dies beim Polygrafen möglich sei. Außerdem sei es dem Teilnehmenden möglich, sich nach umfassender Aufklärung über die Validität der zu erzielenden Ergebnisse freiwillig für einen solchen Test zu entscheiden, da es hier nicht zu Verfälschungen der Resultate aufgrund von Anspannung, Angst und anderer Übererregung kommen könne.

Trotzdem bieten auch diese Verfahren – zumindest gegenwärtig – keine letzten Sicherheiten. Forscher können, wie oben geschildert, über die Ergebnisse der Hirnbildgebung zwar Lüge von Wahrheit sowie Fehlerinnerungen (False Memories) von tatsächlichen unterscheiden. Beides ist aber nicht mit letzter Sicherheit möglich. Die Ausnahmen von der Regel und weitere Details werden erst durch zukünftige Experimente zu erklären sein.

Weiterhin ist festzustellen, dass die Kosten der funktionellen Kernspintomografie gegenwärtig noch recht hoch sind, und es noch keine hinreichenden Untersuchungen über Manipulationsmöglichkeiten gäbe, wie auch Susanne Beck kritisch anmerkt. Der Einsatz der funktionellen Kernspintomografie sei jedoch grundsätzlich zur Aufdeckung eindeutiger Lügen geeignet.

Juristen geben allerdings zu bedenken, dass eine Wahrheitsfindung nicht um jeden Preis zulässig sei. Es mache einen Unterschied, ob man eine Technik im Rahmen medizinischer Diagnostik im Interesse eines Patienten einsetze oder im Rahmen eines Strafprozesses, da durch die Methoden der modernen Bildgebung ein Eindringen des Staates in intime menschliche Bereiche ermöglicht würde. Möchte jemand sich freiwillig einem derartigen Verfahren aussetzen, so muss geprüft werden, inwiefern bei Drohung einer Freiheitsstrafe tatsächlich von Freiwilligkeit gesprochen werden kann und ob die Entscheidung für oder gegen einen Test dem Betroffenen zur Disposition steht. Gleichwohl ist – so schreibt Beck – juristisch ein Einsatz funktioneller bildgebender Verfahren nicht grundsätzlich fragwürdig. »Wenn der Bürger sein Persönlichkeitsrecht zeitweise aufgibt, um dauerhaft seine Freiheit gem. Art. 2 Abs. 2 GG (Grundgesetz) zu sichern, könnte der Staat sogar verpflichtet sein, diesem Aufopferungsgebot Folge zu leisten, wenn dies das letzte Mittel dieser Sicherung darstellt.«

Weitreichend sind auch Becks Ausführungen zum Recht auf Lüge:

> »Gegen die bildgebenden Verfahren kann auch nicht angeführt werden, dass die Lüge gegen den Willen des Angeklagten offengelegt wird. Der Richter versucht in der Regel gegen den Willen des Angeklagten festzustellen, ob er lügt, sei es an offensichtlichen Signalen wie die Körpersprache, an aufgedeckten Widersprüchen oder durch Zeugenaussagen.«

Es wird sicher noch weitere Diskussionen geben, inwieweit Richter, Anwälte und Betroffene die Bedeutung und Konsequenzen von Untersuchungen mittels funktioneller bildgebender Verfahren einzuschätzen und zu bewerten gelernt haben.

Die neue Welt der Neurojurisprudenz

Der Jurist Julius Hermann von Kirchmann, ein politisch frei denkender und vielseitig begabter Humanist, der zwar in Preußen als Richter und Staatsanwalt Karriere machte, aber schließlich ohne Pensionsansprüche aus dem Staatsdienst entfernt wurde, bemerkte schon 1848 in seinem Buch über *Die Wertlosigkeit der Jurisprudenz als Wissenschaft*, die Rechtswissenschaft käme bei der fortschreitenden Entwicklung immer zu spät und könne niemals die Gegenwart erreichen:

»Hat diese endlich nach langjährigen Bemühungen den wahren Begriff, das Gesetz einer ihrer Bildungen gefunden, so ist inzwischen der Gegenstand schon ein anderer geworden (...) Dies ist das erste Grundübel, an dem die [Rechts-]Wissenschaft leidet, aus ihm erzeugen sich mannigfache, die Wissenschaft hemmende Folgen.«

An dieses vernichtende Urteil wird unweigerlich erinnert, wer die gegenwärtige Beziehung zwischen Rechts- und Neurowissenschaft betrachtet. Je nach Ansicht und Perspektive lässt dies hoffen oder befürchten, dass auch die Rechtsprechung sich an Erkenntnisse und Gegebenheiten neurowissenschaftlichen Wissens wird anpassen müssen. Allerdings ist die Alternative, den Kopf in den Sand zu stecken, noch weit verbreitet. Die Argumente hierfür: Das Gehirn ist zu komplex und die neurowissenschaftlichen Methoden sind zu krude, um gesicherte Aussagen machen zu können. Das Nervensystem arbeitet chaotisch und damit unvorhersagbar.

Beide Punkte können wir zumindest insofern relativieren, als inzwischen sehr präzise Zuordnungen zwischen Hirnregionen, Nervennetzwerken und bestimmten Funktionen möglich sind. Es ist zu erwarten, dass sich diese Präzision in wenigen Jahren noch enorm steigern wird. Es ist kaum 15 Jahre her, da wendeten Wissenschaftler die funktionelle Kernspintomografie höchstens in der Chemie an, heute stehen entsprechende Systeme in jeder größeren Klinik. Und wo zu Beginn die magnetischen Feldstärken noch bei einem halben Tesla (T) lagen, dann 1,5 T die Norm wurde, sind jetzt 3-T-Geräte weit verbreitet. Einzelne Labors besitzen bereits solche mit einer Feldstärke von 7 Tesla, und 9 Tesla sind in der Entwicklung. Das bedeutet, dass Forscher den menschlichen Hirnstoffwechsel auf Bereiche von einem Fünftel Millimeter und darunter differenzierend erfassen können. Dies entspricht der Aktivität von wenigen Tausend Neuronen – unvorstellbar noch vor wenigen Jahren. Vor der Erfindung des Computertomografen (CT) konnten die Nervenärzte weder Tumoren noch Schlaganfälle auch nur annähernd genau lokalisieren. Inzwischen wurden die Erfinder der CT-Technik, der Brite Sir Godfrey Hounsfield (1919–2004) und der aus Südafrika stammende Amerikaner Allan McLeod Cormack (1924–1998), längst mit dem Nobelpreis für Medizin ausgezeichnet. Andere Methoden zur Erforschung der Aktivität von Neuronen im menschlichen Gehirn haben erst kürzlich ihren Anfang genommen. In wenigen Jahren werden sie an Präzision und Alltagstauglichkeit gewinnen – wie sich am Beispiel des CT leicht ausmalen lässt.

Eine besondere Herausforderung, die sich durch die Erkenntnisse der Neurowissenschaften auftut, ist die nach Alternativen im Strafvollzug. Die gegenwärtige Zweiteilung in gewöhnliche Straftäter und solche, die wegen Unzurechnungsfähigkeit in forensischen Psychiatrien untergebracht werden, könnte obsolet werden, wenn bei der Mehrheit der Straftäter eine Psycho- und Soziopathien feststellbar sind. Die Konsequenzen daraus sind kaum absehbar, denn Umerziehungslager wie es sie in der Sowjetunion gab oder die »boot camps« der USA können nicht wünschenswert sein. Gleichwohl tut sich die Frage auf, wie die Verwahranstalten für Verbrecher auszusehen haben und welche Rechte die Weggesperrten haben. Natürlich muss man sich vergegenwärtigen, dass alle denkbaren Maßnahmen auf eine Form von Gehirnwäsche hinauslaufen. Will man diesen Ausdruck relativieren, lässt sich ins Feld führen, dass auch die Erziehung in Schule und Elternhaus einen massiven Eingriff ins Gehirn darstellt und dass letztendlich immer die Gesellschaft festlegt, was Norm ist und was nicht.

Von zentraler Wichtigkeit erscheint uns hier eine breite Konsensbildung. Sie sollte alle gesellschaftlichen Schichten einbeziehen, dennoch auf »Vorreitern« oder »Vordenkern« in Form berufsmäßiger Bioethiker und ähnlicher Fachleute aufbauen. Auch den direkt Betroffenen – den Juristen – kommt eine herausragende Bedeutung im Prozess der Meinungsbildung und -verbreitung zu. Bereits während der Ausbildung werden sie sich weit mehr als gegenwärtig mit der Thematik der Neurowissenschaften auseinandersetzen müssen und diese vielleicht sogar in Praktika, zumindest aber in Übersichtskursen, kennen lernen. Prozessbeteiligte können bestimmte Messverfahren ja nur dann beantragen, wenn sie die Verfahren kennen und ihren Aussagewert beurteilen können. Das juristische Schreckgespenst wollen wir dabei noch gar nicht an die Wand werfen, das eine Automatisierung der Rechtsprechung beschreibt. Die Existenz bestimmter Kennwerte und Determinanten hätte dann eine weitgehend verselbstständigte Auswertung der Bestrafung zur Folge.

Wie das Zeitalter der »Neurojurisprudenz« aussehen wird, wird erst die Zukunft zeigen. Dass es angebrochen ist, darüber kann es keinen Zweifel geben. Den Ausdruck prägte übrigens die weitsichtige, inzwischen verstorbene Juristin Margaret Gruter. Sie schrieb »human legal behavior is both facilitated and contrained by our biological nature«: Menschliches rechtliches Verhalten wird durch unsere biologische Natur sowohl erleichtert wie eingeschränkt. Nach ihr benannt ist das kalifornische Gruter Institute in Portola Valley, das auch Ableger in Deutschland hat.

Zweifellos stehen der Gesellschaft Veränderungen bevor. Neurowissenschaftliche Forschungen zeigen, dass Schuld und Strafwürdigkeit relative Begriffe sind, die vom Weltbild des sie Betrachtenden abhängen. Die traditionellen Bewertungsschemata – kriminelle Akte erfordern Intentionen, sind mit Zwecken und Absichten verknüpft, basieren auf einem Unrechtsbewusstsein, zeigen Rücksichtslosigkeit oder zumindest Fahrlässigkeit – berücksichtigen nicht oder kaum den Hintergrund einer Person. Unser Rechtssystem muss jedoch wegkommen von Vergeltungs- und Bestrafungsgedanken und hin zu einem System, das fest, aber gnädig mit denen umgeht, die handelten, wie sie mussten.

Literatur

Anderson, B. & Harvey, T. (1996). »Alterations in cortical thickness and neuronal density in the frontal cortex of Albert Einstein«. *Neuroscience Letters*, 210: 161–164.

Bassarath, L. (2001). »Neuroimaging studies of antisocial behaviour«. *Canadian Journal of Psychiatry*, 46, 728–732.

Bechterew, W. von & Weinberg, R. (1909). »Das Gehirn des Chemikers D.J. Mendelew«. In W. Roux (Ed.), *Anatomische und Entwicklungsgeschichtliche Monographien* (Heft 1, pp. 1–22). Leipzig: W. Engelmann.

Beck, S. (2006). »Unterstützung der Strafermittlung durch die Neurowissenschaften? – Einsatz von Verfahren funktioneller Bildgebung als ›Lügendetektion‹ im Strafverfahren«. *Jurion*, Heft 4, 146–150.

Benedikt, M. (1876). »Der Raubthiertypus am menschlichen Gehirne«. *Centralblatt für die medicinischen Wissenschaften*, 42, 930–933.

Benedikt, M. (1879). *Anatomische Studien an Verbrecher-Gehirnen.* Wien: Wilhelm Braumüller.

Bigelow, H.J. (1850). »Dr. Harlow's case of recovery from the passage of an iron bar through the head«. *American Journal of the Medical Sciences*, 39, 13–22 (and 1 Plate).

Blair, R.J.R. (2006). »The emergence of psychopathy: Implications for the neuropsychological approach to developmental disorders«. *Cognition*, 101, 414–442.

Blake, P. Y., Pincus, J. H. & Buckner, C. (1995). »Neurologic abnormalities in murderers«. *Neurology*, 45, 1641–1647.

Bogerts, B. (2006). »Gehirn und Verbrechen«. In F. Schneider (Ed.), *Entwicklungen der Psychiatrie – Symposium anlässlich des 60. Geburtstages von Henning Saß* (pp. 335–347). Berlin, Heidelberg: Springer.

Brainerd, C.J. & Reyna, V.F. (2005). *The science of false memory: An integrative approach*. New York: Oxford University Press.

Breidbach, O. (1997) *Die Materialisierung des Ichs. Zur Geschichte der Hirnforschung im 19. und 20. Jahrhundert*. Frankfurt: Suhrkamp.

Breuer, J. & Freud, S. (1895). *Studien über Hysterie*. Wien: Deuticke.

Brower, M. C. & Price, B. H. (2001). »Neuropsychiatry of frontal lobe dysfunction in violent and criminal behaviour: a critical review«. *Journal of Neurology, Neurosurgery and Psychiatry*, 71, 720–726.

Brunner, H.G., Nelen, M., Beakefield, X.O., Ropers, H.H. & van Oost, B.A. (1993). »Abnormal behavior associated with a point mutation in the structural gene for monoamine oxidase A«. *Science*, 262, 578–580.

Bufkins, J. L. & Luttrell, V.R. (2005). »Neuroimaging studies of aggressive and violent behavior: current findings and implications for criminology and criminal justice«. *Trauma Violence and Abuse*, 6, 176–191.

Burckhardt, B. & Merkel, R. (2006). »Reparaturanstalt für verletzte Normen«. *Gehirn und Geist*, Heft 5, 30–33.

Burns, J.M. & Swerdlow, R.H. (2003). »Right Orbitofrontal Tumor With Pedophilia Symptom and Constructional Apraxia Sign«. *Arch. Neurol*, 60: 437–440.

Busey, T.A. & Loftus, G.R. (2007). »Cognitive science and the law«. *Trends in Cognitive Science*, 11, 111–117.

Caspi, A., McClay, J., Moffitt, T. E., Mill, J., Martin, J., Craig, I. W., et al. (2002). »Role of genotype in the cycle of violence in maltreated children«. *Science*, 297, 851–854.

Caspi, A. & Moffitt, T. E. (2006). »Gene-environment interactions in psychiatry: joining forces with neuroscience«. *Nature Reviews Neuroscience*, 7, 583–590.

Cauffman, E., Steinberg, L. & Piquero, A.R. (2005). »Psychological, neuropsychological and physiological correlates of cerious antisocial behavior in adolescence: The role of self-control«. *Criminology*, 43, 133–176.

Cierpka, M. (2005). *Faustlos – Wie Kinder Konflikte gewaltfrei lösen lernen*. Freiburg: Herder.

Clarke, E. & Dewhurst, K. (1972). *An illustrated history of brain function*. New York: Sanford.

Colombo, J. A., Reisin, H. D., Miguel-Hidalgo, J. J. & Rajkowska, G. (2006). »Cerebral cortex astroglia and the brain of a genius: a propos of A. Einstein's«. *Brain Research Reviews*, 52, 257–263.

Dahle, K.-P. (2006). »Grundlagen und Methoden der Kriminalprognose«. In H.-L. Kröber, D. Dölling, N. Leygraf & H. Saß (Hrsg.). (2006). *Handbuch der Forensischen Psychiatrie; Band 3: Psychiatrische Kriminalprognose und Kriminaltherapie* (S. 1–67). Stuttgart: Steinkopff.

Dannlowski, U., Ohrmann, P., Bauer, J., Kugel, H., Arolt, V., Heindel, W. & Suslow, T. (2007). »Amygdala reactivity predicts automatic negative evaluations for facial emotions«. *Psychiatry Research*, 154, 13–20.

Davatzikos, C., Ruparel, K., Fan, Y., Shen, D. G., Acharyya, M., Loughead, J. W., et al. (2005). »Classifying spatial patterns of brain activity with machine learning methods: application to lie detection«. *Neuroimage*, 28, 663–668.

Delgado, J. M. R. (1971). *Physical control of the mind.* New York: Irvington Publishers.

Diamond, M. C., Scheibel, A. B., Murphy, G. M. & Harvey, T. (1985). »On the brain of a scientist: Albert Einstein«. *Experimental Neurology*, 88, 198–204.

Dinitz, S. (1985). »Untitled Review of ›Born to crime: The genetic causes of criminal behavior‹ by Lawrence Taylor (1984)«. *Contemporary Sociology*, 14, 715–716.

Dodson, C. S. & Krueger, L. E. (2006). »I misremember it well: Why older adults are unreliable witnesses«. *Psychonomic Bulletin & Reviews*, 13, 770–775.

Doyle, M. & Dolan, M. (2006). »Predicting community violence from patients discharged from mental health services«. *British Journal of Psychiatry*, 189, 520–526.

Drachman, D. A. (2005). »Do we have brain to spare?«. *Neurology*, 64, 204–205.

Eastman, N. & Campbell, C. (2006). »Neuroscience and legal determination of criminal responsibility«. *Nature Reviews Neuroscience*, 7, 311–318.

Etcoff, N. L., Ekman, P., Magee, J. J. & Frank, M. G. (2000). »Lie detection and language comprehension«. *Nature*, 405, 139.

Ferrier, D. (1874). »The localisation of function in the brain«. *Proceedings of the Royal Society*, London, B, 22, 229–232.

Finger, S. (1994). *Origins of Neuroscience*. New York: Oxford University Press.

Florey, E. & Bredibach, O. (Hrsg.). (1993). *Das Gehirn – Organ der Seele?* Berlin: Akademie Verlag.

Forel, A. (1922). *Gehirn und Seele*. (13. Aufl.). Leipzig: Kröner.

Freud, S. (1898). »Zum psychischen Mechanismus der Vergesslichkeit«. *Monatsschrift für Psychiatrie und Neurologie*, 1, 436–443.

Freud, S. (1899). »Ueber Deckerinnerungen«. *Monatsschrift für Psychiatrie und Neurologie*, 2, 215–230.

Freud, S. (1901). »Zur Psychopathologie des Alltagslebens (Vergessen, Versprechen, Vergreifen) nebst Bemerkungen über eine Wurzel des Aberglaubens«. *Monatsschrift für Psychiatrie und Neurologie*, 10, 1–32 und 95–143.

Freud, S. (1910). »Die psychogene Sehstörung in psychoanalytischer Auffassung«. *Ärztliche Fortbildung (Beiheft zu Ärztliche Standesbildung)*, 9, 42–44.

Fries, A. B. W., Ziegler, T. E., Kurian, J. R., Jacoris, S. & Pollak, S. D. (2005). »Early experience in humans is associated with changes in neuropeptides critical for regulating social behavior«. *Proceedings of the National Academy of Sciences of the USA*, 102, 17237–17240.

Fritsch, G. (1884). »Herrn Prof. Goltz' Feldzug gegen die Grosshirnlocalisation«. *Berliner klinische Wochenschrift*, 21, 299–301.

Fritsch, G. & Hitzig, E. (1870). »Ueber die elektrische Erregbarkeit des Grosshirns«. *Archiv für Anatomie, Physiologie und Wissenschaftliche Medizin*, 37, 300–332.

Gall, F. J. (1825). *Sur les fonctions du cerveau et sur celles de chacune de ses parties* (6 vols.). Paris: Baillière.

Ganis, G., Kosslyn, S. M., Stose, S., Thompson, W. L. & Yurgelun-Todd, D. A. (2003). »Neural correlates of different types of deception: an fMRI investigation«. *Cerebral Cortex*, 13, 830–836.

Ganser, S. J. (1898). »Ueber einen eigenartigen hysterischen Dämmerzustand«. *Archiv für Psychiatrie und Nervenkrankheiten*, 30, 633–640.

Ganser, S. J. (1904). »Zur Lehre vom hysterischen Dämmerzustande«. *Archiv für Psychiatrie und Nervenkrankheiten*, 38, 34–46.

Gazzaniga, M. S. & Steven, M. S. (2004). »Free will in the twenty-first century«. In AAAS and Dana Foundation (Eds.), *Neuroscience and the Law* (pp. 51–70). New York/Washington: Dana Press/AAAS.

Goltz, F. (1885). »Ueber die moderne Phrenologie«. *Deutsche Rundschau*, 45, 263–283, 361–375.

Greene, J. & Cohen, J. (2006). »For the law, neuroscience changes nothing and everything«. In S. Zeki & O. Goodenough (Eds.), *Law and the brain* (pp. 207–226). Oxford: Oxford University Press.

Greuel, L., Offe, S. & Fabian, A. (1998). *Glaubhaftigkeit der Zeugenaussage*. Weinheim: BeltzPVU.

Gudjonsson, G. H. (2002). *The Psychology of Interrogations and Confessions: A Handbook*. (Wiley Series in Psychology of Crime, Policing and Law)

Gunn, J. (1973). »Evaluation of violence«. *Proceedings of the Royal Society of Medicine*, 66, 1133–1135.

Hagner, M. (2000). *Homo cerebralis. Der Wandel vom Seelenorgan zum Gehirn*. Frankfurt; Insel Verlag

Hagner, M. (2004). *Geniale Gehirne*. Göttingen: Wallstein.

Hamamoto, D. (2002). »Empire of death: Militarized society and the rise of serial killing and mass murder«. *New Political Science*, 24, 105–120.

Hansemann, D. (1899). »Ueber das Gehirn von HERMANN V. HELMHOLTZ«. *Zeitschrift für Psychologie und Physiologie der Sinnesorgane*, 20, 1–12.

Hansemann, D. (1907). *Ueber die Hirngewichte von Th. Mommsen, R. W. Bunsen und Ad. v. Menzel*. Stuttgart: E. Schweizerbart'sche Verlagsbuchhandlung.

Hariri, A. R., Drabant, E. M., Munoz, K. E., Kolachana, B. S., Mattay, V. S., Egan, M. F., et al. (2005). »A susceptibility gene for affective disorders and the response of the human amygdala«. *Archives of General Psychiatry*, 62, 146–152.

Harlow, J. M. (1848). »Passage of an iron rod through the head«. *Boston Medical and Surgical Journal*, 39, 389–393.

Harlow, J. M. (1869). *Recovery from the passage of an iron bar through the head*. Boston: D. Clapp and Son.

Hassemer, W. & Reemtsma, J. P. (2002). *Verbrechensopfer*. München: C. H. Beck.

Henke, K., Landis, T. & Markowitsch, H. J. (1993). »Subliminal perception of pictures in the right hemisphere«. *Consciousness and Cognition*, 2, 225–236.

Herrmann, E. (1999). Auswahlbibliographie »Sexueller Kindesmissbrauch und Sexualdelinquenz«. In R. Egg (Hrsg.), *Sexueller Missbrauch von Kindern – Täter und Opfer*. Wiesbaden: KUP Kriminologie und Praxis, 27, 273–296.

Hitzig, E. (1903). »Ueber die Function der motorischen Region des Hundehirns und über die Polemik des Herrn H. Munk«. *Archiv für Psychiatrie und Nervenkrankheiten*, 36, 605–629.

Holtmann, M., Poustka, F. & Schmidt, M. H. (2004). »Biologische Korrelate der Resilienz im Kindes- und Jugendalter«. *Kindheit und Entwicklung*, 13, 201–211.

Humphrey, N. (1999). *A history of the mind*. New York: Copernicus/ Springer-Verlag.

Huschke, E. (1854). *Schaedel, Hirn und Seele des Menschen und der Thiere nach Alter, Geschlecht und Race*. Jena: F. Mauke.

Illes, J. (Ed.). (2005). *Neuroethics*. Oxford: Oxford Univ. Press.

Internationaler Militärgerichtshof. *Der Prozess gegen die Hauptkriegsverbrecher*, Nürnberg 1948, Bd. 29, S. 145 (Rede Himmlers).

Jäncke, L. (2006). »Gibt es eine Psychologie des Massenmörders? Neuropsychologische Konzepte zur Typisierung von Gewalttätern«. In K. Jaspers & W. Unterberger (Hrsg.), *Kino im Kopf: Psychoanalyse und Film*, 71–75 Berlin: Bertz und Fischer.

Janet, P. (1894). *Der Geisteszustand der Hysteriker (Die psychischen Stigmata)*. Leipzig: Deuticke.

Joslyn, S., Carlin, L. & Loftus, E. F. (1997). »Remembering and forgetting childhood sexual abuse«. *Memory*, 5, 703–724.

Kiloh, L. G., Smith, J. S. & Johnson, G. F. (1988). *Physical treatments in psychiatry*. Melbourne: Blackwell Scientific Publications.

Kirchmann, J. H. von (1848/1988). *Die Wertlosigkeit der Jurisprudenz als Wissenschaft*. Heidelberg: Manutius Verlag.

Kleist, K. (1934). *Gehirnpathologie*. Leipzig: Barth.

Klötz, F., Garle, M., Granath, F. & Thiblin, I. (2006). »Criminality among individuals testing positive for the presence of anabolic androgenic steroids«. *Archives of General Psychiatry*, 63, 1274–1279.

Kozel, F. A., Revell, L. J., Lorberbaum, J. P., Shastri, A., Elhai, J. D., Horner, M. D., et al. (2004). »A pilot study of functional magnetic resonance imaging brain correlates of deception in healthy young men«. *Journal of Neuropsychiatry and Clinical Neurosciences*, 16, 295–305.

Kozel, F. A., Johnson, K. A., Mu, Q., Grenesko, E. L., Laken, S. J. & George, M. S. (2005). »Detecting deception using functional magnetic resonance imaging«. *Biological Psychiatry*, 58, 605–613.

Kozel, F. A., Padgett, T. M. & George, M. S. (2004). »A replication study of the neural correlates of deception«. *Behavioral Neuroscience*, 118, 852–856.

Kröber, H.-L. & Dahle, K.-P. (1998). *Sexualstraftaten und Gewaltdelinquenz: Verlauf, Behandlung, Opferschutz*. Heidelberg: Kriminalistikverlag.

Kröber, H.-L. & Steller, M. (2005). *Psychologische Begutachtung im Strafverfahren. Indikationen, Methoden und Qualitätsstandards*. Darmstadt: Steinkopff.

Langleben, D. D., Schroeder, L., Maldjian, J. A., Gur, R. C., McDonald, S., Ragland, J. D., et al. (2002). »Brain activity during simulated deception: an event-related functional magnetic resonance study«. *Neuroimage*, 15, 727–732.

Langleben, D. D., Loughead, J. W., Bilker, W. B., Ruparel, K., Childress, A. R., Busch, S. I., et al. (2005). »Telling truth from lie in individual subjects with fast event-related fMRI«. *Human Brain Mapping*, 26, 262–272.

Lewis, D. O. (1998). *Guilty by reason of insanity. A psychiatrist explores the minds of killers*. New York: Balantine Publ. Group.

Lewis, D. O., Moy, E., Jackson, L. D., Aaronson, R., Restifo, N., Serra, S., et al. (1985). »Biopsychosocial characteristics of children who later murder: a prospective study«. *American Journal of Psychiatry*, 142, 1161–1167.

Lewis, D. O., Pincus, J. H., Lovely, R., Spitzer, E. & Moy, E. (1987). »Biopsychosocial characteristics of matched samples of delinquents and nondelinquents«. *Journal of the American Academy of Child and Adolescent Psychiatry*, 26, 744–752.

Lewis, D. O., Pincus, J. H., Feldman, M., Jackson, L. & Bard, B. (1986). »Psychiatric, neurological, and psychoeducational characteristics of 15 death row inmates in the United States«. *American Journal of Psychiatry*, 143, 838–845.

Lewis, D. O., Yeager, C. A., Blake, P., Bard, B. & Strenziok, M. (2004). »Ethics questions raised by the neuropsychiatric, neuropsychological, educational, developmental, and family characteristics of 18 juveniles awaiting execution in Texas«. *Journal of the American Academy of Psychiatry and Law*, 32, 408–429.

Loftus, E. F. (1993). »The reality of repressed memories«. *American Psychologist*, 48, 518–537.

Loftus, E. F. (1997). »Creating false memories«. *Scientific American*, Sept., 51–55.

Loftus, E. F. (2000). »Remembering what never happened«. In E Tulving (Ed.), Memory, *consciousness, and the brain* (pp. 106–118). Philadelphia, PA: Psychology Press.

Loftus, E. F. (2002). »Falsche Erinnerungen«. *Spektrum der Wissenschaft*, 62–67.

Loftus, E. F. (2003). »Make-believe memories«. *American Psychologist*, 58, 867–873.

Loftus, E. F. (2003). »Our changeable memories: legal and practical implications«. *Nature Neuroscience*, 4, 232–233.

Loftus, E. F. & Ketcham, K. (1994). *The myth of repressed memory.* New York: St. Martin's Press.

Loftus, E. F. & Pickrell, J. E. (1995). »The formation of false memories«. *Psychiatric Annals*, 25, 720–725.

Lombroso, C. (1876). *L'Uomo delinquente in rapporto all'antropologia, alla giurisprudenza et alle discipline carcerarie.* Milano: Hoepli. (dt.: *Der Verbrecher in anthropologischer, ärztlicher und juristischer Beziehung.* Bd. 1. Hamburg: Richter, 1887, Bd. 2 Hamburg: Richter, 1890).

Lorenz, K. (1963). *Das sogenannte Böse.* Wien: Borotha-Schoeler.

Lythgoe, M. F., Pollak, T. A., Kalmus, M., de Haan, M., & Chong, W. K. (2005). »Obsessive, prolific artistic output following subarachnoid hemorrhage«. *Neurology*, 64, 397–398.

Mark, V. H. & Ervin, F. R. (1970). *Violence and the brain.* New York: Harper & Row.

Markowitsch, H. J. (1992). *Intellectual functions and the brain. An historical perspective.* Toronto: Hogrefe & Huber Publs.

Markowitsch, H. J. (2006). »Implikationen neurowissenschaftlicher Erkenntnisse für die Jurisprudenz am Beispiel von Glaubwürdigkeitsfeststellungen«. *Kriminalistik*, 10, 619–625.

Markowitsch, H. J. & Kalbe, E. (2007). »Neuroimaging and crime«. In S. Å. Christianson (Ed.), *Offender's memory of violent crime* (pp. 137–164). Chichester, UK: John Wiley & Sons. (Wiley Series in Psychology of Crime, Policing and Law).

Mashour, G. A., Walker, E. E., & Martuza, R. L. (2005). »Psychosurgery: past, present, and future«. *Brain Research Reviews*, 48, 409–419.

Memon, A., Vrij, A. & Bull, R. (2003). *Psychology and law: Truthfulness, accuracy and credibility.* (Wiley Series in Psychology of Crime, Policing and Law).

Merkel R. (1999). »Personale Identität und die Grenzen strafrechtlicher Zurechnung«. *JuristenZeitung*, 10, 502–511.

Metzinger, Th. (2006). »Gedankenleser im Kreuzverhör«. *Gehirn und Geist*, 3, 37–41.

Meyer-Lindenberg, A., Buckholtz, J. W., Kolachana, B., A, R. H., Pezawas, L., Blasi, G., et al. (2006). »Neural mechanisms of genetic risk for impulsivity and violence in humans«. *Proceedings of the National Academy of Sciences of the USA*, 103, 6269–6274.

Meyer-Lindenberg, A., Mervis, C. B. & Berman, K. F. (2006). »Neural mechanisms in Williams syndrome: a unique window to genetic influences on cognition and behaviour«. *Nature Reviews Neuroscience*, 7, 380–393.

Miresco, M. J. & Kirmayer, L. J. (2006). »The persistence of mind-brain dualism in psychiatric reasoning about clinical scenarios«. *American Journal of Psychiatry*, 163, 913–918.

Möbius, P. J. (1906). *Über den physiologischen Schwachsinn des Weibes.* Halle: Carl Marhold.

Monakow, C. von (1902). »Ueber den gegenwärtigen Stand der Frage nach der Lokalisation im Grosshirn«. *Ergebnisse der Physiologie*, 1, 534–665.

Monakow, C. von (1909). »Neue Gesichtspunkte in der Frage nach der Lokalisation im Grosshirn«. *Zeitschrift für Psychologie*, 54, 161–182.

Monakow, C. von (1910). »Neue Gesichtspunkte in der Frage nach der Lokalisation im Grosshirn«. *Zeitschrift für Psychologie und Physiologie der Sinnesorgane. I. Abteilung: Zeitschrift für Psychologie*, 54, 161–182.

Moreno, J. (2007). *Mind wars: Brain research and national defense.* Chicago: University of Chicago Press.

Munk, H. (1890). *Ueber die Functionen der Grosshirnrinde.* (2. Aufl.). Berlin: Hirschwald.

Murray, J. & Farrington, D. P. (2005). »Parental imprisonment: effects on boys' antisocial behaviour and delinquency through the life course«. *Journal of Child Psychology and Psychiatry*, 46, 1269–1275.

Myers, W. & Vondruska, M. (1998). »Murder, minors, selective serotonin reuptake inhibitors, and the involuntary intoxication defense«. *Journal of the American Academy of Psychiatry and Law*, 26, 487–496.

Oeser, E. (2002). *Geschichte der Hirnforschung. Von der Antike bis zu Gegenwart.* Darmstadt: Primus Verlag und Wissenschaftliche Buchgesellschaft.

O'Hara, E. A. (2006). »How neuroscience might advance the law«. In S. Zeki & O. Goodenough (Eds.), *Law and the brain* (pp. 21–33). Oxford: Oxford University Press.

Perry, A., McDougall, C. & Farriongton, D. P. (Eds.). (2005). *Reducing crime: The effectiveness of criminal justice interventions.* Chichester, Wiley. (Wiley Series in Psychology of Crime, Policing and Law).

Plack, A. (1974). *Plädoyer für die Abschaffung des Strafrechts.* München: List.

Pontius, A. A. (1996). »Forensic significance of the limbic psychotic trigger reaction«. *Bulletin of the American Academy of Psychiatry and the Law*, 24,125–134.

Pontius, A. A. (1997). »Homicide linked to moderate repetitive stresses kindling limbic seizures in 14 cases of limbic psychotic trigger reaction«. *Aggression and Violent Behavior*, 2, 125–141.

Pontius, A. A. (2002). »A serial murderer learns to regain volition by recognizing the aura of his partial seizures of ›limbic psychotic trigger reaction‹«. *Clinical Case Studies*, 1, 324–341.

Pontius, A. A. (2003). »From volitional action to automatized homicide: changing levels of self and consciousness during partial limbic seizures«. *Aggression and Violent Behavior*, 8, 547–561.

Pontius, A. A. & Ruttiger, K. (1976). »Frontal lobe system maturational lag in juvenile deliquents shown in narratives test«. *Adolescence*, 11, 509–518.

Pontius, A. A. & Yudowitz, B. S. (1980). »Frontal lobe system dysfunction in some criminal actions as shown in the narratives test«. *Journal of Nervous and Mental Disease*, 168, 111–117.

Popma, A., Vermeiren, R., Geluk, C. A., Rinne, T., van den Brink, W., Knol, D. L., et al. (2007). »Cortisol moderates the relationship between testosterone and aggression in delinquent male adolescents«. *Biological Psychiatry*, 61, 405–411.

Raine, A. (2001). »Is prefrontal cortex thinning specific for antisocial personality disorder?«. *Archives of General Psychiatry*, 58, 402–403.

Raine, A., Ishikawa, S. S., Arce, E., Lencz, T., Knuth, K. H., Bihrle, S., et al. (2004). »Hippocampal structural asymmetry in unsuccessful psychopaths«. *Biological Psychiatry*, 55, 185–191.

Raine, A., Lencz, T., Bihrle, S., LaCasse, L. & Colletti, P. (2000). »Reduced prefrontal gray matter volume and reduced autonomic activity in antosocial personality disorder«. *Archives of General Psychiatry*, 57, 119–127.

Raine, A., Lencz, T., Taylor, K., Hellige, J. B., Bihrle, S., Lacasse, L., Lee, M., Ishikawa, S. & Colletti, P. (2003). »Corpus callosum abnormalities in psychopathic antisocial individuals«. *Archives of General Psychiatry*: 1134–1142.

Raine, A., Meloy, J. R., Bihrle, S., Stoddard, J., LaCasse, L. & Buchsbaum, M. S. (1998). »Reduced prefrontal and increased subcortical brain functioning assessed using positron emission tomography in predatory and affective murderers«. *Behavioral Sciences and the Law* 16: 319–332.

Raine, A., Stoddard, J., Bihrle, S. & Buchsbaum, M. (1998). »Prefrontal glucose in murderers lacking psychosocial deprivation«. *Neuropsychiatry, Neuropsychology, and Behavioral Neurology*, 11: 1–7.

Raine, A., Park, S., Lencz, T., Bihrle, S., LaCasse, L., Widom, C. S., et al. (2001). »Reduced right hemisphere activation in severely abused violent offenders during a working memory task: An fMRI study«. *Aggressive Behavior*, 27, 111–129.

Retzius, G. (1898). »Das Gehirn des Astronomen Hugo Gyldens. Biologische Untersuchungen (Neue Folge), 8, 1–22 (und 6 Tabellen).

Retzius, G. (1900). »Das Gehirn des Mathematikers Sonja Kowalewski.« *Biologische Untersuchungen (Neue Folge)*, 9, 1–16 (und 4 Tabellen).

Retzius, G. (1902). »Das Gehirn des Physikers und Pädagogen Per Adam Siljeström«. *Biologische Untersuchungen (Neue Folge)*, 10, 1–14 (und 3 Tabellen).

Retzius, G. (1904). »Das Gehirn eines Staatsmannes«. *Biologische Untersuchungen (Neue Folge)*, 11, 89–102 (und 5 Tabellen).

Retzius, G. (1904). »Das Gehirn eines Staatsmannes«. *Biologische Untersuchungen (Neue Folge)*, 11, 89–102 (und 5 Tabellen).

Retzius, G. (1905). »Das Gehirn des Histologen und Physiologen Christian Loven«. *Biologische Untersuchungen (Neue Folge)*, 12, 33–49 (und 4 Tabellen).

Rose, D. (2006). »Gibt es den geborenen Verbrecher?«. *Frankfurter Allgemeine Sonntagszeitung* vom 5.11.2006.

Rosenberg, S., Templeton, A. R., Feigin, P. D., Lancet, D., Beckmann, J. S., Selig, S., et al. (2006). »The association of DNA sequence variation at the MAOA genetic locus with quantitative behavioural traits in normal males«. *Human Genetics*, 120, 447–459.

Scheve, G. (1874). *Phrenologische Bilder. Zur Naturlehre des menschlichen Geistes*. Leipzig. Weber.

Shorter, E. (1999). *Geschichte der Psychiatrie*. Berlin: Alexander Fest Verlag.

Slotnick, S. D. & Schacter, D. L. (2004). »A sensory signature that distinguishes true from false memories«. *Nature Neuroscience*, 7, 664–672.

Spence, S. A., Hunter, M. D., Farrow, F. D., Green, R. D., Leung, D. H., Hughes, C. J. & Ganesan, V. (2004). »A cognitive neurobiological account of deception: evidence from functional neuroimaging«. *Philosophical Transactions of the Royal Society London B*, 359, 1755–1762.

Spengler, T. (1991). *Lenins Gehirn*. Reinbek bei Hamburg: Rowohlt.

Spilgies, G. (2004). *Die Bedeutung des Determinismus-Indeterminismus-Streits für das Strafrecht*. (Strafrecht in Forschung und Praxis, Bd. 38). Hamburg: Dr. Kovac.

Spilgies, G. (2005). »Die Kritik der Hirnforschung an der Willensfreiheit als Chance für eine Neudiskussion im Strafrecht«. *Höchstrichterliche Rechtsprechung Strafrecht*, 2, 43–51.

Spitzka, E. (1907). »A study of the brains of six eminent scientists and scholars belonging to the American Anthropometric Society, together with a description of the skull of Professor E. D. Cope«. *Transactions of the American Philosophical Society (New Series)*, 21, 175–308.

Steiner, G. (2006). *Warum Denken traurig macht. Zehn (mögliche) Gründe*. Frankfurt am Main: Suhrkamp.

Steller, M. & Volbert, R. (1997). *Psychologie im Strafverfahren*. Bern: Huber.

Thompson, K. (2005). »Electrophysiology of auditory memory of paragraphs towards a projection/activation theory of the mind«. *Journal of Neurotherapy*, 9, 45–72.

Valenstein, E. S. (Ed.). (1980). *The psychosurgery debate. Scientific, legal, and ethical perspectives*. San Francisco: W. H. Freeman.

Vendemia, J. M. C. (2005). »Quantitative EEG findings in convicted murderers«. *Journal of Neurotherapy*, 9, 5–29.

Vogt, O. (1910). »Die myeloarchitektonische Felderung des menschlichen Stirnhirns«. *Journal für Psychiatrie und Neurologie*, 15, 221- 232.

Waal, F. d. (2006). *Der Affe in uns. Warum wir sind, wie wir sind*. München: Hanser.

Wade, K. A., Garry, M., Read, J. D. & Lindsay, D. S. (2002), »A picture is worth thousand lies: Using false photographs to create false childhood memories«. *Psychonomic Bulletin & Review*, 9, 597–603.

Walter, J. (2002). »Jugendvollzug in der Krise?«. *DVJJ-Journal*, 13, 127–143.

Welt, L. (1888). »Ueber Charakterveränderungen des Menschen infolge von Läsionen des Stirnhirns«. *Deutsches Archiv für klinische Medicin*, 42, 339–390.

Welzer, H. (2005). *Täter. Wie aus ganz normalen Menschen Massenmörder werden*. Frankfurt am Main: Fischer.

Wendt, F. M. (1891). *Die Seele des Weibes*. Korneuburg: Kühkopf.

Wilkins, B. T. (1984). »Psychosurgery, the brain, and violent behavior«. *Journal of Value Inquiry*, 18, 319–331.

Witelson, S. F., Kigar, D. L. & Harvey, T. (1999). »The exceptional brain of Albert Einstein«. *Lancet*, 353, 2149–2153.

Wolpe, P. R., Foster, K. R. & Langleben, D. D. (2005). »Emerging neurotechnologies for lie-detection: promises and perils«. *American Journal of Bioethics*, 5, 39–49.

Yang, Y., Raine, A., Lencz, T., Bihrle, S., LaCasse, L. & Colletti, P.

(2005). »Volume reduction in prefrontal gray matter in unsuccessful criminal psychopaths«. *Biological Psychiatry*, 57, 1103–1108.

Yaralian, P. S. & Raine, A. (2001). »Biological approaches to crime: Psychophysiology and brain dysfunction«. In R. Paternoster & R. Bachmann (Eds.), *Explaining criminals and crime: Essays in contemporary criminological theory* (pp. 57–72). Los Angeles: Roxbury.

Register